つらい痛みが1日3分でスーッと消える

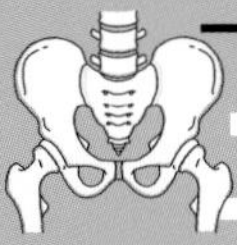

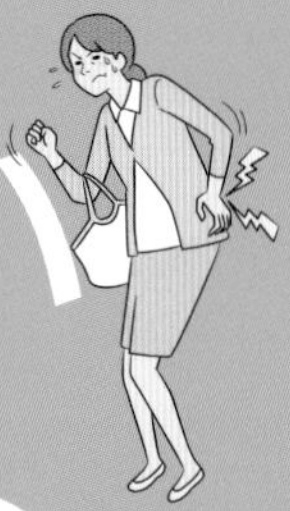

新しい腰痛の教科書

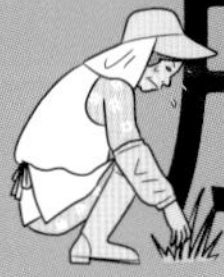

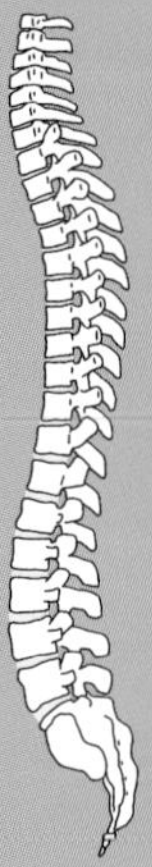

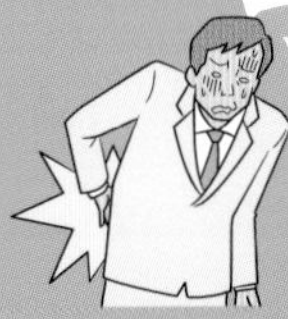

さかいクリニックグループ
酒井慎太郎
Shintaro Sakai

幻冬舎

はじめに

１００万人を診てきて浮かび上がった腰痛を治す「新しいルール」

腰痛は不思議な疾患です。

全国に３０００万人もの患者がいるというのに、「こうすれば確実に治せる」「こうすれば確実に防げる」という決定版のテキストがいまだにありません。これだけ多くの人が痛みを抱えていて、一刻も早くその問題を解決したいと願っているのに、問題の解き方を示してくれる「教科書」がないのです。

みなさんもきっとお困りではないでしょうか。

だから私は、「新しい腰痛の教科書」をつくることにしました。

私は、東京の王子で「さかいクリニックグループ」を主宰し、これまでスタッフと共に１００万人以上もの患者さんを診てきました。１００万人の中でダントツに多いのが腰痛の患者さんであり、来院されるほとんどすべての患者さんが腰の痛みから解放されていきます。当然、わたしたちには、腰痛を治したり防いだりするための知識や経験のノウハウがどっさりと蓄積しています。その長年のノウハウを１冊の本にまとめて、腰痛を治すための「新しい教科書」として公開しようというわけです。

なお、この「新しい教科書」は、みなさんに腰痛に関するノウハウをしっかり学習してもらい、自力で腰痛を治せるようになっていただくことを目的としています。なかには、「自分で腰痛を治すなんて、本当にできるの？」と思う方もいらっしゃるかもしれませんが、その心配は無用です。

これからご紹介していくノウハウの中には、従来の腰痛治療の常識を超えた「新しいルール」も数多く含まれています。それは、100万人の治療実績の中から長い時間をかけて浮かび上がってきた究極のルールと言っていいでしょう。そうしたルールを基礎から学んで実践していただければ、セルフケアだけでも十分に腰痛を治すことができるし、二度と腰痛にならないよう防いでいくことも可能なのです。

ですからみなさん、この「新しい教科書」の内容をしっかりとマスターして、ご自身の治療と予防に活かしていってください。そして、これから先の人生、煩《わずら》わしい腰の痛みと永遠にオサラバしましょう。

酒井慎太郎

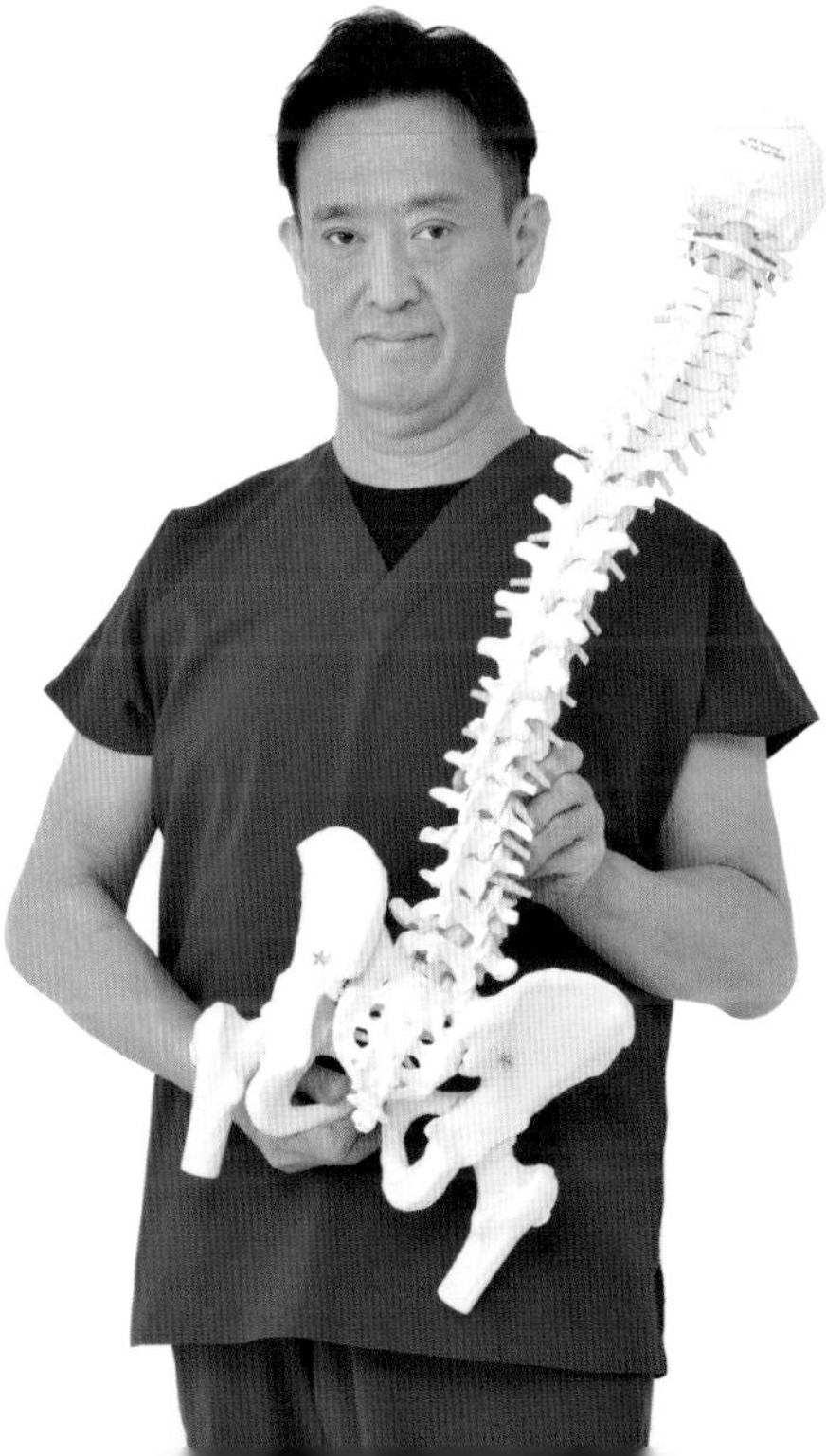

カンタン
まとめ

まずは腰痛全体のアウトラインを把握しよう

腰の不調

腰の筋肉痛（筋筋膜性腰痛）

腰の筋肉の酷使によって、こりや軽い痛みが発生する。長時間の座りっぱなしや筋トレのしすぎなどで起こる。

腰のハリ・だるさ

同じ姿勢を長時間続けていると腰にハリやだるさを感じる。多くは軽度で、体を動かしてほぐせば解消する。

ぎっくり腰はココに含まれる

みなさんご存じのように、ひと口に腰痛と言ってもさまざまなタイプがあります。ただ、広い視野で全体像を眺めると、だいたいここに示したような区分けでまとめられます。

腰のハリやだるさに始まって、腰の筋肉痛（筋筋膜性腰痛）、椎間板《ついかんばん》ヘルニア、脊柱管《せきちゅうかん》狭窄《きょうさく》症、腰椎分離《ようついぶんり》症・すべり症、腰椎圧迫骨折……。

これらのなかでも、とりわけ多くの人が悩まされているのが「2大腰痛」と呼ばれる椎間板ヘルニアと脊柱管狭窄症です。

まずは「腰痛ガイダンス」として、主な腰痛の横顔を簡単に紹介していくことにしましょう。

2大腰痛

脊柱管狭窄症《せきちゆうかんきようさく》

脊柱管とは、背骨内側の「神経が通っている管」のこと。この管が狭まってきて中の神経が圧迫されることにより、腰や足に痛みやしびれが発生する。60代以降の高齢者に多い。

混合タイプ

椎間板《ついかんばん》ヘルニア

腰椎の椎間板が圧迫され、中身の髄核《ずいかく》がヘルニアとして外へはみ出して神経を刺激する。これによって腰や足にしびれるような激痛が発生する。20～50代の働き盛りに多い。

別原因の腰痛

内臓疾患が原因の腰痛

精神的ストレスが原因の腰痛

その他の腰痛

腰椎圧迫骨折

特発性側弯《そくわん》症

腰椎分離《ようついぶんり》症・すべり症

腰椎分離症・すべり症は、腰椎後部の棘《きよく》突起《とつき》が疲労骨折を起こし、断裂したりずれたりすることで起こる。

医療機関で「加齢性腰痛症」「変形性腰痛症」といった診断が下されることもあるが、これは、椎間板ヘルニア、脊柱管狭窄症、腰椎分離症・すべり症のいずれかに該当することが多い。

カンタンまとめ

腰にしびれるような激痛が走る
椎間板ヘルニア

病院へ行くほどのつらい腰痛――。そう聞いて誰もがまっ先に思い浮かべるのは椎間板ヘルニアではないでしょうか。

椎間板ヘルニアになると、身動きできないほどの激痛に見舞われることも少なくありません。また、前かがみ姿勢をとったり長く座っていたりすると痛みが増し、日常の生活動作に支障が生じることもあります。

20～50代の働き盛り世代に多いため、なかには仕事や家事などに深刻な影響が出るケースも……。椎間板ヘルニアはわたしたちの日々の生活を脅かしかねない厄介な腰痛なのです。

痛みの特徴

咳やくしゃみをすると、響くように痛む

洗顔時など、前かがみ姿勢がつらい

長い時間座っていると、腰が痛くなってくる

お尻や足にも痛みやしびれがある

患部クローズアップ

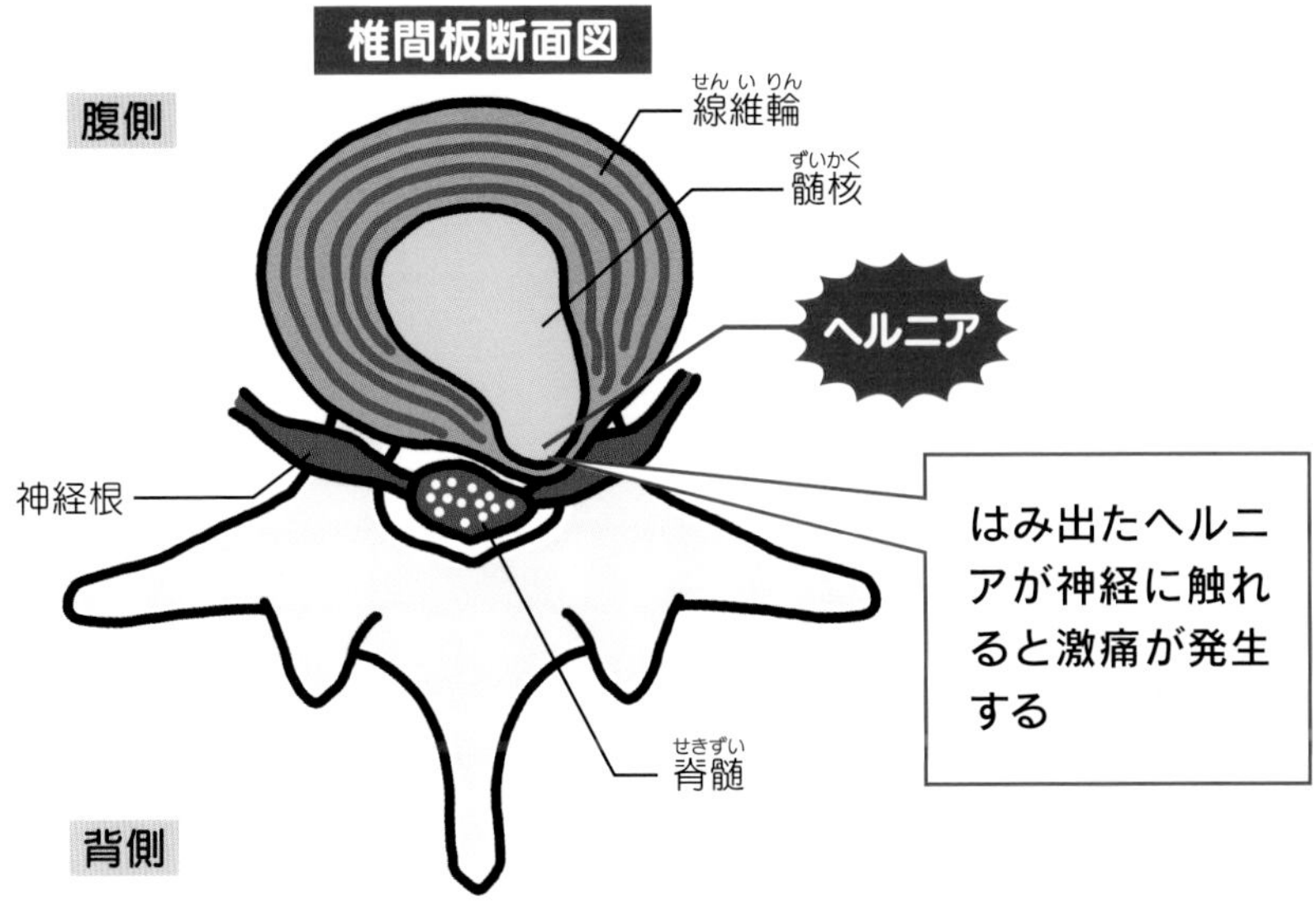

横から見ると……

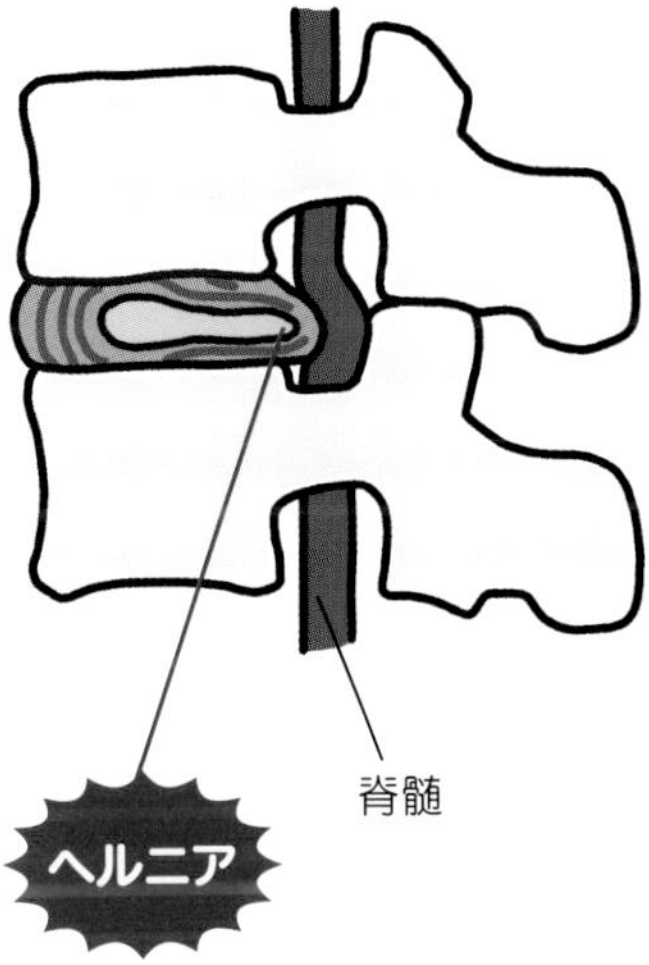

MRI画像を見ると……

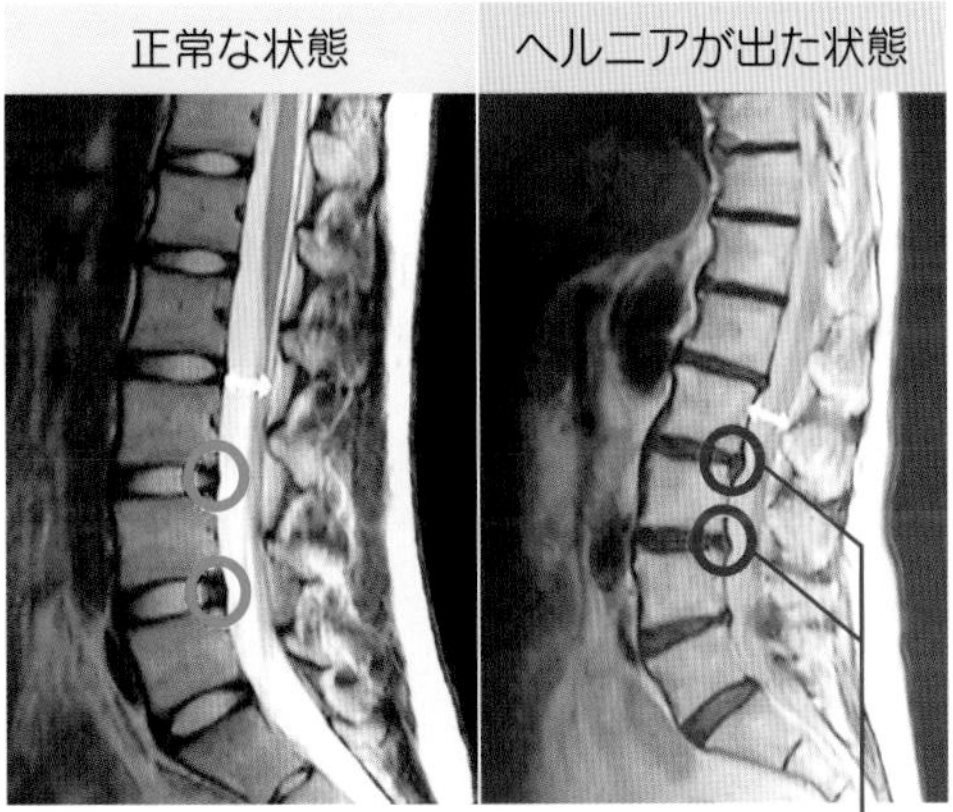

右の写真では、腰椎部分の2か所の椎間板にヘルニアがあり、神経に触れているのが分かる(丸囲み部分)。

どうして痛くなるのか

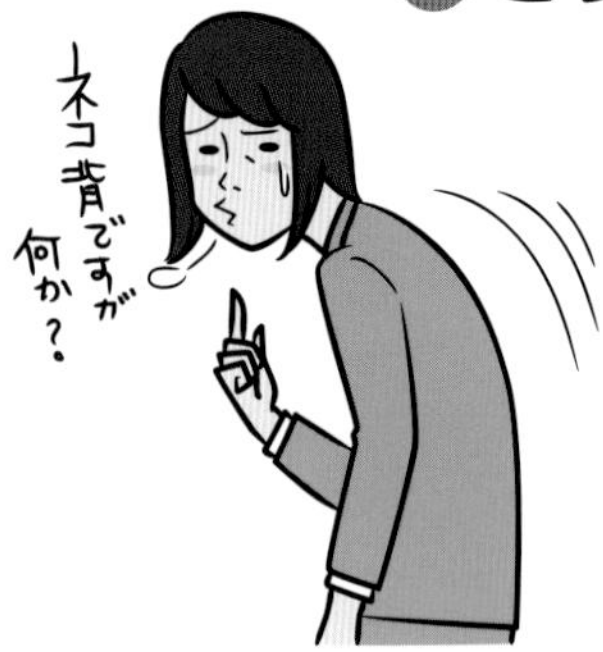

悪い姿勢の習慣

前かがみ　ねこ背　座りっぱなし

↓

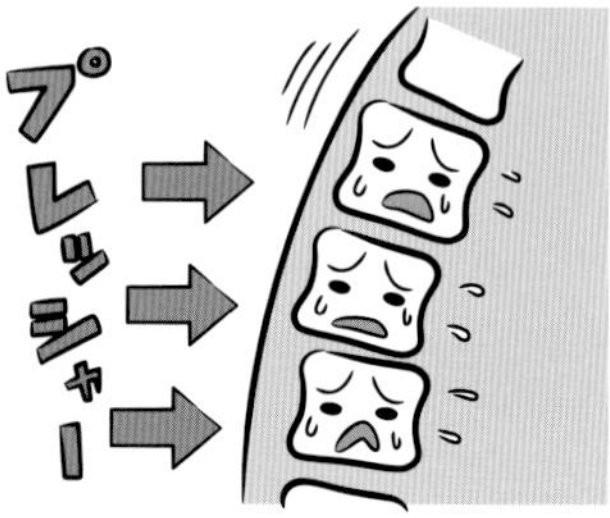

背骨の腰椎に大きな
荷重負担がかかる

↓

腰椎の椎間板が潰れてくる

↓

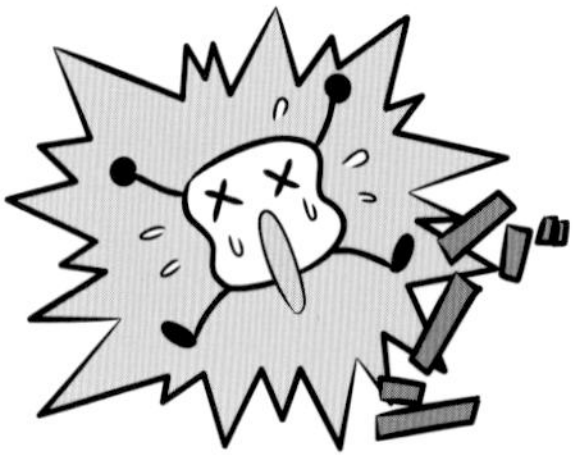

椎間板の髄核がプレッシャーに
耐え切れず、後方へはみ出す

↓

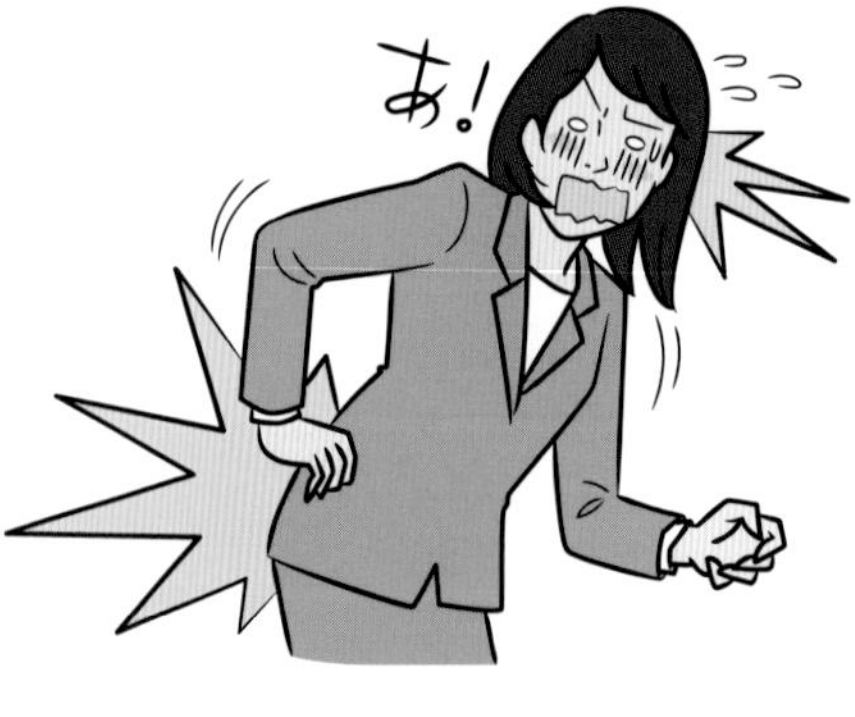

はみ出したヘルニアが
神経に触れて刺激する

↓

椎間板ヘルニアの激痛

日常生活に支障も……

どんな人に多いか

◎座っている時間が長い人

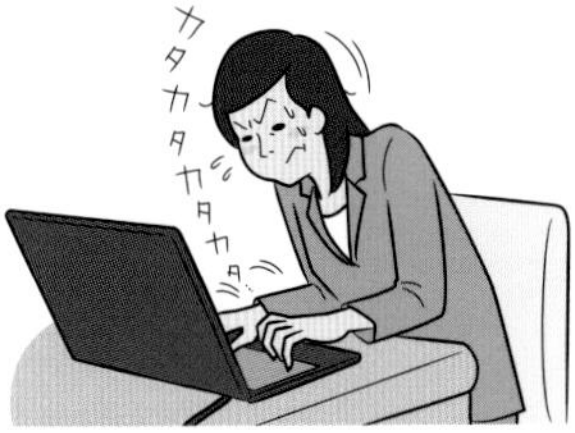

◎20～50代の働き盛り

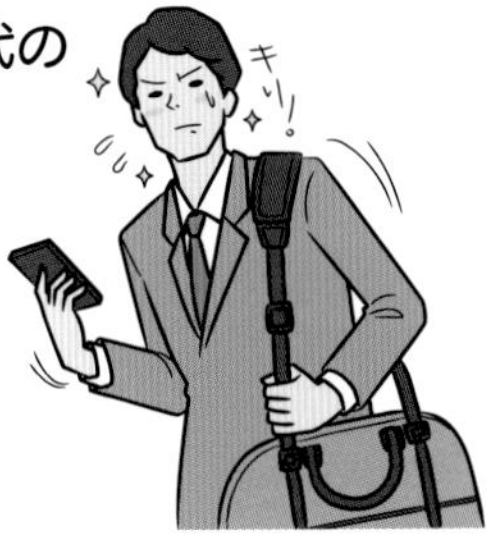

◎前かがみ姿勢の多い仕事

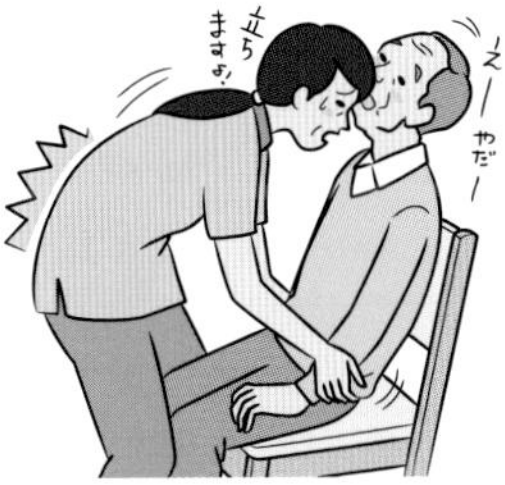

◎親兄弟がヘルニア持ちの人

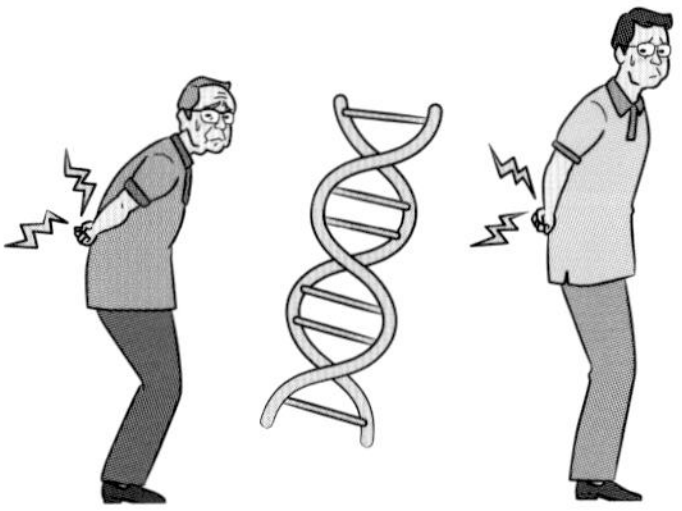

ぎっくり腰が起きるのはヘルニアのせい！

ぎっくり腰は、医学的には「急性腰痛」と呼ばれ、椎間板ヘルニアによって起こるものとされています。ぎっくり腰を起こし、病院へ行って診てもらったら、ヘルニアが見つかったというケースも少なくありません。

ですから、過去にぎっくり腰に見舞われた経験がある人は、椎間板ヘルニアにも要注意。何度もぎっくり腰を繰り返しているような人は、ヘルニアの状態がかなり進んでしまっていると思ったほうがいいでしょう。

カンタンまとめ

腰をまっすぐに伸ばして歩くのがつらい

脊柱管狭窄症

高齢者に多い腰痛として知られる脊柱管狭窄症。50代、60代から徐々に増え、70代、80代ともなれば、ほとんどの人がこの腰痛を経験することになるのではないでしょうか。

じっとしていればそれほど痛まないのに、歩き続けていると足腰に痛みやしびれが現われるのが大きな特徴。このため、外へ出歩くのを嫌い、家にこもって足腰の筋力を落としてしまう人が目立ちます。なかには、それを機に寝たきりになっていくケースも……。このため、脊柱管狭窄症の克服は、人生の終盤を健やかに過ごすための非常に重要なカギになるのです。

痛みの特徴

歩行中、足腰がしびれて動けなくなる

腰痛と足のしびれがつらい

夕方や天気が悪いときに痛みが増す

体を反ったり背すじを伸ばしたりすると痛い

患部クローズアップ

椎間板断面図

脊柱管狭窄症　　　　**正常**

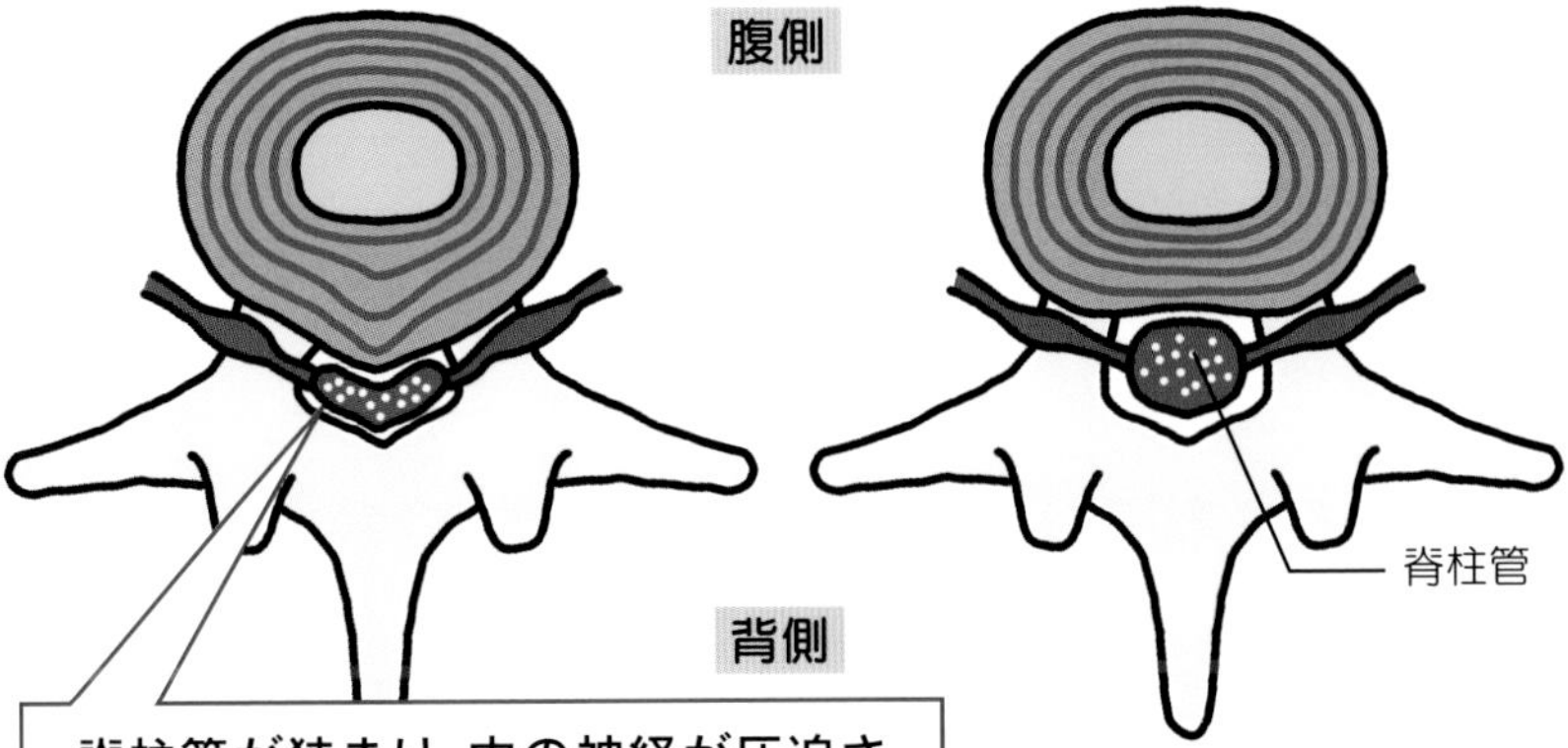

脊柱管が狭まり、中の神経が圧迫さ
れて、腰や足に症状が発生する

横から見ると……

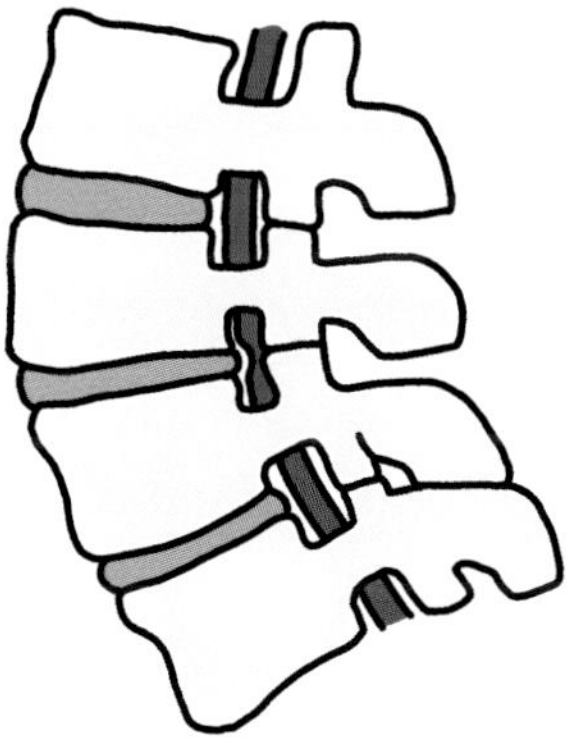

体を反ると、狭窄が強
まって症状が増す。

MRI画像を見ると……

正常な状態　　脊柱管狭窄症の状態

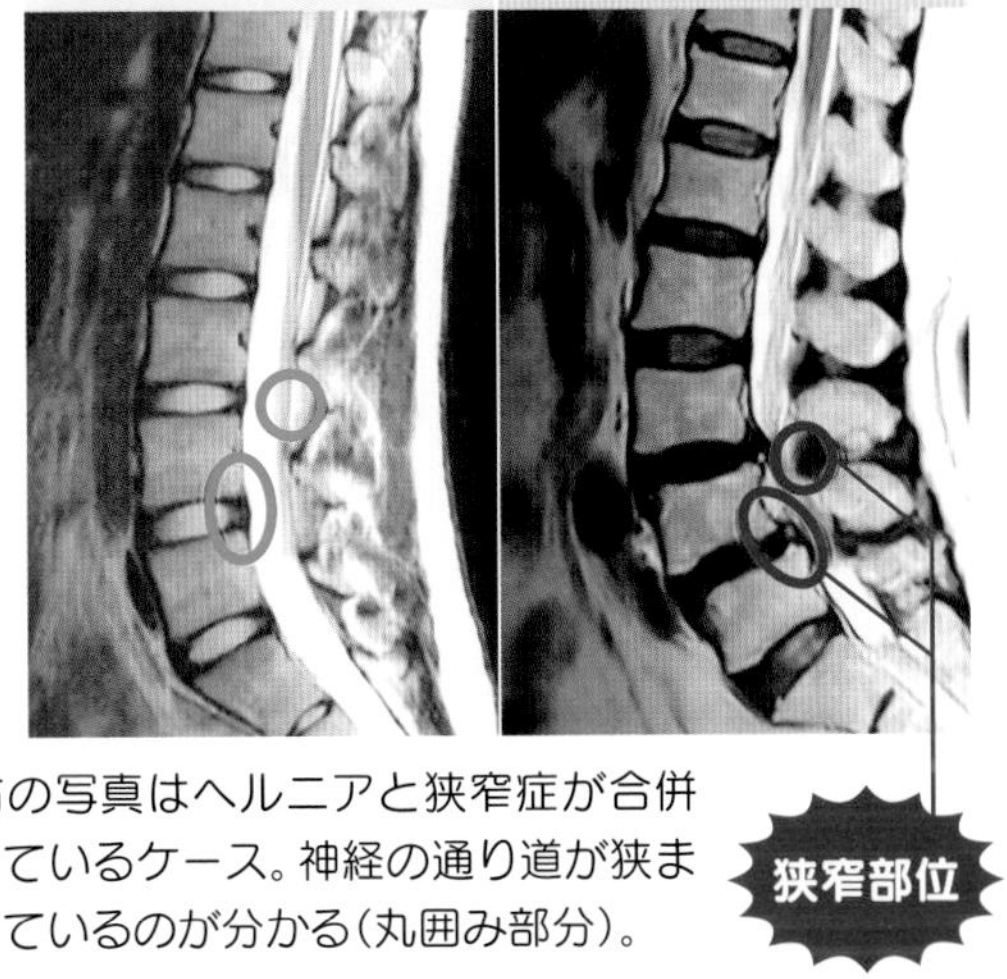

右の写真はヘルニアと狭窄症が合併
しているケース。神経の通り道が狭ま
っているのが分かる（丸囲み部分）。

どうして痛くなるのか

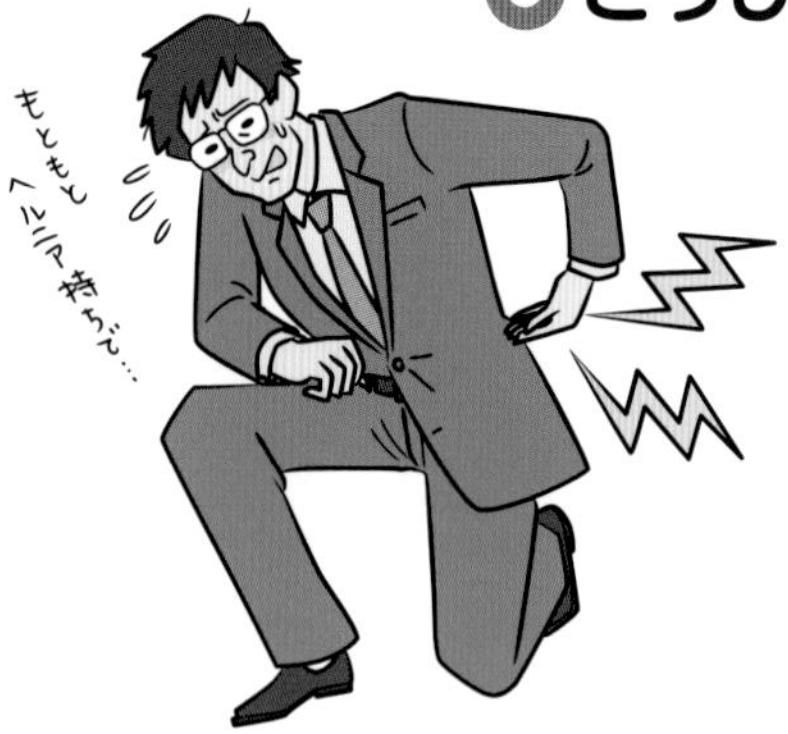

腰椎の椎間板が疲弊して潰れてくる

椎間板ヘルニア　老化

悪い姿勢習慣

↓

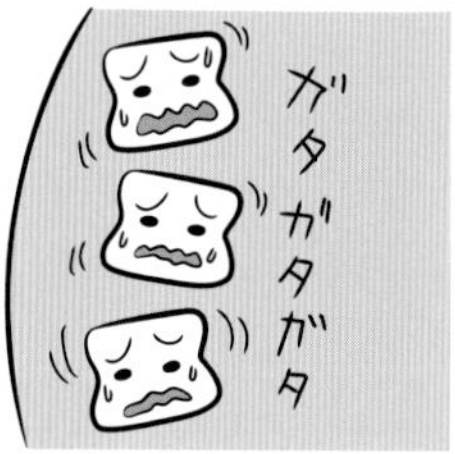

腰椎が前後にガタついて、脊柱管を圧迫する

↓

脊柱管が狭まってきて、中の神経が圧迫刺激されるようになる

↓

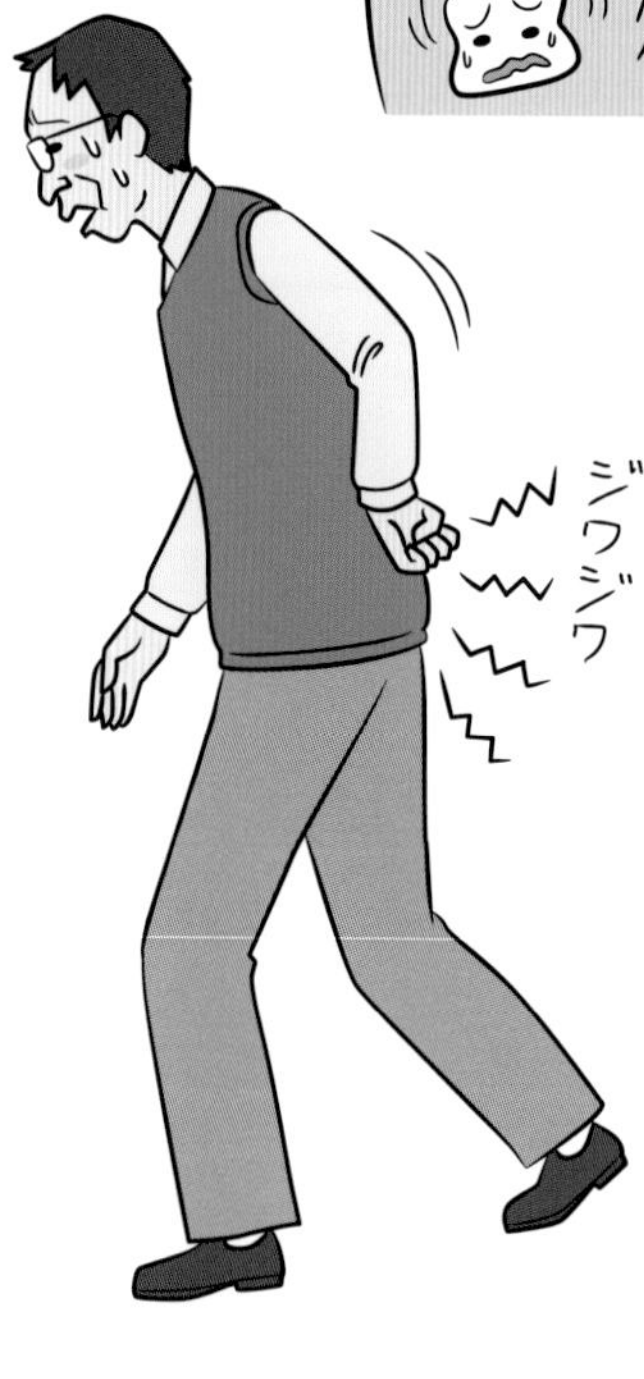

脊柱管狭窄症の症状

・体を反ると痛い　・歩き続けられない

↓

症状が悪化

寝たきりにつながる場合も……

どんな人に多いか

◎体が冷えがちな人

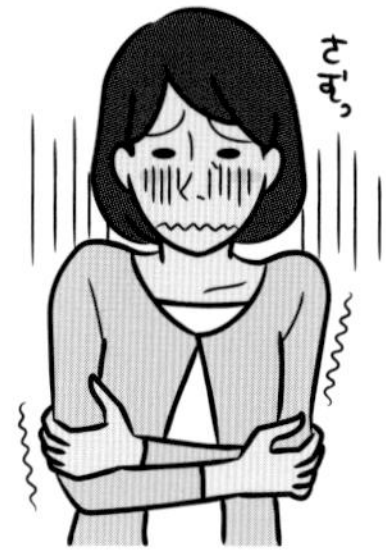

◎高齢者

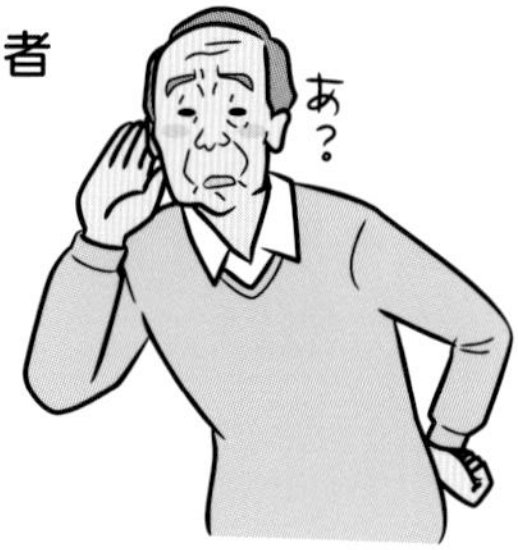

◎ゴルフ好きの人

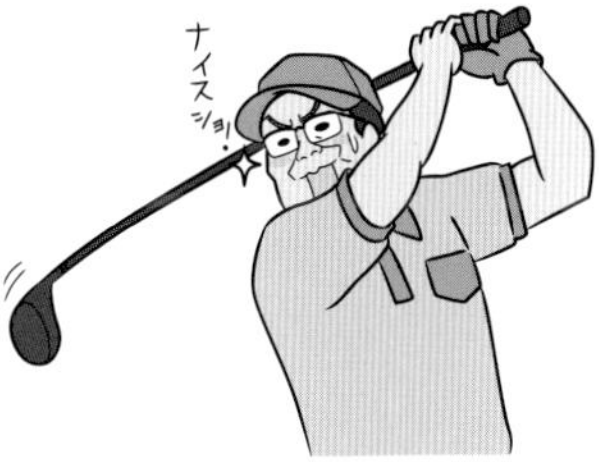

◎もともと腰痛持ちの人

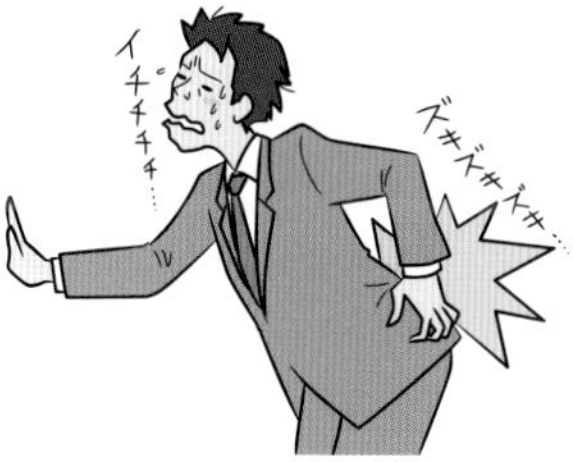

「間欠性跛《かんけつせいは》行《こう》」って、どんな症状？

歩き続けていると、だんだん足や腰の痛みやしびれがひどくなってきて動けなくなってしまう……でも、その場で休憩すると症状が治まって、再び歩けるようになる――。

脊柱管狭窄症の人によく見られるこうした歩き方を「間欠性跛行」と呼びます。足腰がしびれてくるのは血行障害が原因。状態が悪化すると歩行と休憩の間隔が短くなって、「歩行→痛み増→休憩→歩行→痛み増」が延々繰り返されるようになっていきます。

カンタンまとめ

腰椎の疲労骨折で症状が現われる
腰椎分離症・すべり症

痛みの特徴

腰を反らすと痛い

背骨のいちばん下を押すとズキンと痛む

朝、起きたときなど、動き始めに痛い

お尻にしびれ・重だるさがある

腰椎分離症・すべり症は、腰椎後部の「棘《きょく》突起《とっき》」と呼ばれる部分が疲労骨折を起こして発生する腰痛です。疲労骨折の原因は、体を大きく反るような激しい動作を繰り返し行なったこと。若いときに部活動などのスポーツで痛めるケースが目立ちます。

ただ、分離症・すべり症になるのは若者だけとは限りません。中年以降、若いときに痛めた箇所が再び痛むようになったり、たいした症状もないまま知らないうちに起こしていた疲労骨折が、歳をとってから痛み出したりすることもあります。女性に多いのも特徴のひとつです。

患部クローズアップ

腰椎すべり症

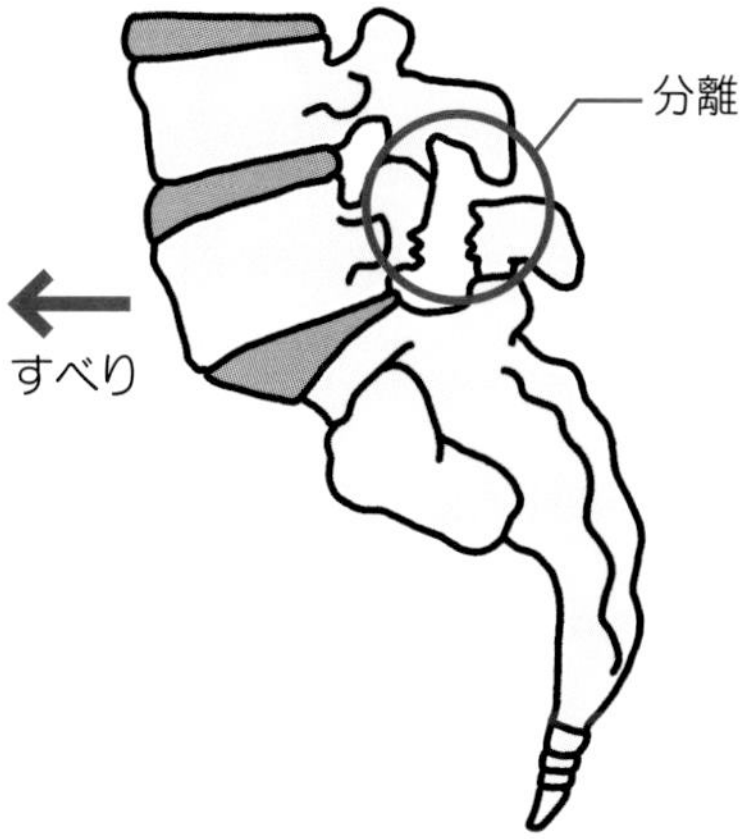

すべり症では、分離症によって分割された椎骨《ついこつ》の位置がすべるようにずれていき、痛みを引き起こすようになる。

腰椎分離症

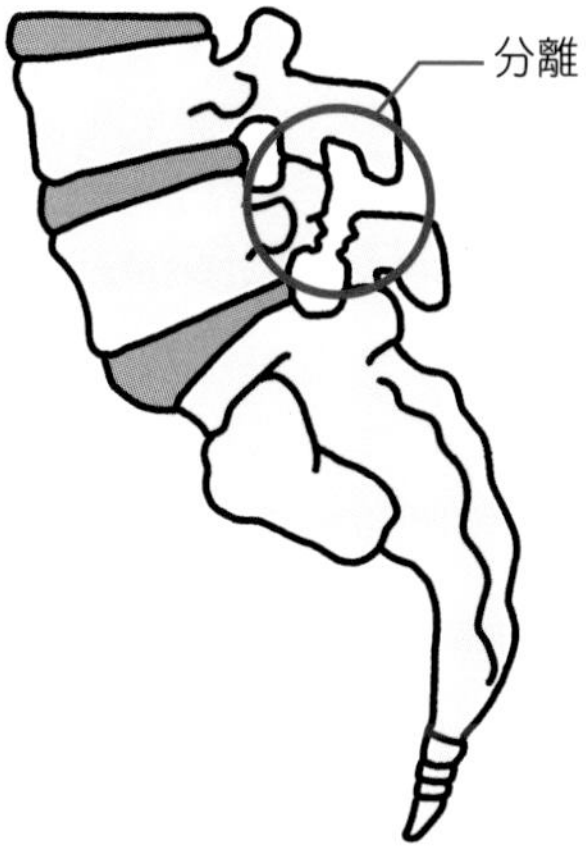

分離症の疲労骨折は、第5腰椎の棘突起に起こることが多い。分離した骨が神経を刺激して痛みを引き起こす。

どんな人に多いか

◎若い頃、運動系の部活動に熱心に取り組んでいた

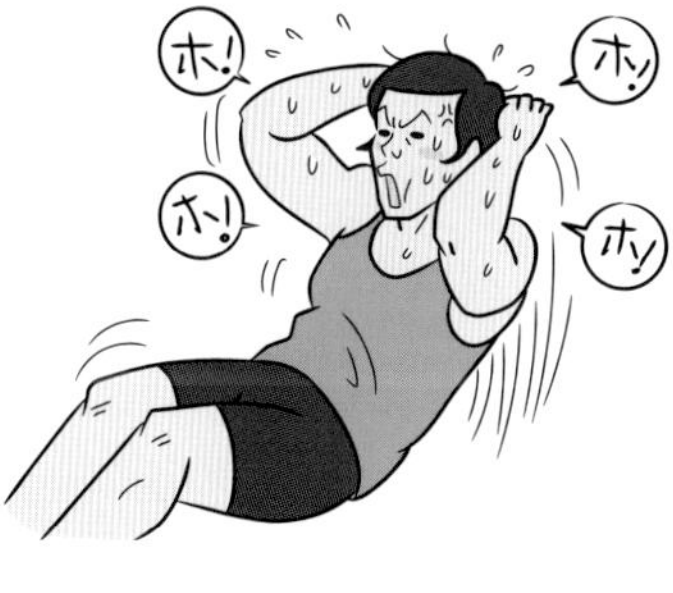

◎若い頃にスポーツで腰痛になったことがある

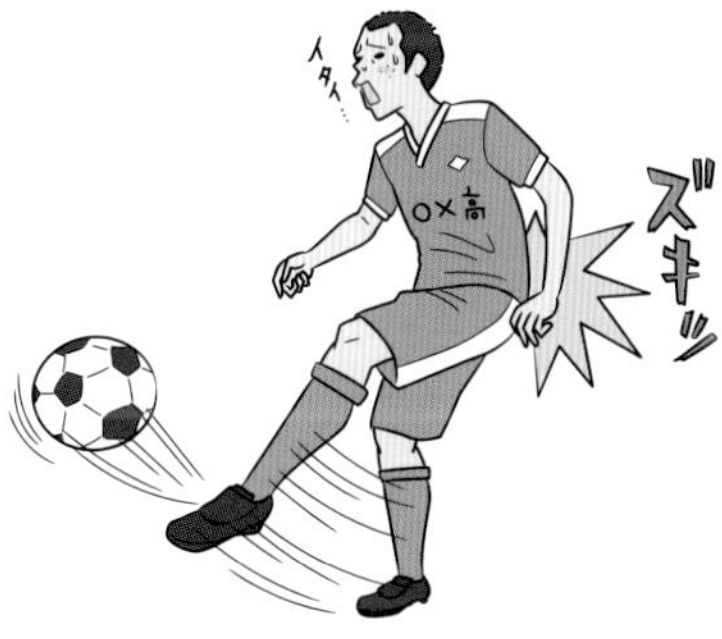

カンタンまとめ

腰椎圧迫骨折

腰椎圧迫骨折は、骨粗鬆症《こつそしょうしょう》が進んで腰椎を骨折することで起こります。スカスカ状態の腰の骨が体の重みに耐え切れず、ちょっとした衝撃や刺激で潰れてしまうのです。ただ、3日〜1週間もすると痛みが落ち着いてきます。症状が一段落したら、足腰を弱らせないためになるべく歩くようにすることをおすすめします。

痛みの特徴

- 横向きに寝たときに背骨を軽く叩くとズキンと響く
- 腰と背中が激しく痛む

どんな人に多いか

- 70歳以上の高齢者
- 閉経以降の女性
- 骨粗鬆症の人
- ねこ背の人

カンタンまとめ

特発性側弯症

特発性側弯症は、10代の女性に多い、背骨が左右に湾曲してしまう疾患です。S字状、または逆S字状に背骨が歪《ゆが》み、しばしば背中や腰に痛みを伴います。女性はもともと骨や関節がやわらかく、その柔軟性が災いするものと考えられます。ただ、病気が発生する理由は、残念ながらまだよく分かっていません。

痛みの特徴

- 背中や腰の痛み
- 背骨が左右に歪み、前屈をしたときに左右の肩の高さに違いが生じる

どんな人に多いか

- 10代の女性
- 体がやわらかい人

つらい痛みが1日3分でスーッと消える

新しい腰痛の教科書　目次

1時間目
腰痛にならないための「新しい常識」

4時間目 朝晩3分の関節ストレッチで腰痛を自分で撃退する！

5時間目 「間違った常識」でかえって腰を悪くしてはいませんか？

装幀／大岡喜直（next door design）
装幀・本文イラスト／ひらのんさ
鈴木みゆき
写真提供／酒井慎太郎
DTP／美創
編集協力／高橋明

1時間目

腰痛にならないための「新しい常識」

1時間目の予習メモ

腰痛になりたくないなら背骨の機能を落としてはいけない！

「腰痛にならないために、いちばん大切なことは何ですか？」——もし、そう聞かれたなら、私は「背骨の機能を落とさないことです」と迷わず答えます。

背骨は、わたしたちの体を支える「柱」です。

もともと人間の「柱」は、重い頭を載せながら直立二足歩行をスムーズに行なえるよう、たいへん高機能につくられています。早い話、この「柱」の機能をちゃんと使えてさえいれば、腰痛になど絶対になるはずがないのです。

ところが、なかなかそうはいきません。腰痛になる人が絶えないのは、背骨という「柱」をきちんと扱えていないからです。

どんなにすごい機能が備わっていても、「柱」が正しく扱われていなければ、背骨の機能は発揮されません。それどころか、日頃から悪い扱い方をしていると、背骨の機能はどんどん落ちてしまうことになります。たとえば、いつも「柱」の根元に近い部分（腰のあたり）にばかり集中的に負担をかけていたとしたら、その部分がより早く傷んでしまうようになるでしょう。

だから、腰痛になりたくないのなら、普段から姿勢に注意を払い、背骨という「柱」を正しく扱っていかなくてはならないのです。

この「1時間目」では、「腰痛を防ぐ基本のキ」として、背骨の機能を落とさないための心得を学んでいくことにしましょう。

とにかく、背骨の機能を十二分に発揮させるにはコツがあるのです。そのコツを会得して「柱」を正しく扱うようにしていけば、腰痛のリスクをかなり大幅に減らせるようになるはず。ぜひみなさん、この「基本のキ」をしっかり頭と体に叩き込んで、痛みやトラブルを起こす心配のない腰をつくっていきましょう。

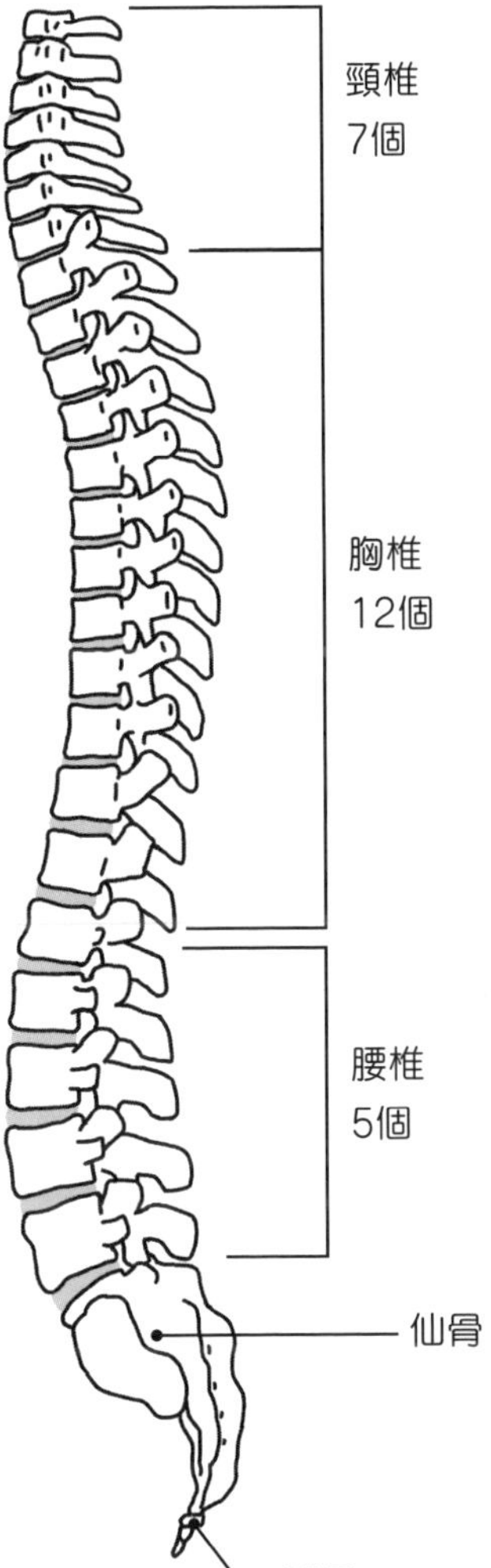

「腰痛の8割は原因不明」なんてウソ！ 腰痛にはちゃんと原因がある

みなさんは「腰痛の8割は原因が分からない」という話を聞いたことがありませんか？ また、その「腰痛の8割」は治療できないと思い込んでしまってはいませんか？

この話は大ウソです。腰痛にはみんな原因があり、その原因をちゃんと取り除けば治すことができるのです。

では、なぜ「8割は原因不明」なんていう話が出てきたのか。それは、レントゲンやＭＲＩなどの画像検査で「はっきりした異常」を見つけられるのが2割程度で、残り8割は画像では原因を突き止められないからです。

でも、違うのです。この残り8割に該当していたとしても、患者さんひとりひとりに問診をして情報を事細かく聞き出していけば、必ず「痛みの原因」にたどり着きます。

要するに、画像診断に頼り切るあまり、個々人の痛みの原因を見逃している医療機関が多いというだけの話なんですね。

ですから、まずはみなさん、「どの腰痛にも原因があって、その問題を解消すればちゃんと腰痛を治せるんだ」ということを頭にしっかりインプットしてください。これが腰痛を確実に治していくための「新しい常識」です。

古い常識 ……腰痛の8割は原因不明

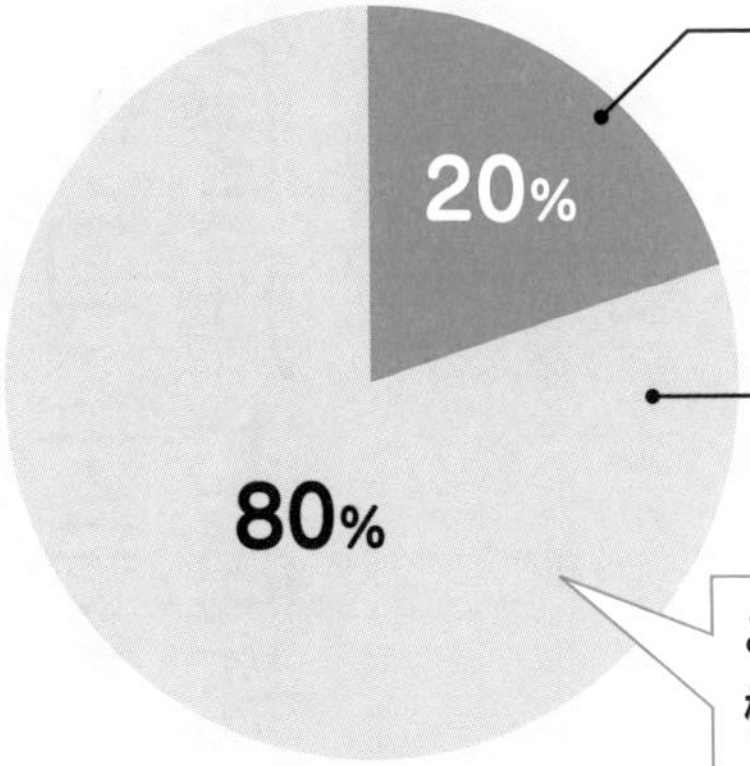

原因がはっきり分かる腰痛

原因がよく分からない腰痛
（治せない腰痛）

これは、レントゲンやMRIなどの画像検査で「骨などの異常」を2割程度しか見つけられないというだけの話

患者ひとりひとりに話を聞くと、必ず
「腰が痛くなった原因」にたどり着ける

新しい常識 ……**腰痛にはちゃんと原因がある。そして、その原因を取り除けば、ほとんどの腰痛は治すことができる!!**

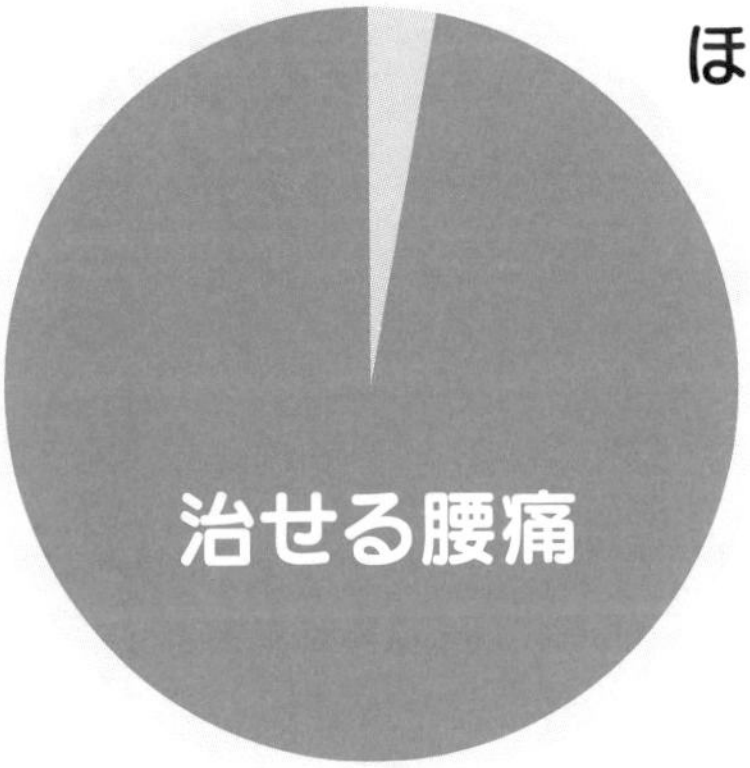

マッコ・デラックスは腰痛にならないのに、なぜ、井上尚弥は腰痛になるのか？

突然ですがみなさんに問題です。

マッコ・デラックスさんは腰痛がないのに、ボクシングチャンピオンの井上尚弥さんはしょっちゅう腰痛に悩まされています。マッコさんはあまり体を鍛えているようには見えませんが、井上さんは鋼のように全身の筋肉を鍛え上げていますよね。鍛えていないマッコさんが腰痛にならず、鍛えている井上さんが腰痛になるのは、いったいなぜなのでしょう。答えが分かる方はいらっしゃいますか？

ヒントを差し上げましょう。マッコさんはお太りではあるものの、いつも体を後ろへ反った姿勢を保たれています。一方、ボクサーの井上さんは常に前傾姿勢をとって試合やトレーニングに臨むのが習慣になっていますよね。

そう。ふたりの大きな違いは「姿勢」です。答えを言ってしまうと、体を前へ傾けるか後ろへ反らせるかの姿勢の差が、腰痛になるかならないかの分かれ目になっているのです。

つまり、姿勢こそが腰痛を招く最大の原因だということ。腰痛には、筋肉も体重も関係ありません。カギとなるのは姿勢。日頃から体を前へ傾けた姿勢をとっていれば、どんなに体を鍛えた人でも腰痛になってしまうものなのです。

ふたりの違いは……？

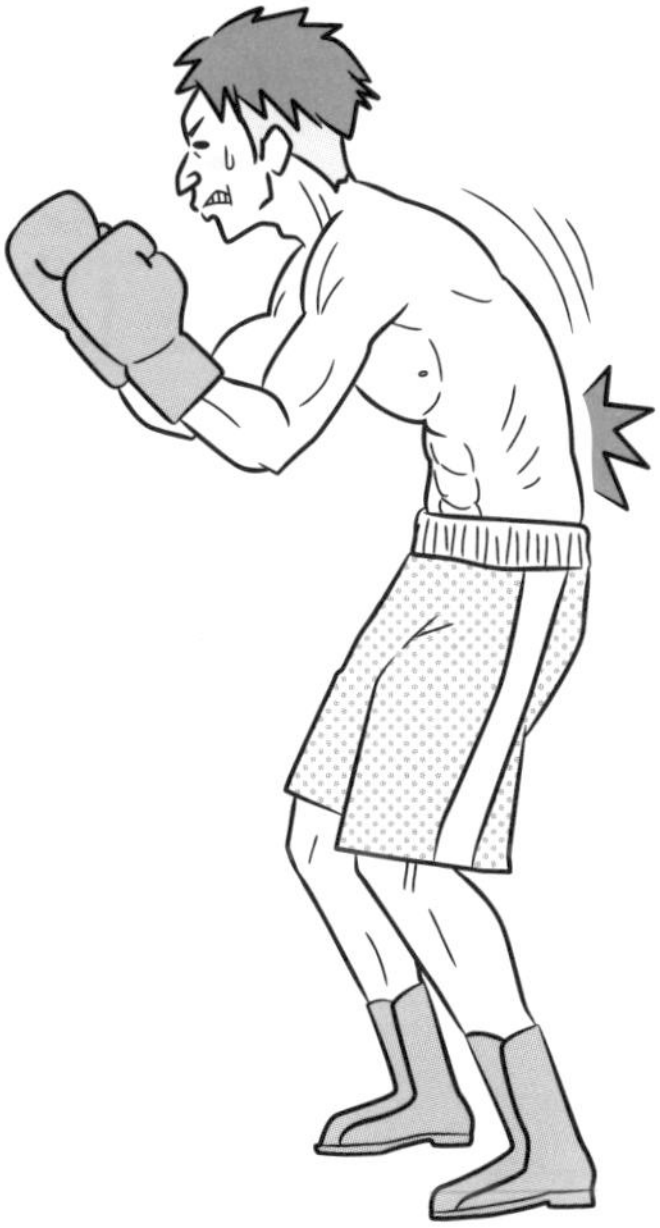

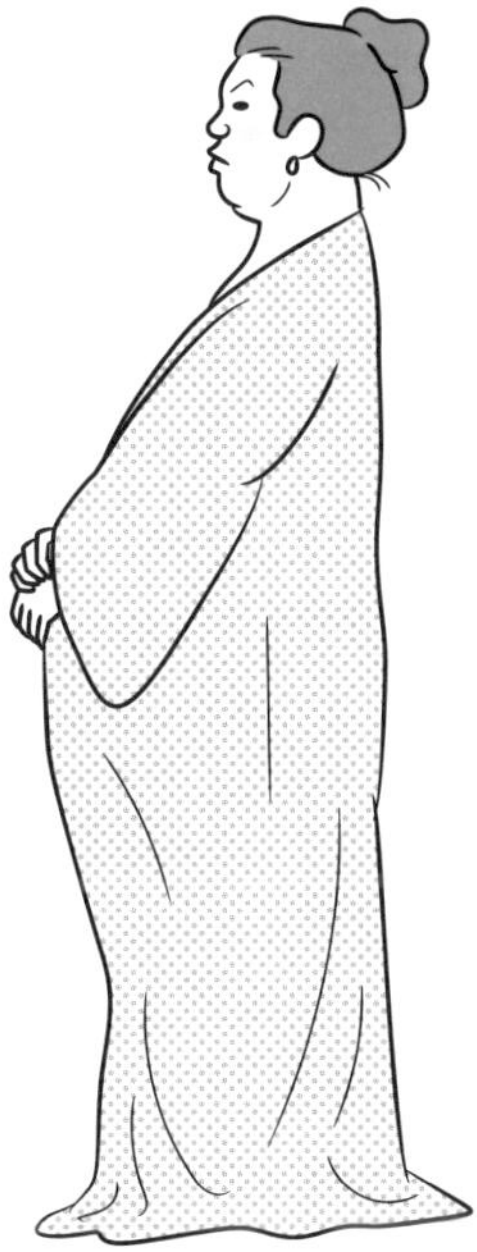

腰痛あり

上体をかがめた前傾姿勢をとるため、腰に多大な負担がかかる

腰痛なし

姿勢がいいため、体重が重く、体を鍛えていなくても問題がない

1時間目

人間は体を前へ丸めると、どんどん衰えて退化していく

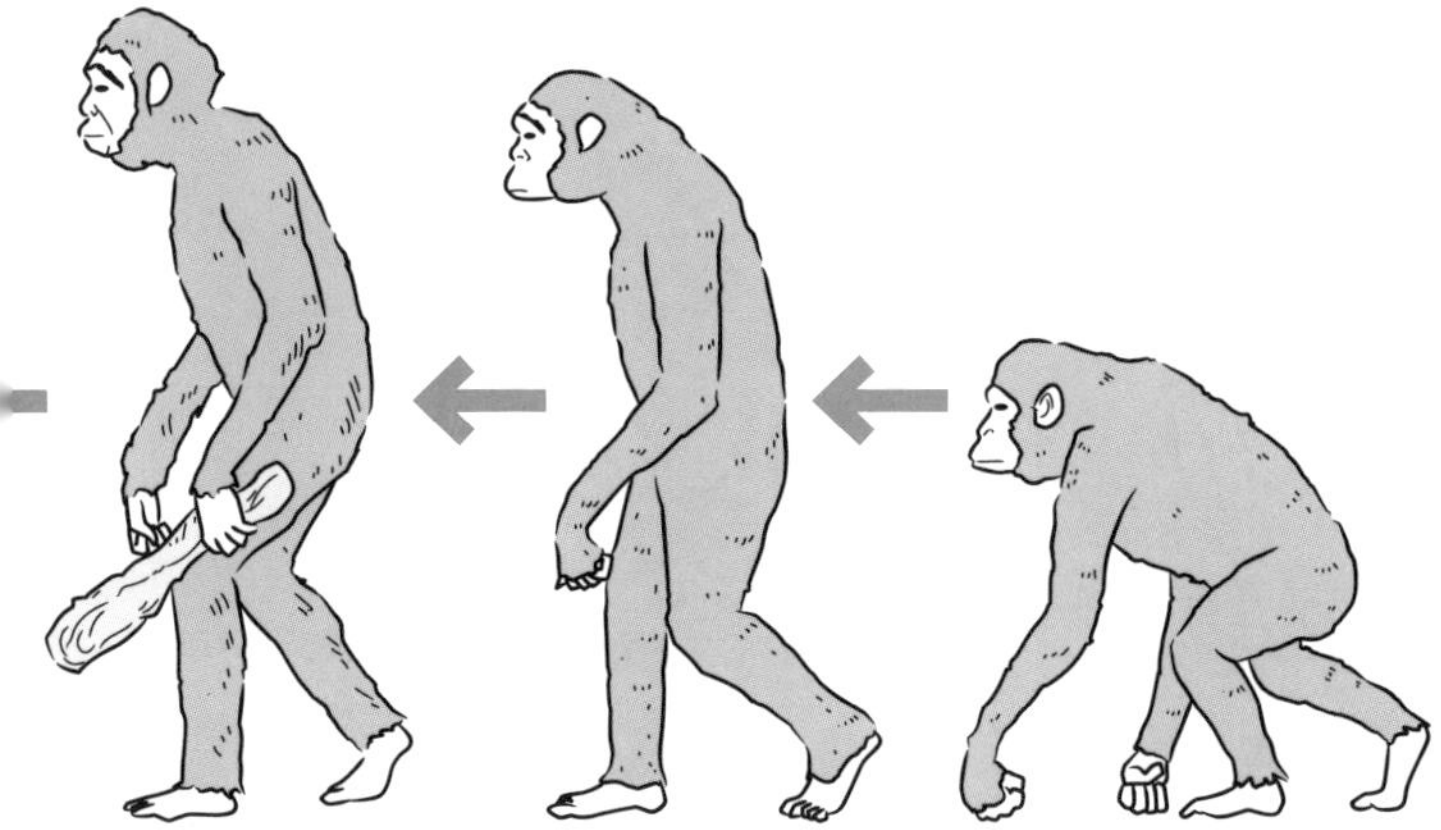

私は、腰痛の患者さんにはどの方にも当てはまる共通点があると感じています。

それは「体を前へ丸める姿勢のクセ」がついてしまっている点。私は初診時に徹底的に問診をし、同時に姿勢や歩き方もチェックするのですが、そうすると、どの患者さんにも日頃の生活で前傾姿勢をとりがちだという共通項が浮かび上がってくるのです。

若い頃から姿勢を丸めるクセがついてしまっている人もいますが、デスクワークや車の運転で座りっぱなしだったり、工場や農作業で前かがみになって作業をしていたりと、職業が影響

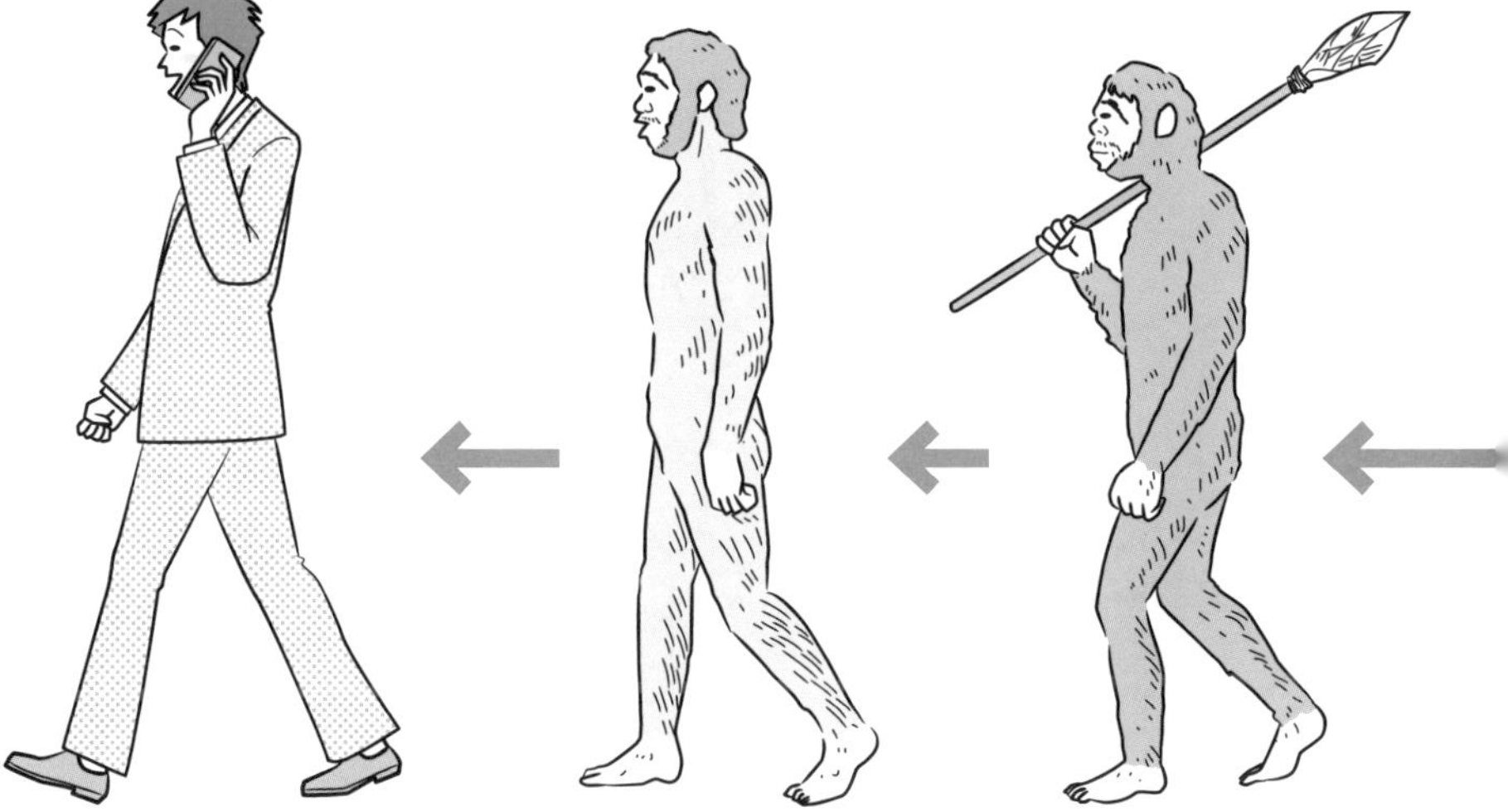

しているケースも少なくありません。

　前の項目で世界チャンピオンの井上尚弥さんの話をしましたが、ボクシングに限らず、前傾姿勢をとりがちなスポーツでは、腰痛に苦しむアスリートが大勢います。どんなに鍛えていても、姿勢を丸め続けたら最後、腰痛の魔の手から逃れられなくなるわけです。

　おそらく、わたしたち人間にとって、「体を前へ丸める姿勢の習慣」は、身体の寿命を縮める行為にも等しいのではないでしょうか。

　そもそも人類は、進化とともに体を垂直に伸ばしてきました。「猿→猿人→原人→現生人類」の進化を示した絵では、最初は背中を丸めた猿だったのが、ヒトに近づくにつれて背すじが伸びていく様子が必ず描かれますよね。

　あれは、じつは「背骨の進化」でもあるのです。脳みそがたっぷり詰まった頭はたいへん重いため、わたしたちの遠い祖先は頭を支えて二

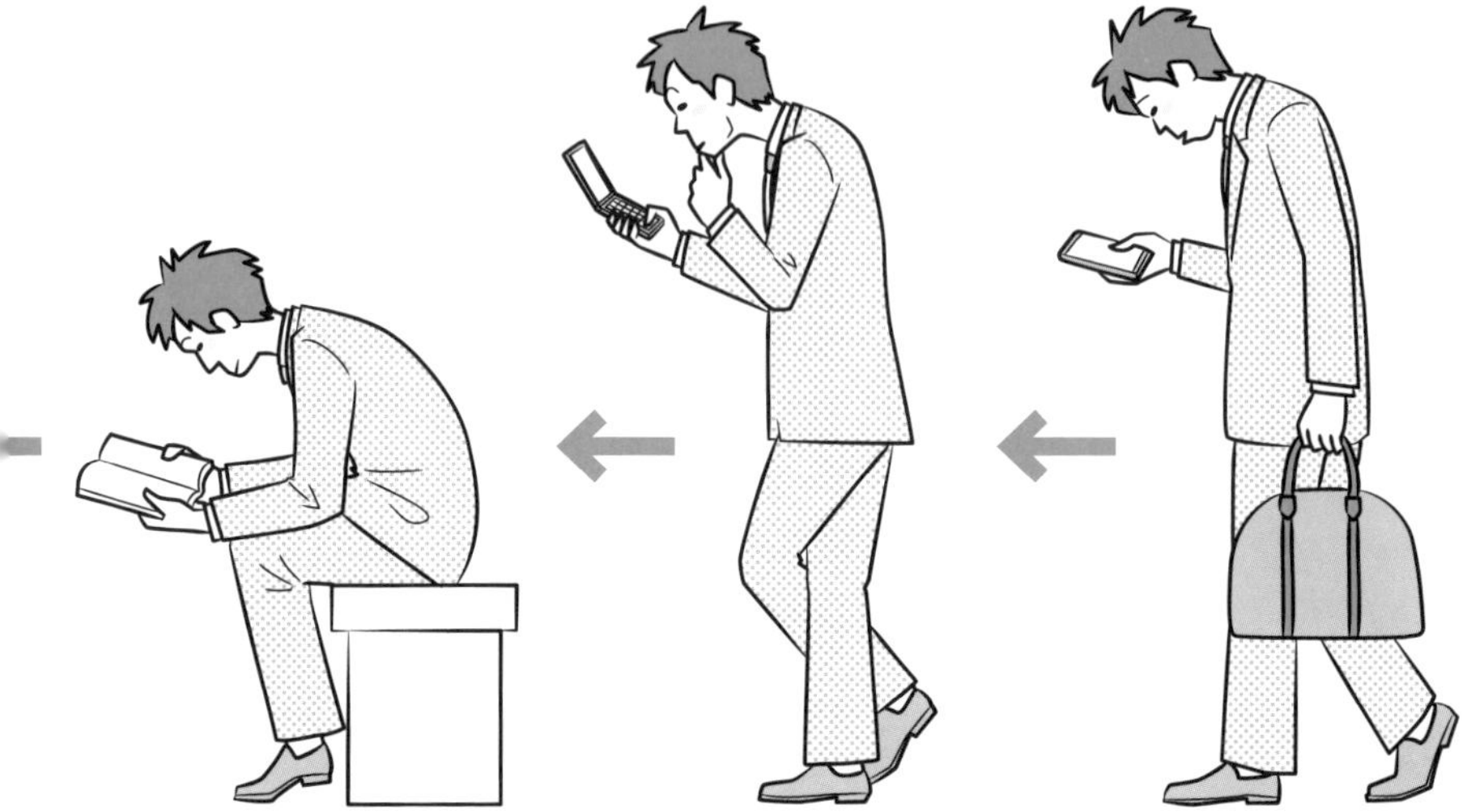

足歩行をするために背骨の機能をアップさせる必要がありました。つまり、荷重を分散させて負担を減らす背骨の機能が発達して、そのおかげでだんだん頭を載せながらも直立できるようになり、進化とともに背すじを伸ばせるようになっていったのです。

つまり、背骨の機能が進化して「体を丸めた姿勢」から卒業できたことによって、わたしたちは人間らしい活動ができるようになったというわけですね。

ところが、現代のわたしたちは、こうした進化に逆行しています。

すなわち、とても多くの人が「体を前へ丸めた姿勢」を習慣的にとるようになり、背骨に負担をかけるようになったのです。重い頭を前に突き出して、背中を深く丸めた姿勢をとっていれば、背骨は大きく湾曲し、腰の部分にかなりの荷重負担が集中することになります。こんな

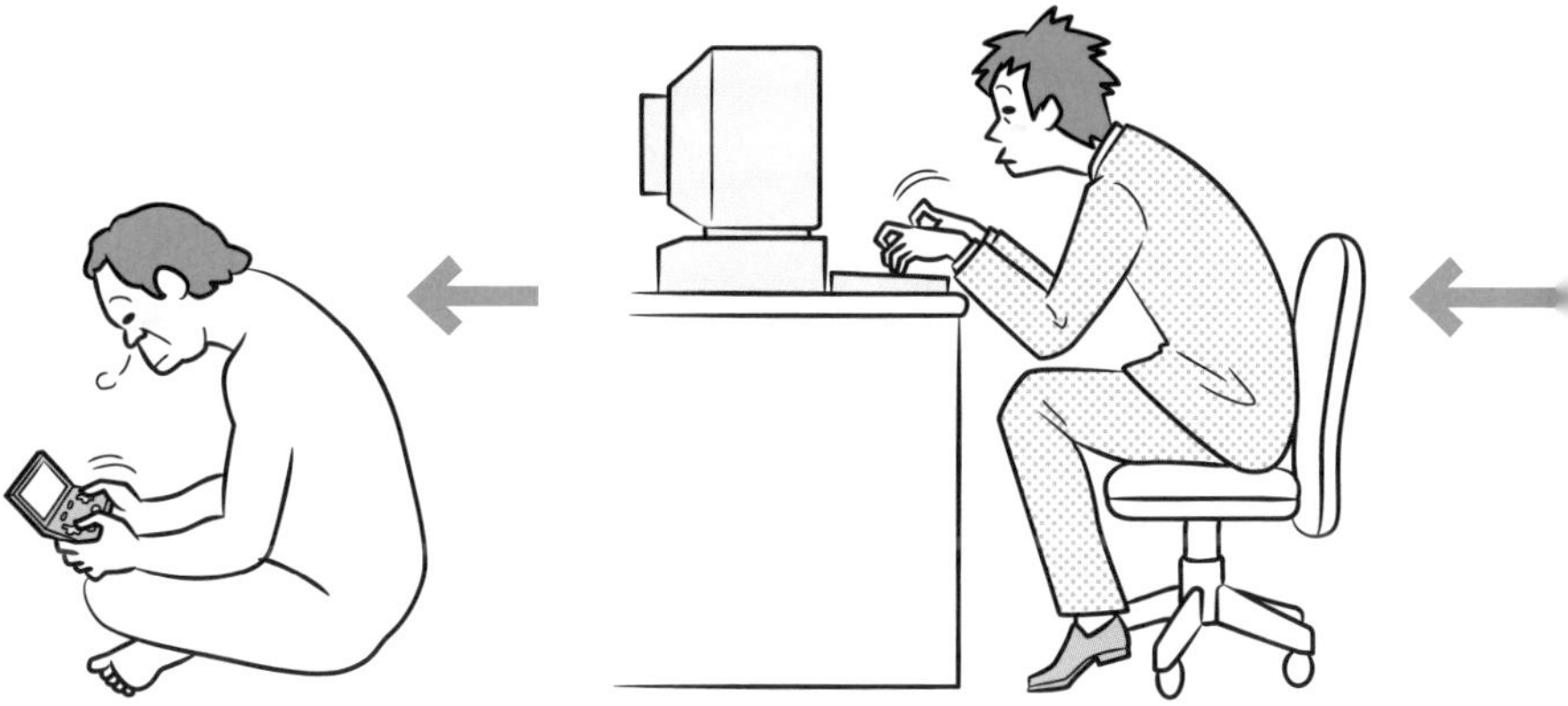

姿勢を日常的に続けていたら、腰が悲鳴を上げるのも当然でしょう。

要するに、わたしたち人類は、せっかく進化を遂げて高機能な背骨を手に入れたのにもかかわらず、日々背骨に負担のかかる姿勢ばかりとって、背骨をいじめ抜いているのです。こうした傾向が続けば、どんどん姿勢が崩れて進化の流れが逆戻りし、いずれわたしたちは猿人や猿のように体を丸めることでしか頭を支えられなくなっていくのではないでしょうか。そして、世界中の多くの人類が重い腰痛に悩まされるようになっていくのではないでしょうか。

きっと、人間は体を伸ばすことで進化して、体を丸めることで退化し、衰えていく生き物なのでしょう。ですから、わたしたちは、これ以上衰えゆくのを防ぐためにも、日々なるべくよい姿勢を保ち、「体を丸めた姿勢」をとらないよう心がけていかなくてはならないのです。

人の頭はボウリングの球と同じくらい重かった！

体重60kgの人は、いつも背骨に6kgのボウリングの球を載せているようなもの

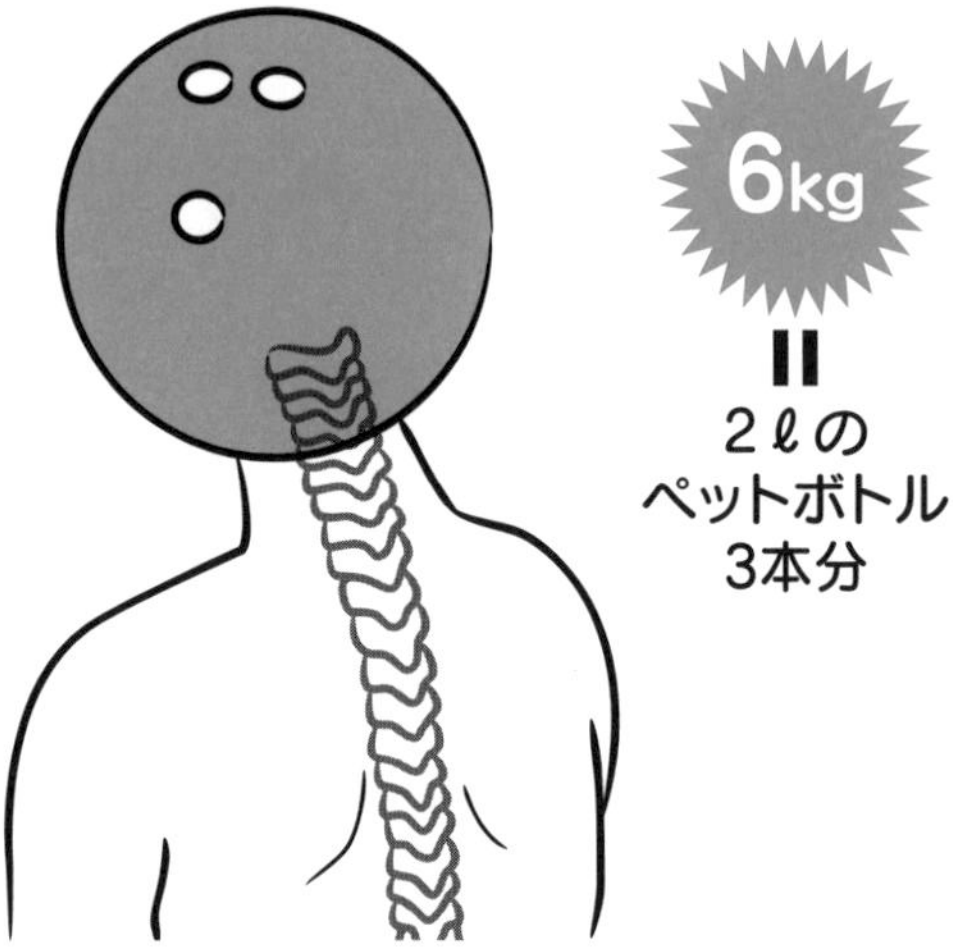

前の項目で述べたように、人間はずっしりと重い頭を高機能の背骨で支えることで直立二足歩行を実現できるようになりました。ここで、わたしたちの頭がどんなに重いのかについて補足しておきましょう。

人間の頭は、体重の10％程度の重量があるとされています。体重60kgの人であれば約6kgで、2ℓのペットボトル3本分。球体であれば、ボウリングの球の重さに相当します。

みなさん、ボウリングの球のような頭が背骨のてっぺんに載っている様子を想像してください。背骨が日々いかに重労働をしているかが分

60度頭が前に傾くと……

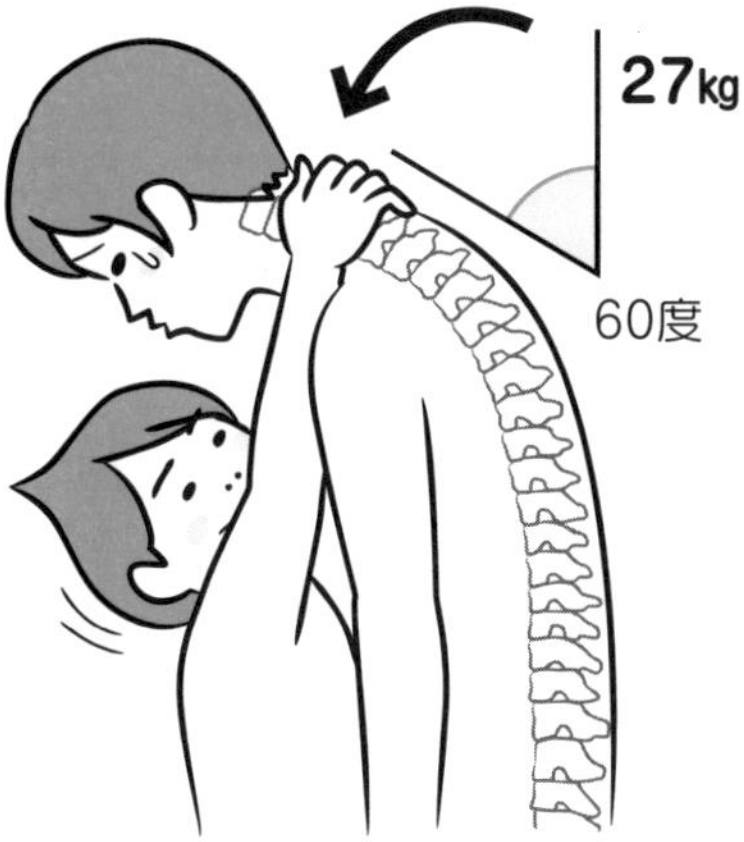

頭が60度前に傾くと頸椎に4.5倍の負担がかかる。小学3年生男児を首から下げるのと同じような状態に。

30度頭が前に傾くと……

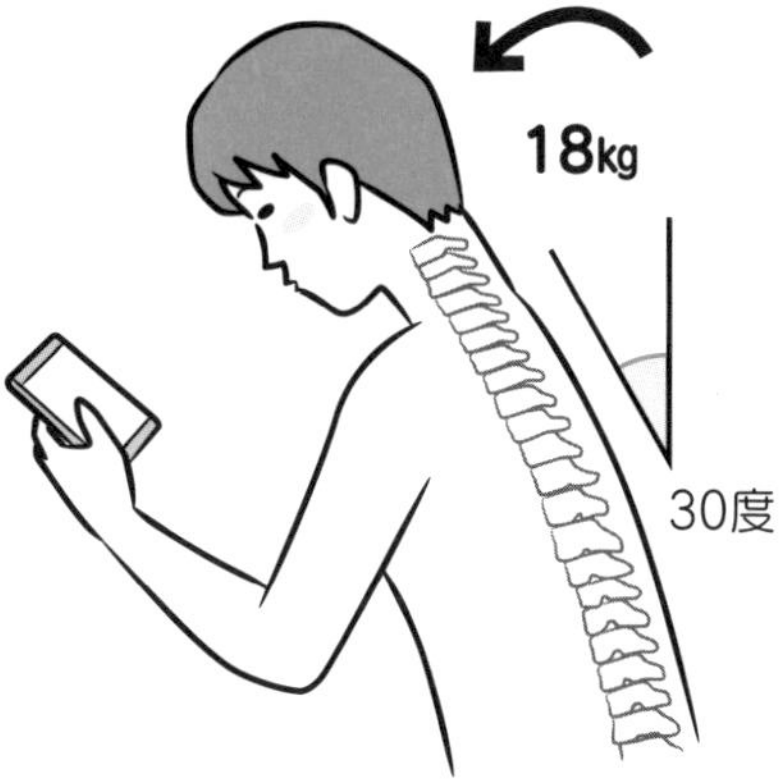

頭が30度前に傾くと頸椎に3倍の負担がかかる。体重60kgで頭の重量が6kgなら、18kgの負担がかかることに。

かるのではないでしょうか。

ただ、頭が前に傾くと、これが6kgどころでは済まなくなるのです。頭が30度前へ傾くと、下へ落ちようとする重力負荷が加わって、なんと3倍の18kgの荷重負担が背骨の頸椎にかかることになります。

さらに、頭が60度前へ傾くと、4・5倍の27kgの荷重負担が頸椎にかかることになります。27kgは小学3年生男児の平均体重であり、首から男の子をぶら下げているのと同じような重みがかかるわけです。

つまり、頭が前に出れば出るだけ背骨に大きな負担がかかるようになるということ。わたしたちはスマホを見たり本を読んだりするときに、ついついうつむいて頭を前へ傾けてしまいがちですが、そういった日々の無意識の姿勢習慣が背骨を疲弊させ、腰痛などのトラブルを生むことにつながっているのです。

1時間目

姿勢の崩れはストレートネックとねこ背から始まる

では、ボウリングの球のように重い頭を普段から前へ突き出していると、背骨にいったいどんな変化が現われるのでしょう。

これにより進行するのが「ストレートネック」と「ねこ背」です。ストレートネックは頸椎のカーブが失われてまっすぐになってしまった状態。ねこ背はよく知られるように背中のラインが丸まってしまった状態です。ストレートネックやねこ背が進むと、頸椎や胸椎の動きが悪くなり、頭の重みがモロに背骨にのしかかるようになって、首、肩、背中にこりや痛みなどの不調を訴えるようになっていきます。

そして、ストレートネックやねこ背が進んで上体が前傾すると、背骨が全体的に湾曲し、腰椎や骨盤に荷重負担がどっと集中して腰痛リスクが高まっていくようになるわけです。

つまり、ストレートネックやねこ背による背骨の前傾が、腰痛を招く「入り口」になっているのです。私は、日本人の場合、8割方の人にストレートネックやねこ背の傾向があると見ています。まだ腰痛ではない人も他人《ひと》事《ごと》ではありません。もし、ストレートネックやねこ背があるなら、「自分はもう腰痛予備群なんだ」と思ったほうがいいでしょう。

ストレートネック

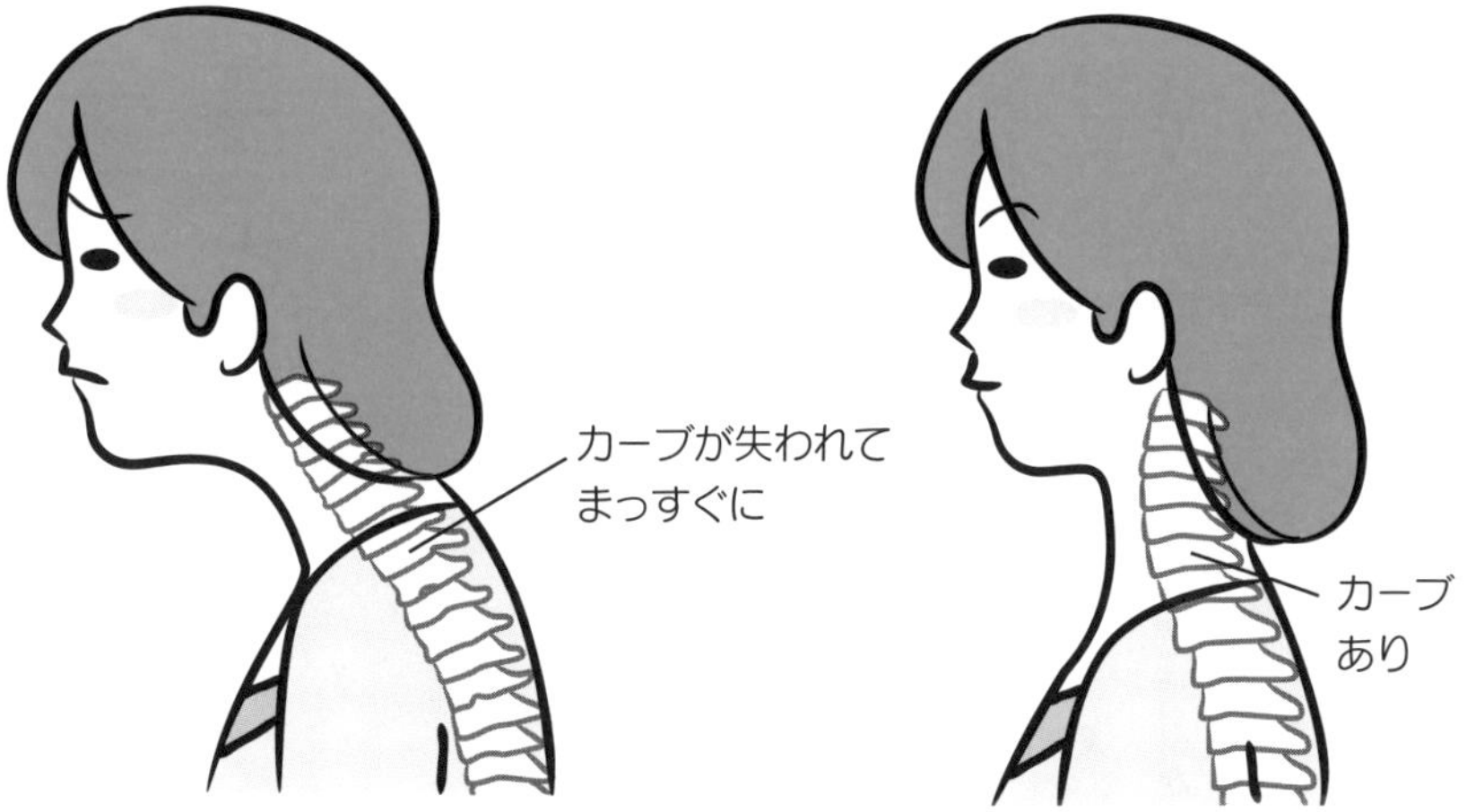

ストレートネックの頸椎　　**正常な頸椎**

ねこ背

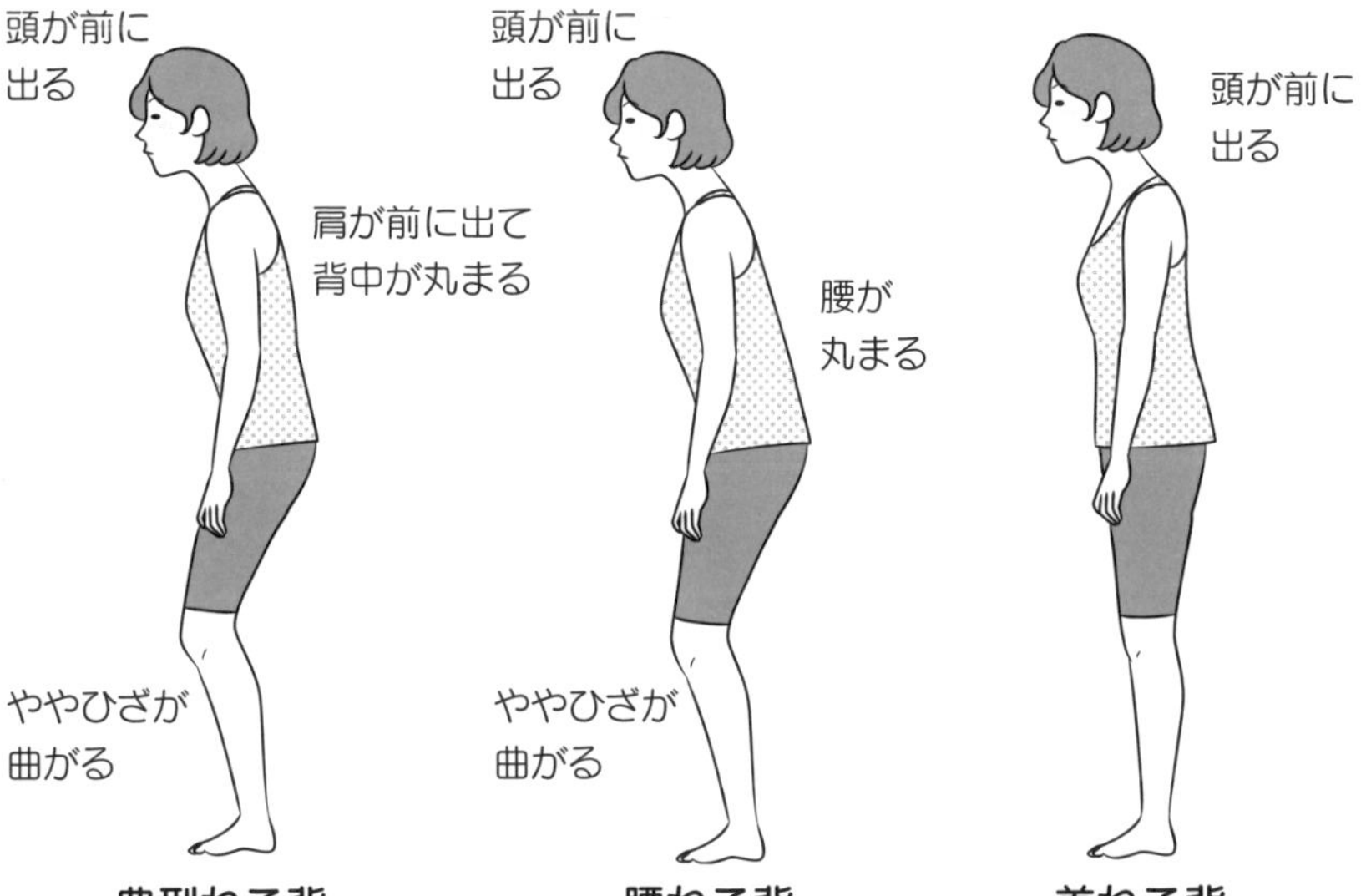

典型ねこ背　　**腰ねこ背**　　**首ねこ背**

チコちゃんから出された質問です。「子どもに肩こり・腰痛がないのはなぜ？」

私は以前、ＮＨＫの「チコちゃんに叱られる！」に解説者出演したことがあります。おかっぱ頭の少女・チコちゃんが疑問に答えられないゲストに対し、「ボーッと生きてんじゃねーよ！」という決めゼリフを放つ番組ですね。

そのときのチコちゃんの疑問は「ねえ、どうして子どもには肩こりがないのか知ってる？」というもの。たしかに10歳くらいまでの子どもには肩こりも腰痛もありません。みなさんは理由がお分かりですか？

正解は「子どものうちはみんな荷重バランスがいいから」。子どもは、生まれながらに正しい荷重バランスのとり方がインプットされていて、姿勢が大きく崩れることがありません。だから、肩こりや腰痛にならないのです。

ところが、10歳を過ぎて身長が伸び始めるあたりから、人によっては悪い姿勢のクセがつくようになります。とくに問題なのが「頭を前に出す」「背中を丸める」という習慣。こうしたクセがつくと、全体の荷重バランスが崩れ、背骨に上体の重みがのしかかり、首、肩、腰などにいびつな力が加わるようになっていきます。

なお、このように姿勢や荷重のバランスが崩れ始めると、まっ先にダメージが現われるのが

椎間板の基本構造

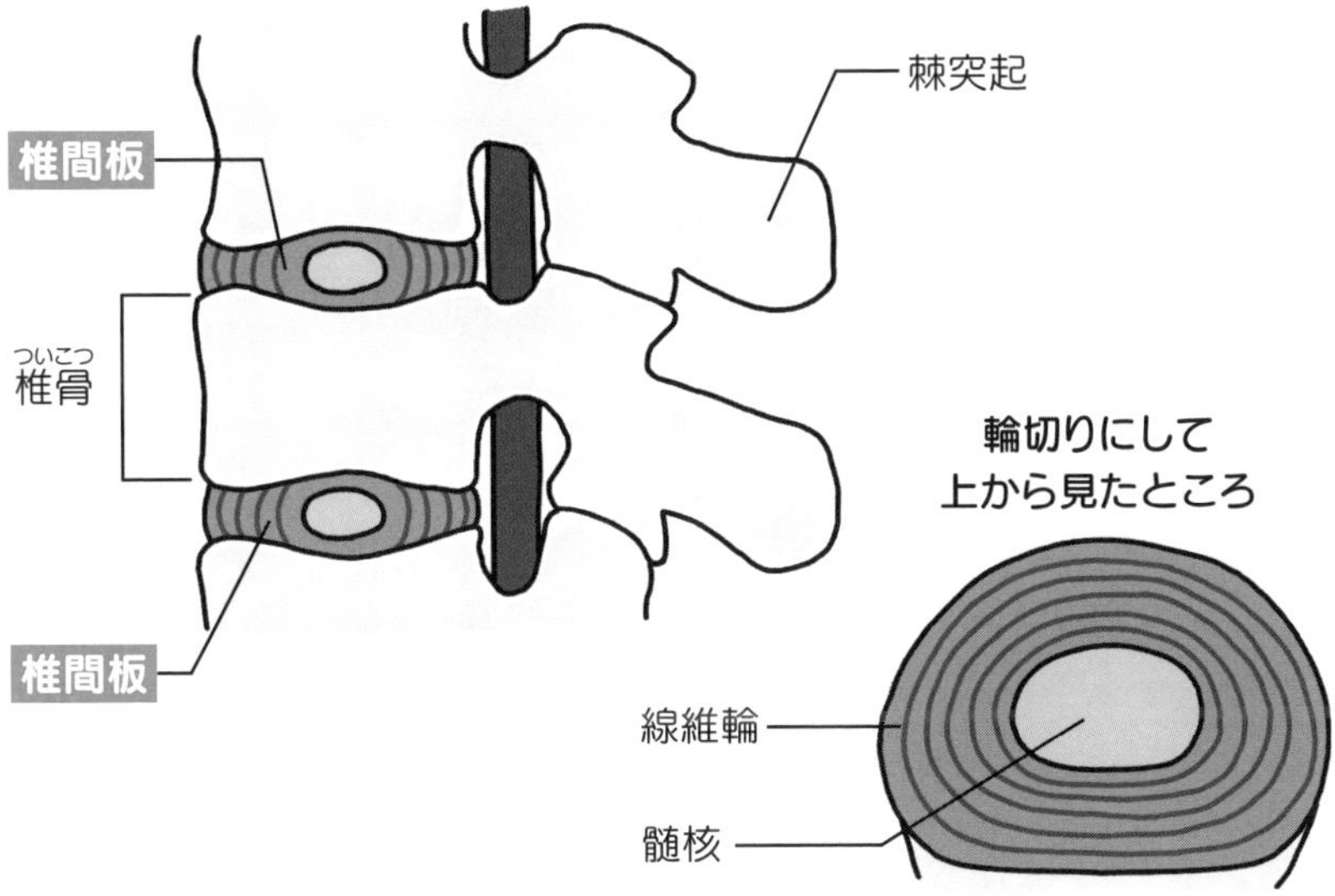

背骨の「椎間板」です。

椎間板は、背骨の椎骨と椎骨の間に座布団のように挟まっている軟組織。これら1枚1枚の座布団は、背骨を柔軟に動かしつつ、背骨にかかる荷重や衝撃を和らげるクッションのような役割を果たしています。ただ、椎間板はたいへんプレッシャーに弱く、体の荷重バランスが崩れていびつな力がかかるようになると、てきめんに弾力性が落ちてクッション機能を低下させてしまうのです。そして、こうした椎間板の機能の衰えが、腰痛などの関節トラブルを招くもとになっていくわけです。

こうした椎間板の老化は、早ければ10代半ばから始まるとされています。だから、10歳くらいまでは腰痛や肩こりと無縁でいられたとしても、椎間板が疲弊するとともに10代後半あたりから、首、肩、腰のこりや痛みに悩まされる人が徐々に多くなっていくのです。

「ふかふかソファ」の〝拷問〟が腰の椎間板をダメにする!

じつは、椎間板という組織には神経が通っていません。そのため、痛みという悲鳴を上げることがありません。

　椎間板の中身がはみ出して近くの神経を刺激すれば激痛が引き起こされますが、椎間板そのものはほとんど痛みを発さないのです。当然、わたしたちがさんざん酷使しても、椎間板は異常を訴えません。このため、弱っていてもまったく気づかれないまま、ボロボロになっていってしまうことが多いのです。

　典型的なのは、「ふかふかのソファ」。体を深く沈めてくつろぐのは、脳には気持ちよく感じられますが、この状態は、腰の椎間板にとっては〝拷問〟のようなものなのです。ふかふかのソファに座ると、自然に体が丸まって背骨が大きく湾曲する格好となります。そして、上体の重みが腰の椎間板に一点集中的にのしかかることになるのです。このような苦しい〝拷問〟を何時間も続けられたら、椎間板はどんどん衰弱して機能低下してしまうでしょう。

　もちろん、体を丸めたデスクワークなどでも同じことが言えます。こうした日々の〝体丸め拷問〟の積み重ねにより、わたしたちの椎間板は知らず知らず衰えていってしまうわけです。

ソファで背骨を丸めていると……

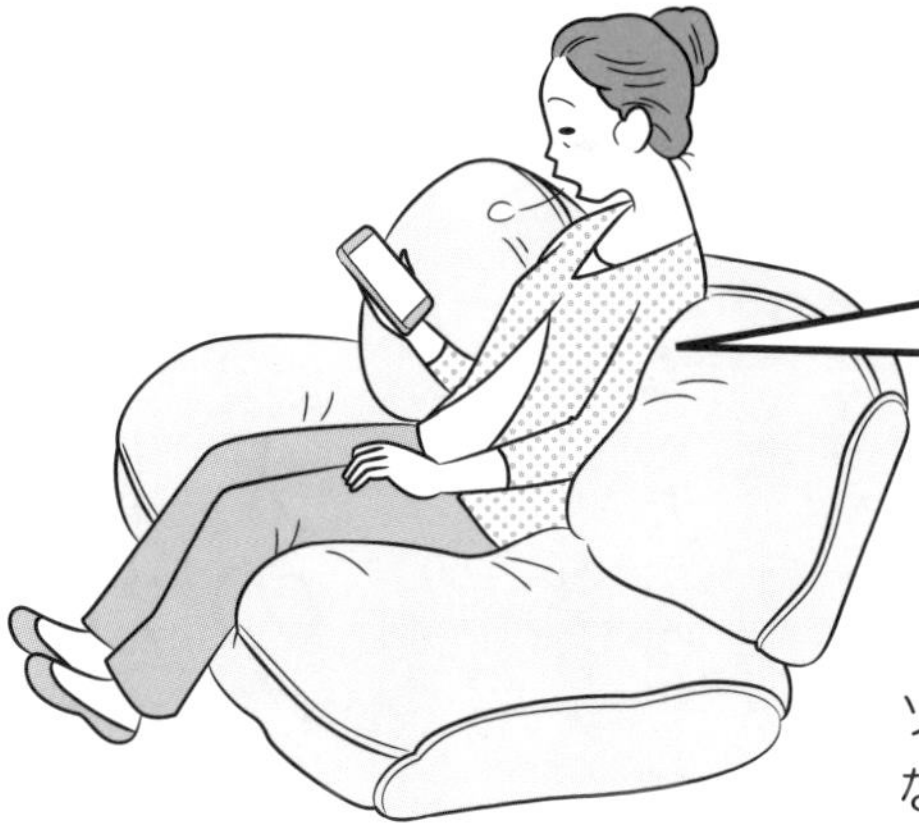

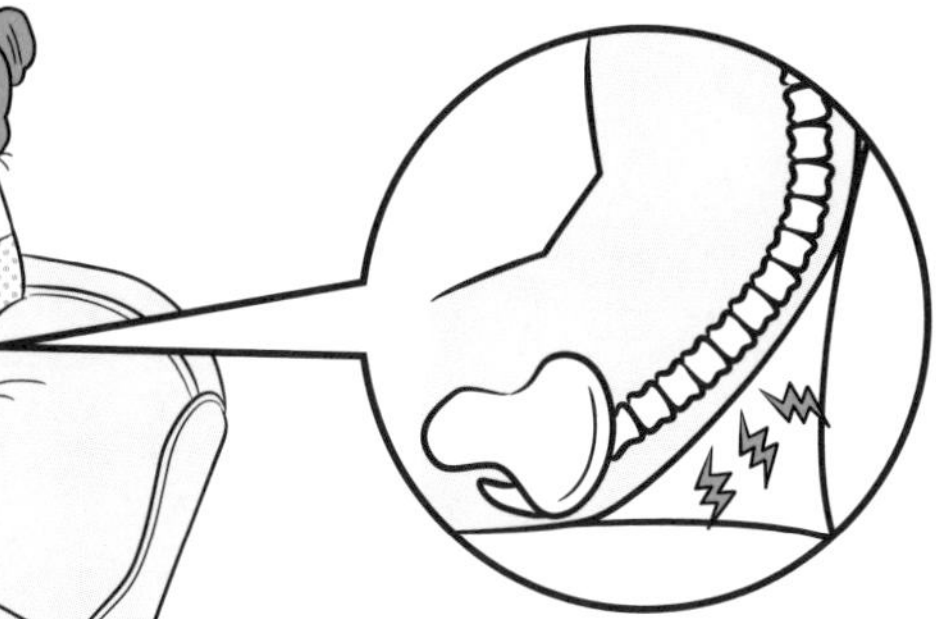

ソファに身を沈めると、背骨が弓なりに湾曲する。腰の部分に上体の重みが集中し、腰椎の椎間板に大きな負担がかかることになる。

デスクワークで背骨を丸めていると……

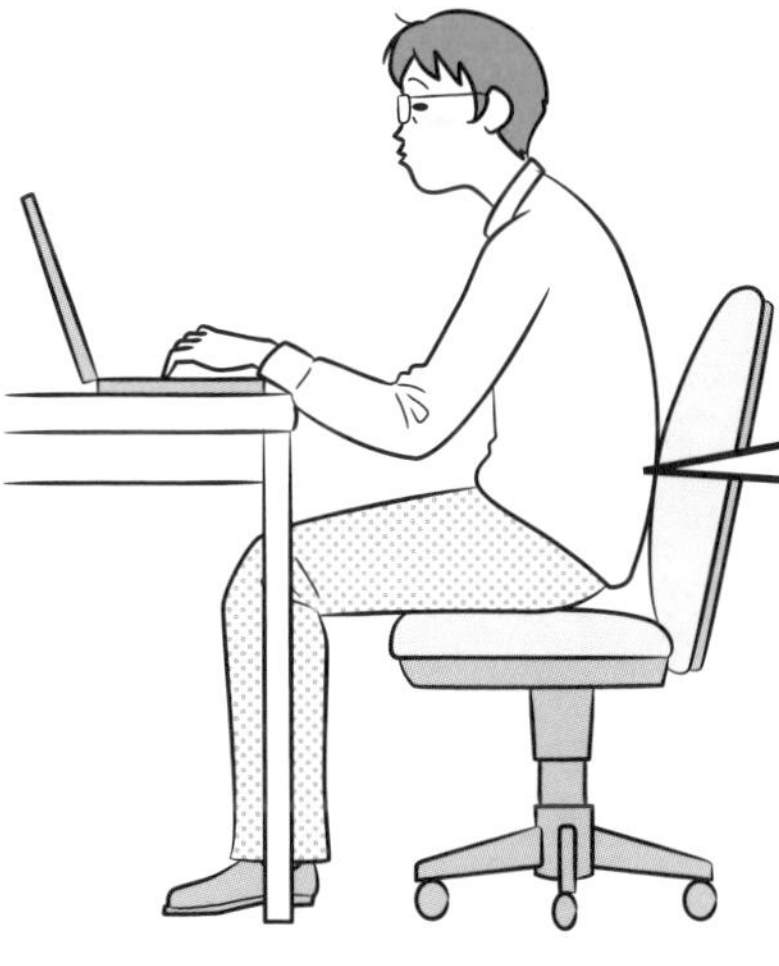

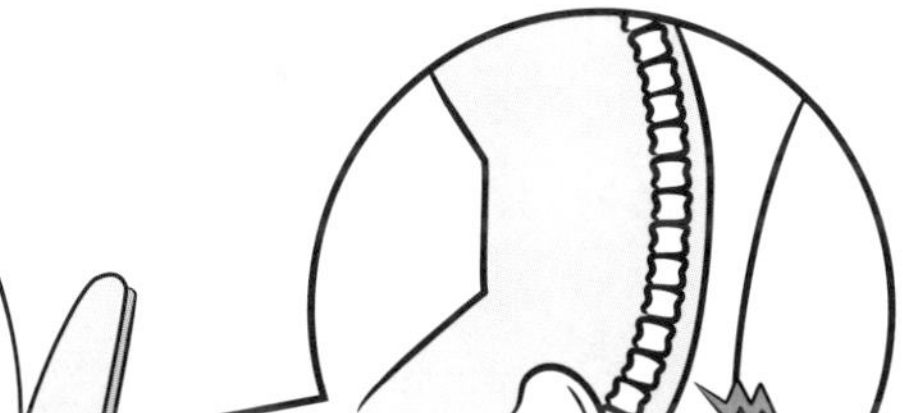

体を丸めてデスクワークをしていると、上体の荷重が腰に集中する。日々こうした姿勢で仕事をしていれば、確実に腰椎の椎間板が疲弊する。

荷重がのしかかる腰椎は背骨の最大のウィークポイント

先にも述べたように、背骨は人の体を支える「柱」です。ただ、この「柱」は1本の棒ではなく、24個の椎骨（頸椎7個、胸椎12個、腰椎5個）が連なってできています。そして、それぞれの椎骨の間に挟まって、「柱」全体に柔軟性を与えているのが椎間板です。

柔軟性が高いため、この「柱」は体を深く折り曲げれば釣り竿のようにしなります。しかし、この釣り竿（「柱」）に、もし強度が弱っている箇所があったらどうでしょう。大物の魚でもかかったら、竿がしなった拍子に弱った部分からボキッと折れてしまうかもしれませんよね。つまり、その「もっとも強度が弱りがちな部分」こそ、荷重が集中する腰椎なのです。

腰椎は、わたしたちの「柱」のいちばんのウィークポイントだと言っていいでしょう。日々姿勢を丸めがちな人の場合、腰椎の椎間板が弱り切ってギブアップ寸前のような状態になっていてもおかしくありません。

そして、そんな状態なのにもかかわらず、相変わらず体を丸めたり深くかがんだりして腰椎を酷使していると、椎間板がとうとう持ちこたえられなくなって、いつの日かヘルニアやぎっくり腰を起こしてしまう時がやってくるわけです。

腰椎はいちばん負担が集中する場所

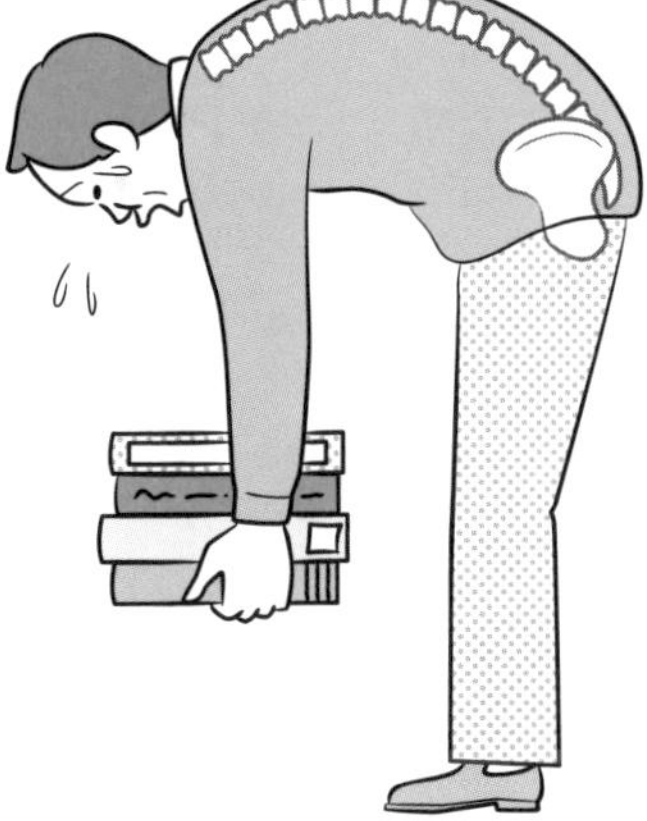

腰椎にばかり負担を
かけていると……

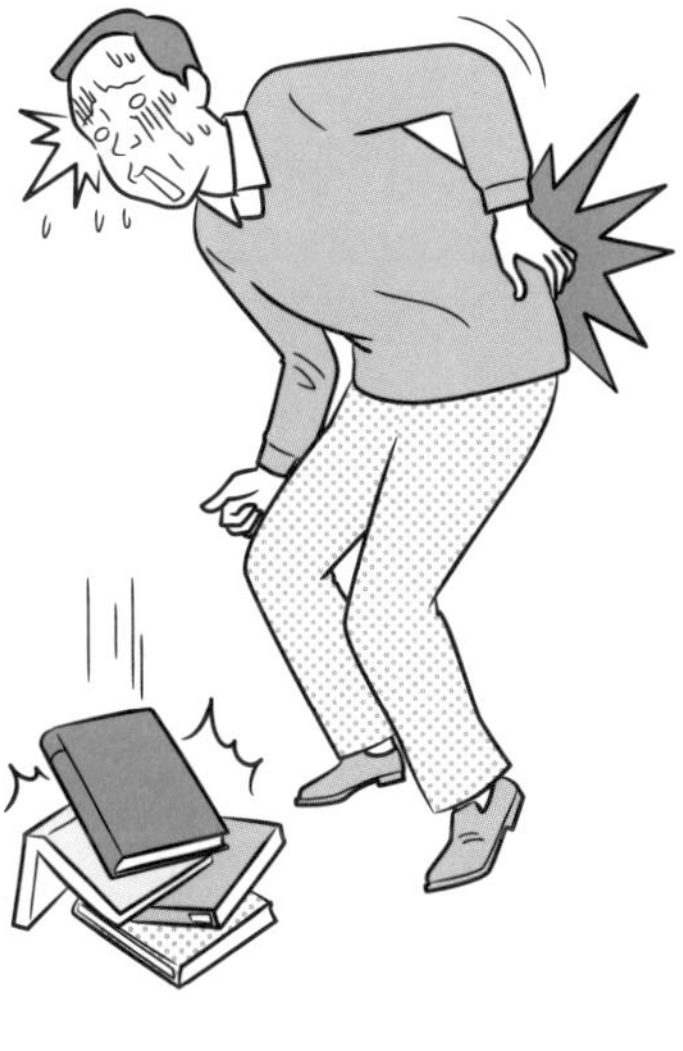

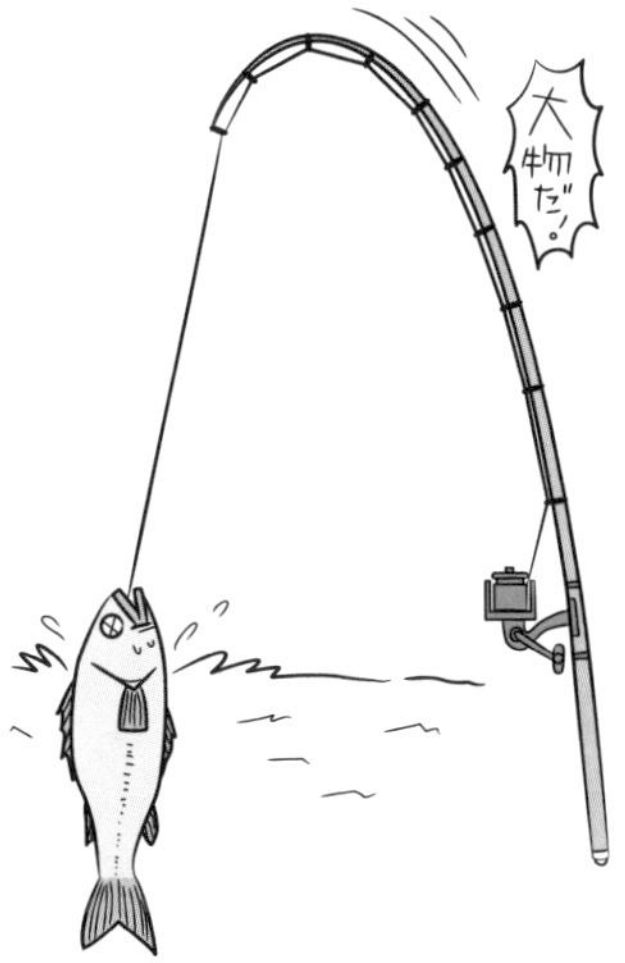

もし釣り竿にヒビでも
入っていたら……

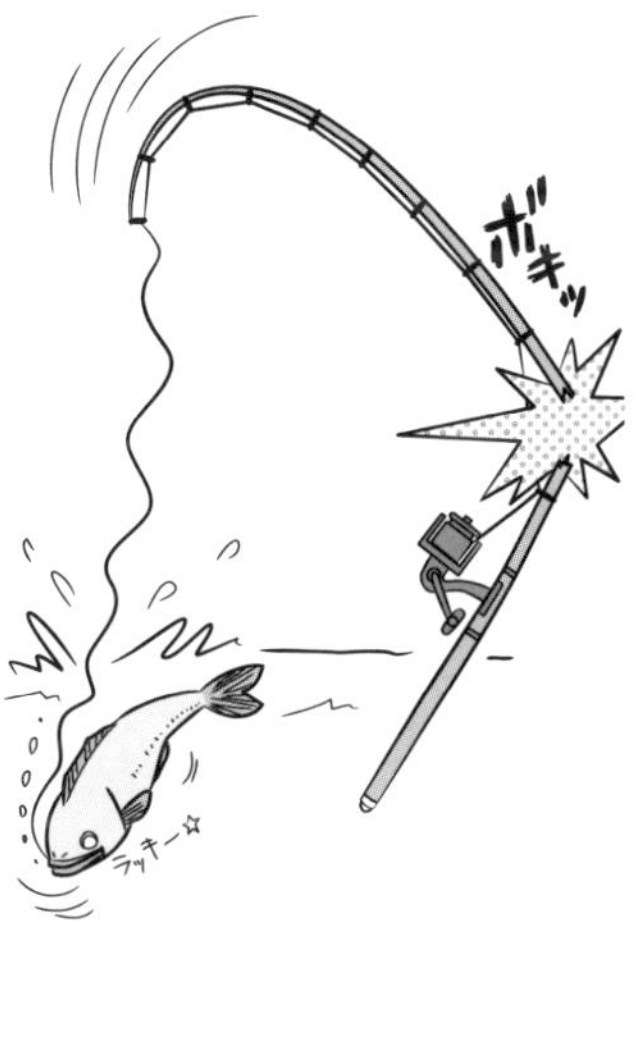

えっ!? 腰痛を治すのに筋肉を鍛える必要はなかった!?

「腰痛なの!? じゃあ、腹筋や背筋をつけなきゃダメだよ」――そんな話を聞いたことがある人も多いのではないでしょうか。

しかし、これは間違いです。腰痛を治すのに筋肉を鍛える必要はありません。腰痛があるのに無理して筋トレをしたりすると、かえって痛みを悪化させてしまうこともあるので注意してください。

それにしても、いったいなぜ「腰痛→腹筋・背筋をつけろ」なんていうウソが流布するようになったのでしょう。おそらくそれは、「腹筋や背筋などの体幹の筋肉こそが体を支えている」という誤解から生まれたのではないでしょうか。言わば、「腰痛は体を支える筋肉の力が落ちてきたせいで起こるもので、だから、筋肉をつけて支える力を回復しなくてはならない」という理屈なわけです。

でも、違うのです。体を支えているのは、筋肉ではなく、背骨という「柱」です。

その証拠に、CT撮影などで腹部を輪切りにした写真を見ると、体の中央後部に「大黒柱」のような背骨がどっかり居据わっていることが分かります。筋肉はというと、体の表面近くに薄い層がかろうじて確認できるだけ。これで体

CT撮影したときの腹部の様子

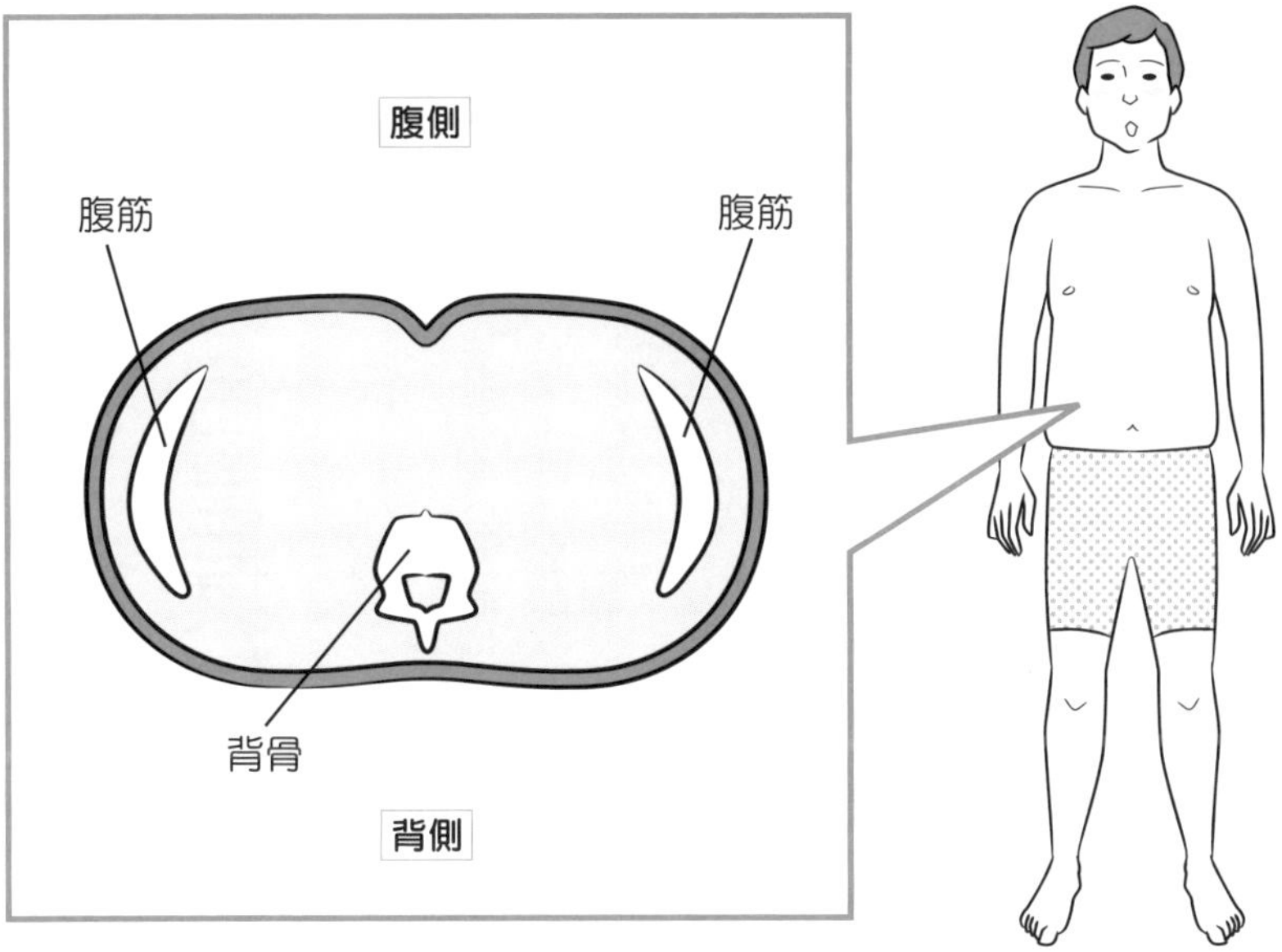

を支えられるとは到底思えません。

また、先に取り上げた世界チャンプ・井上尚弥さんの例のように、腹筋や背筋をガチガチに鍛え上げたアスリートにも腰痛になる人が大勢いるのです。この点からも、筋肉をどんなに鍛えても、腰痛を防いだり治したりする役には立たないことは明らかでしょう。

ですから、腰痛を早く治したいみなさんは、この際、筋肉のことは度外視してしまってください。筋肉は、日常生活で歩いたり走ったりするために必要な量さえキープしていれば問題ありません。

そして、その代わりに「背骨という『柱』をどう扱っていくか」にしっかり目を向けるようにしてください。

カギとなるのは背骨という「柱」。腰痛になるかならないかは、どういう姿勢をとり、どう背骨を扱うかで決まってくるのです。

腰痛にならないための姿勢の合言葉は「後ろ」！

では、腰痛にならないために、わたしたちは背骨という「柱」をどのように扱っていけばいいのでしょう。

腰椎にばかり負担がかかるのを防ぐには、頭や上体の前傾を防ぎ、背骨という「柱」に正しく体の荷重をかけなくてはなりません。

そこで、改めて確認していただきたいのが「背骨のついている位置」。人間の背骨は、体のいちばん後ろ側についていますよね。すなわち、背骨という「柱」に正しく重みを載せるには、「体の後ろ側に重心をかける」ことを基本にすべきなのです。

みなさん試しに、頭をぐっと後ろへ引き、上体を少し反り気味にして、体の後ろ寄りに重心がかかるように立ってみてください。それだけで腰のあたりがどっしりと安定するように感じませんか？

後ろに重心をかけて立つと、背骨の荷重分散機能がしっかり働いて、頭から足底までの全身の荷重バランスが整うのです。私は、この「後ろ重心」こそが、腰痛にならないための「柱の扱い方」の基本だと考えています。ぜひみなさんも、日々「後ろ」を合言葉に姿勢を正す習慣をつけるようにしてみてください。

人間の頭は非常に重い……

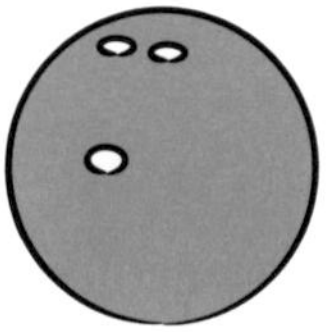

体重60㎏なら、
ボウリングの球
並みの重さ

人間の背骨は体の
いちばん後ろにある……

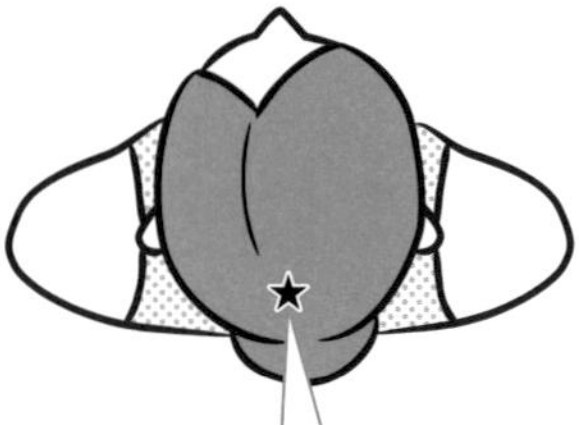

真上から見たときの
背骨の位置はココ！

だから

頭を後ろに引き、重心を体の後ろ寄りにかけて、柱（背骨）にしっかり体重を載せることが大切

後ろに重心をかけていると……

荷重バランスが
保たれて
腰痛にならない

前に重心をかけていると……

荷重バランスが
崩れて
腰痛になる

1時間目

腰痛になりたくないなら、「後ろ重心」のコツをつかめ！

腰痛にならないために、普段からどんな姿勢をとるべきなのか。その答えが「後ろ重心」の姿勢です。

私は、腰痛の患者さんによく姿勢の指導をするのですが、「後ろ重心の立ち方」を試してもらうと、それだけで〝あれっ、痛くない！〟と驚く方が少なくありません。重心を後ろ寄りにシフトするだけで、腰椎にかかる圧が緩和して痛みが軽減することもめずらしくないのです。

守るべきポイントは5つ。では、その立ち方のコツをご紹介しましょう。

①あごをしっかり引く

人の頭は非常に重いので、前へ傾くことのないように、常に背骨という「柱」の真上にセットしておかなくてはなりません。ただ、背骨がついているのは体のいちばん後ろ側。だから、頭を背骨の真上にセットするには、しっかりあごを引いて、頭をできるだけ後ろにシフトしなくてはならないのです。

②両肩を引いて胸を張る

両肩を後ろへ引くことも大切。左右の肩甲骨を背中の中央へくっつけるような要領で肩を開くと、自然に上体が後ろへ反って胸を張った姿勢になります。

「後ろ重心」の正しい姿勢 5つのポイント

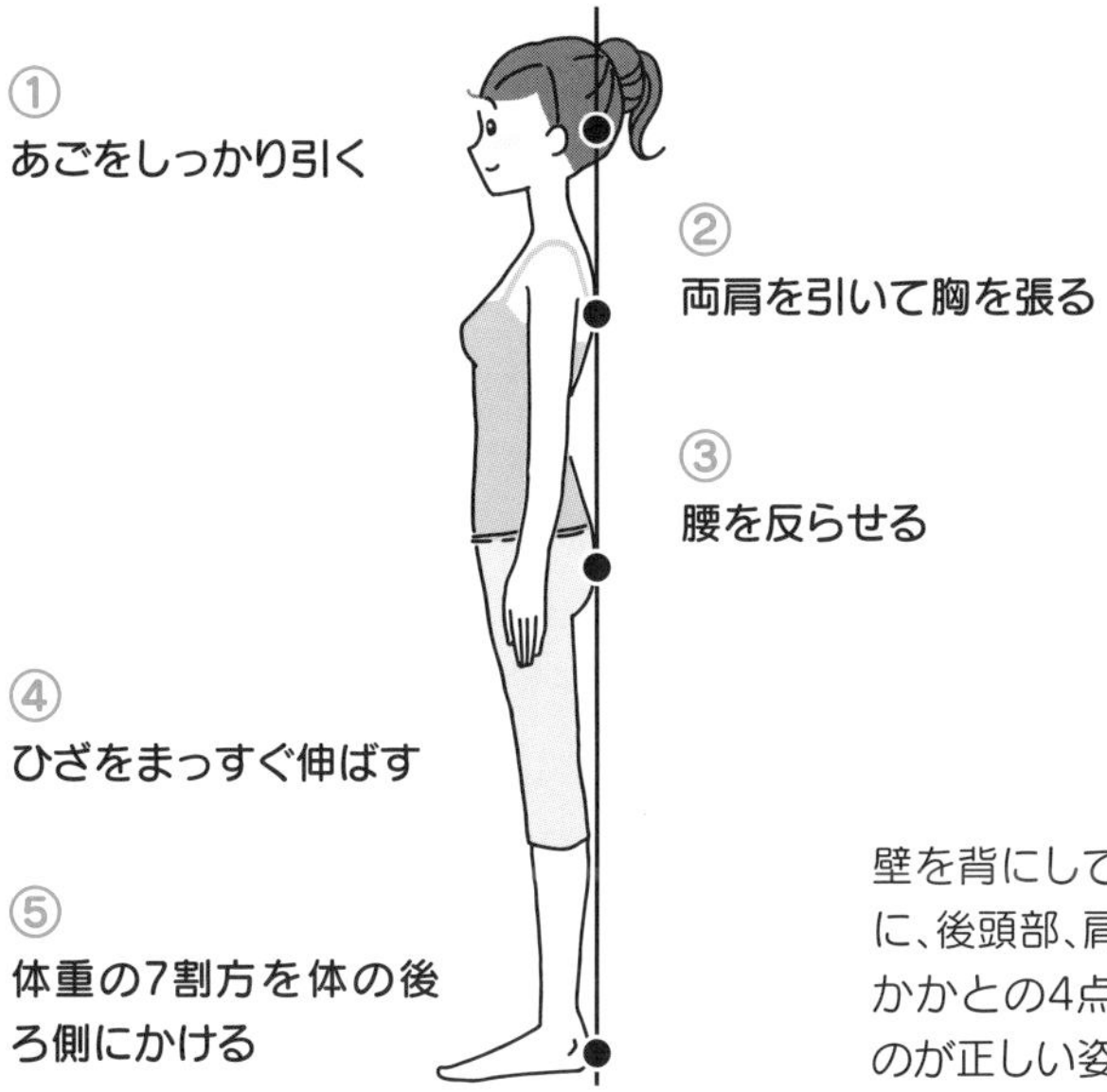

壁を背にして立ったときに、後頭部、肩甲骨、お尻、かかとの4点が壁に付くのが正しい姿勢。

③腰を反らせる

腰は反らし気味でキープしてください。へその下やお尻の穴を軽く締めると、腹筋に力が入り、自然に腰を反らせることができます。

④ひざをまっすぐ伸ばす

前傾姿勢をとりがちな人は、ひざを曲げる姿勢のクセがついていることが多いもの。ひざはまっすぐ伸ばして立つようにしましょう。

⑤体重の7割方を体の後ろ側にかける

背骨にしっかり体重を載せるには、「前3割、後ろ7割」のバランスで後ろ寄りに体重をかけて立つのがおすすめ。「後ろ7割」だと、〝後ろすぎて倒れちゃいそう〟と思うかもしれませんが、〝後ろすぎる〟と感じるくらいがじつはちょうどいいのです。最初は戸惑うかもしれませんが、「後ろ7割」に慣れてくれば、そのほうが腰も安定し、各関節がスムーズに回って体をラクに動かせることに気づくはずです。

アフリカの農村の女性たちの究極のボディバランスに学べ！

テレビの世界紀行ドキュメンタリーを観ていると、たまにアフリカの農村などで働く女性たちの姿が映し出されます。いつも驚かされるのは、どの女性も頭の上に水瓶などの重い荷物を載せて軽やかに歩いていることです。

じつは、あれは体の後ろ側に重心をかけて、背骨の機能を生かしているからできることなのです。人間の背骨には頭や上体の重みをうまく逃がしてバランスをとる機能が搭載されているのですが、彼女たちはその機能を見事なまでに生かしています。

すなわち、体の後ろへ重心をかけると背骨の荷重分散機能が発揮されて、水瓶や頭の重みが最小限の負担で足底方向へストレートに落ちていくようになるのです。だから、あんなに重い物を頭上に載せていてもスイスイと歩けるわけですね。まさに、究極のボディバランスと言っていいのではないでしょうか。

もし、姿勢の悪い日本人がマネをしたら、一発で首や腰を痛めてしまうでしょう。しかし、彼女たちの見事なバランスに学ぶことはできます。ぜひみなさんも「背骨の機能を発揮するスイッチは後ろ重心にある」と心得て、姿勢の重心バランスに気をつけるようにしてください。

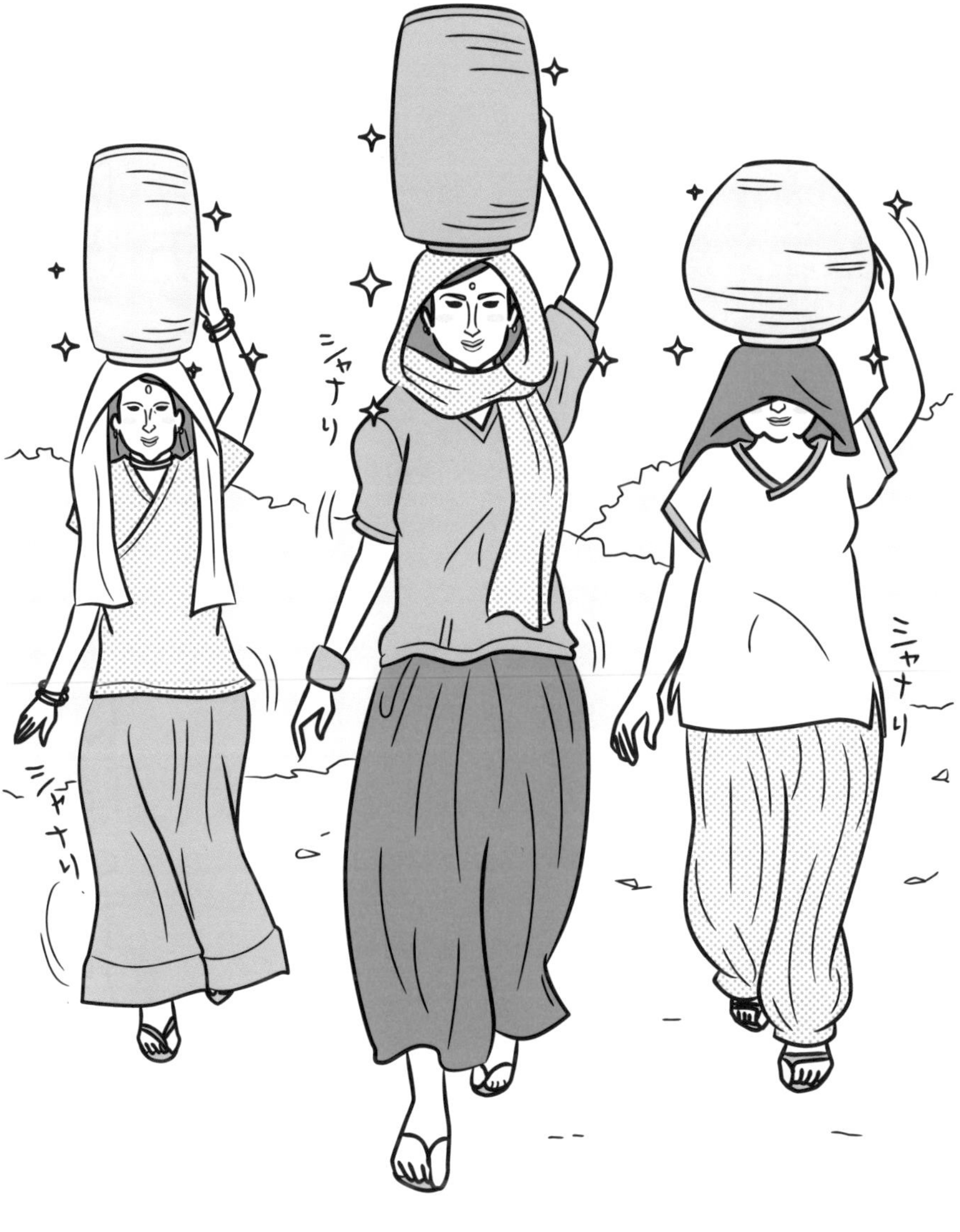
シャナリ
シャナリ
シャナリ

五重塔とスカイツリーに隠された腰痛を防ぐ大ヒント

では、体の後ろへ重心をかけると、うまく荷重が分散されるのはなぜなのでしょう。それは、背骨に真上から荷重が加わることで「背骨のS字カーブ」が力を発揮するからです。

よく知られるように、わたしたちの背骨はゆるやかなS字状にカーブしています。すなわち、このゆるやかなカーブによって、体の重みや外部からかかってくる衝撃を分散して逃がしているのです。言わば、いろいろなプレッシャーに負けないよう、重みや衝撃を逃がす免震構造になっているわけですね。

ちなみに、法隆寺の五重塔や東京スカイツリーの中心の柱にも、荷重や衝撃を分散させる免震システムが導入されています。こうした高層建造物が地震などで倒壊しないためには、ゆるやかにプレッシャーを逃がしてくれる柱が必要不可欠なのです。

腰痛を起こすのは、大仰に言えば背骨という「柱」が折れて倒壊してしまうようなもの。倒壊を避けるには、「S字状の柱」の機能を生かして荷重を分散させていかなくてはなりません。つまり、腰痛（＝倒壊）を防ぎたいなら、わたしたちは後ろ重心を習慣づけ、背骨の機能をうまく使いこなしていかなくてはならないわけです。

「S字カーブ」が荷重を分散させている

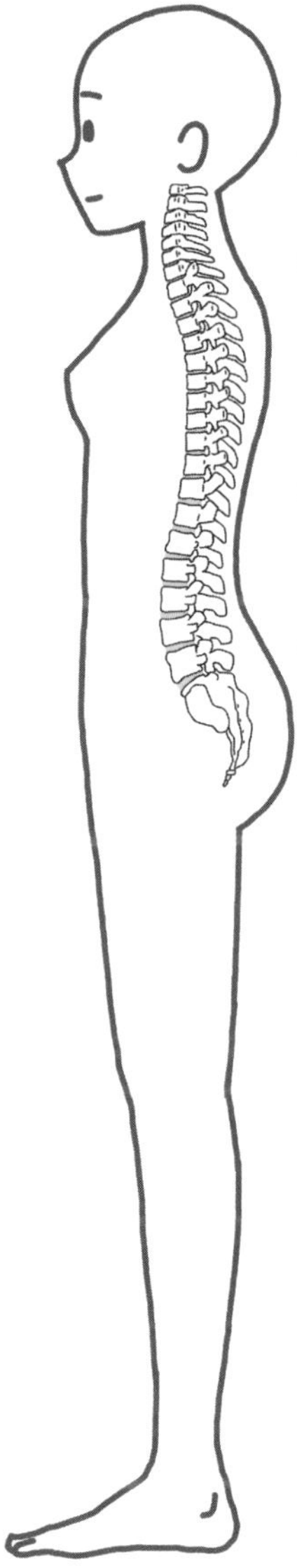

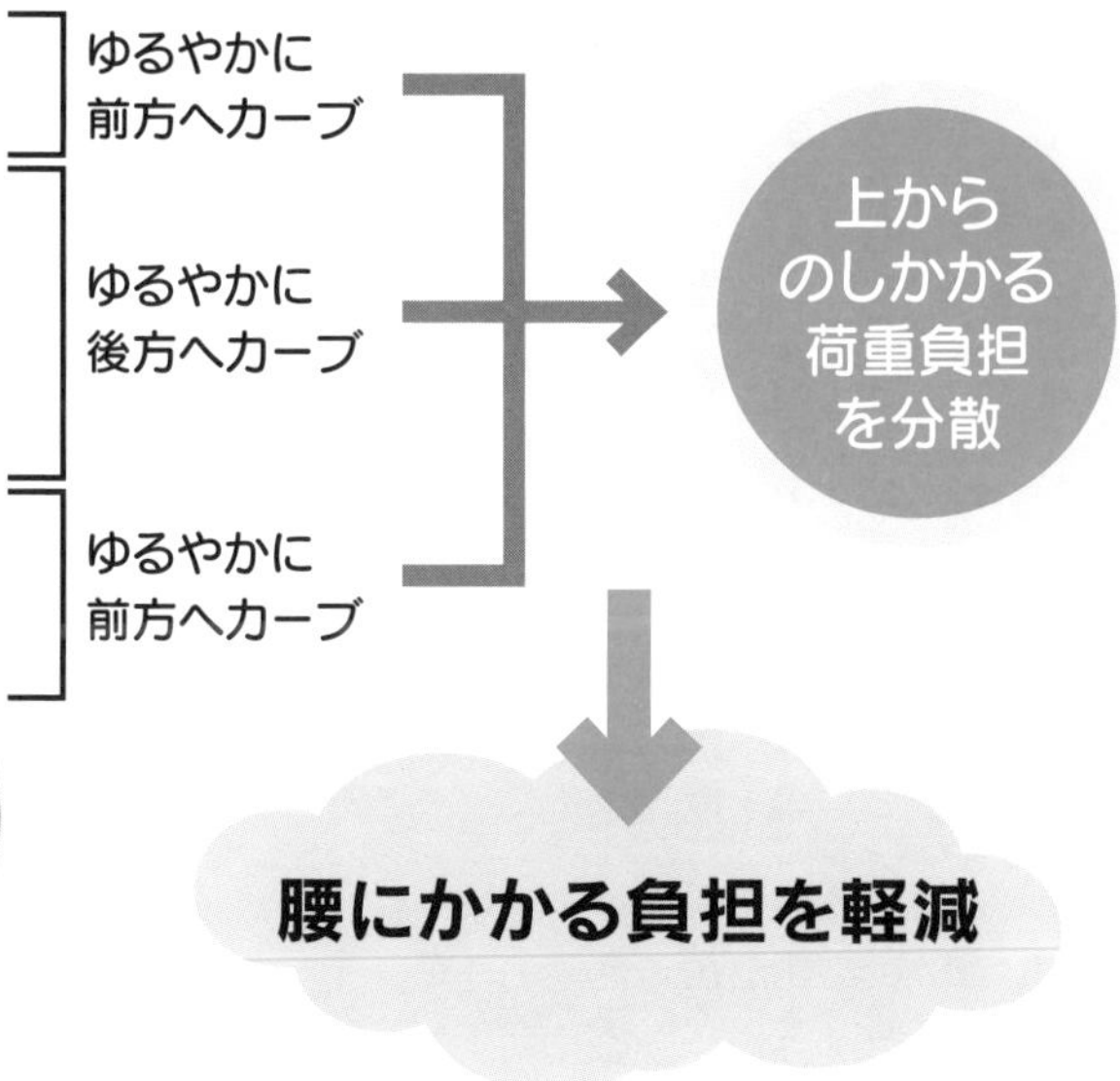

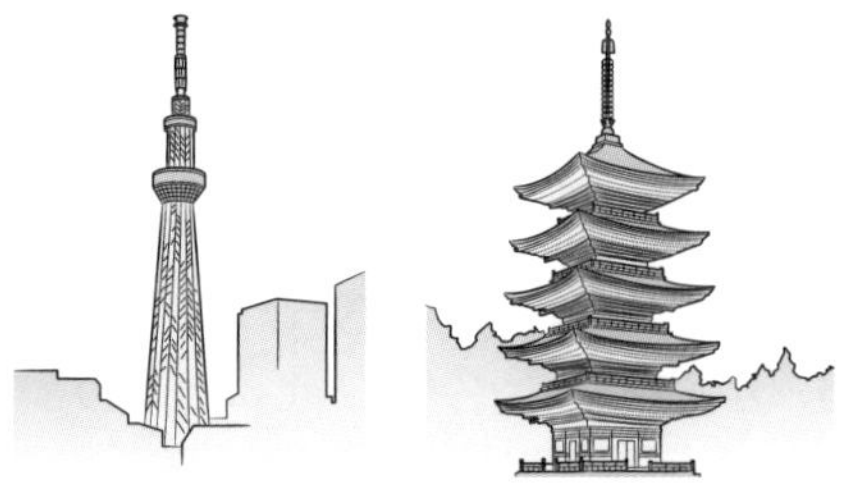

地震の多い日本で法隆寺五重塔が千年以上変わらず保たれてきたのは、荷重を分散させる柱を搭載した免震構造のおかげ。東京スカイツリーにも同様の免震システムが導入されている。

あなたは背骨の荷重分散機能をちゃんと使えている？

「腰痛になるコース」へ行ってしまうか、それとも「腰痛にならないコース」へ行くことができるか——。どちらへ行くかのカギを握っているのが普段の姿勢です。

いつも頭を前に出したり背中を丸めたりしている人は、「腰痛になるコース」へまっしぐら。前傾姿勢をとっていると、背骨の荷重分散機能がほとんど働きません。そのため、頭や上体の重みが腰をはじめとした各関節にまともにのしかかることになります。この荷重プレッシャーが首、腰、ひざなどに「痛み」という悲鳴をもたらす最大の原因となっていくのです。

一方、いつも頭や上体を引いてまっすぐな姿勢をキープしている人は、「腰痛にならないコース」へ行ける人です。体の後ろに重心をかけていると、背骨の荷重分散機能が働いて、頭や上体の重みがストレートに足底方向へ抜けていきます。また、各関節にかかる負担も最小限で済み、首、腰、ひざなどの各関節がプレッシャーを感じずスムーズに回るようになるのです。

このように、背骨の荷重分散機能をどれだけ働かせているかで、腰痛になるかならないかの命運が分かれるわけです。さて、みなさんは背骨の機能をちゃんと使えているでしょうか？

背骨の機能を
うまく使えていると……

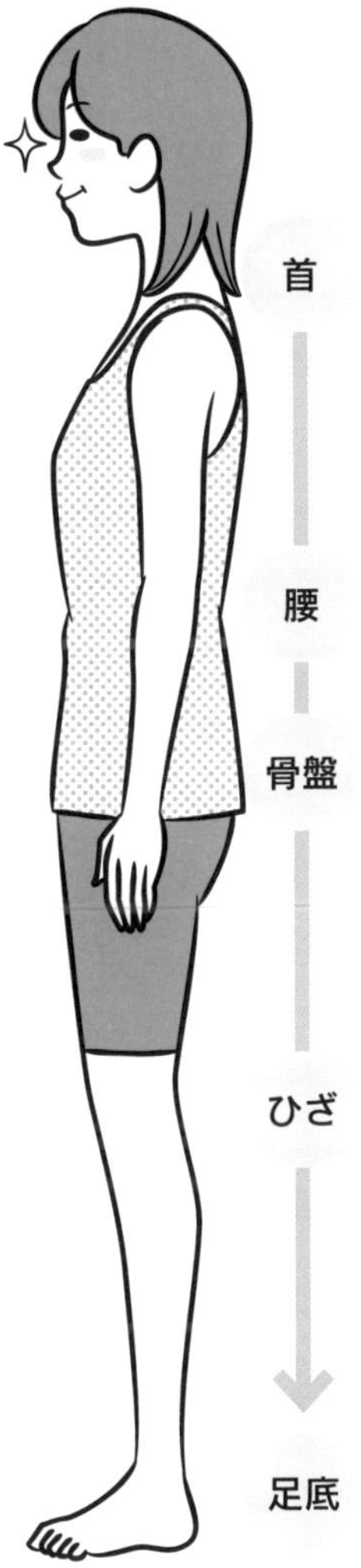

荷重が頭から足へストレートに落ちて、関節に負担がかからない

背骨の機能を
使えていないと……

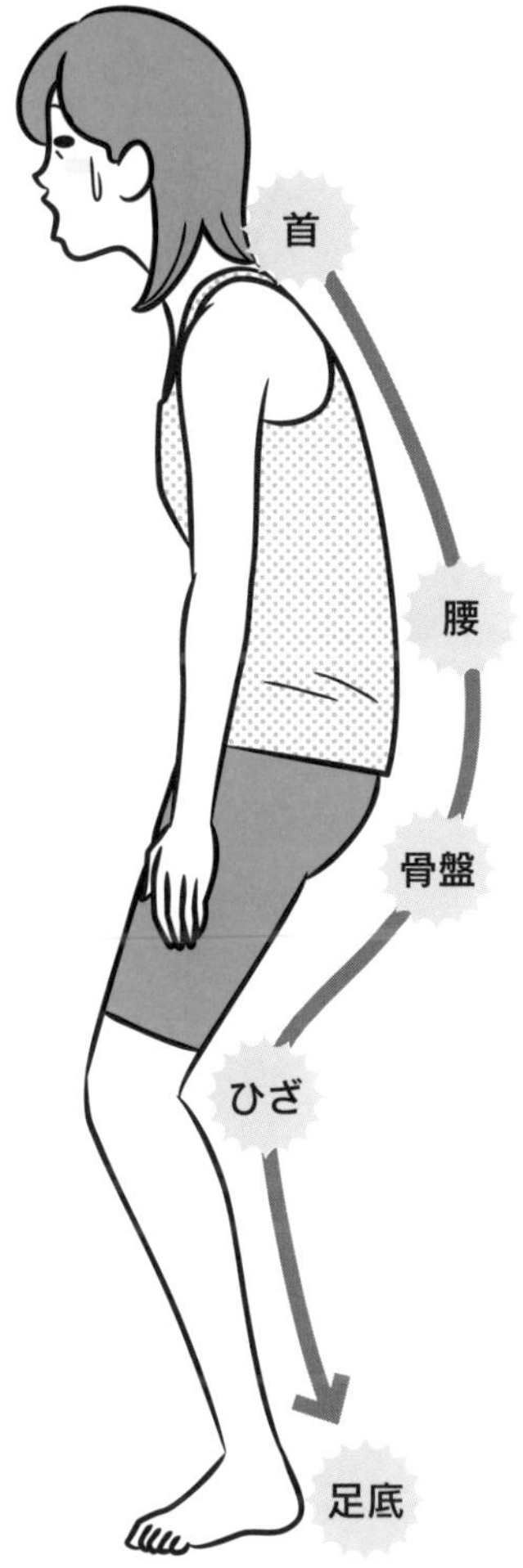

荷重が各関節にのしかかり、関節がトラブルを起こしやすくなる

「女は首から」「男は腰から」関節の痛みは連鎖していく

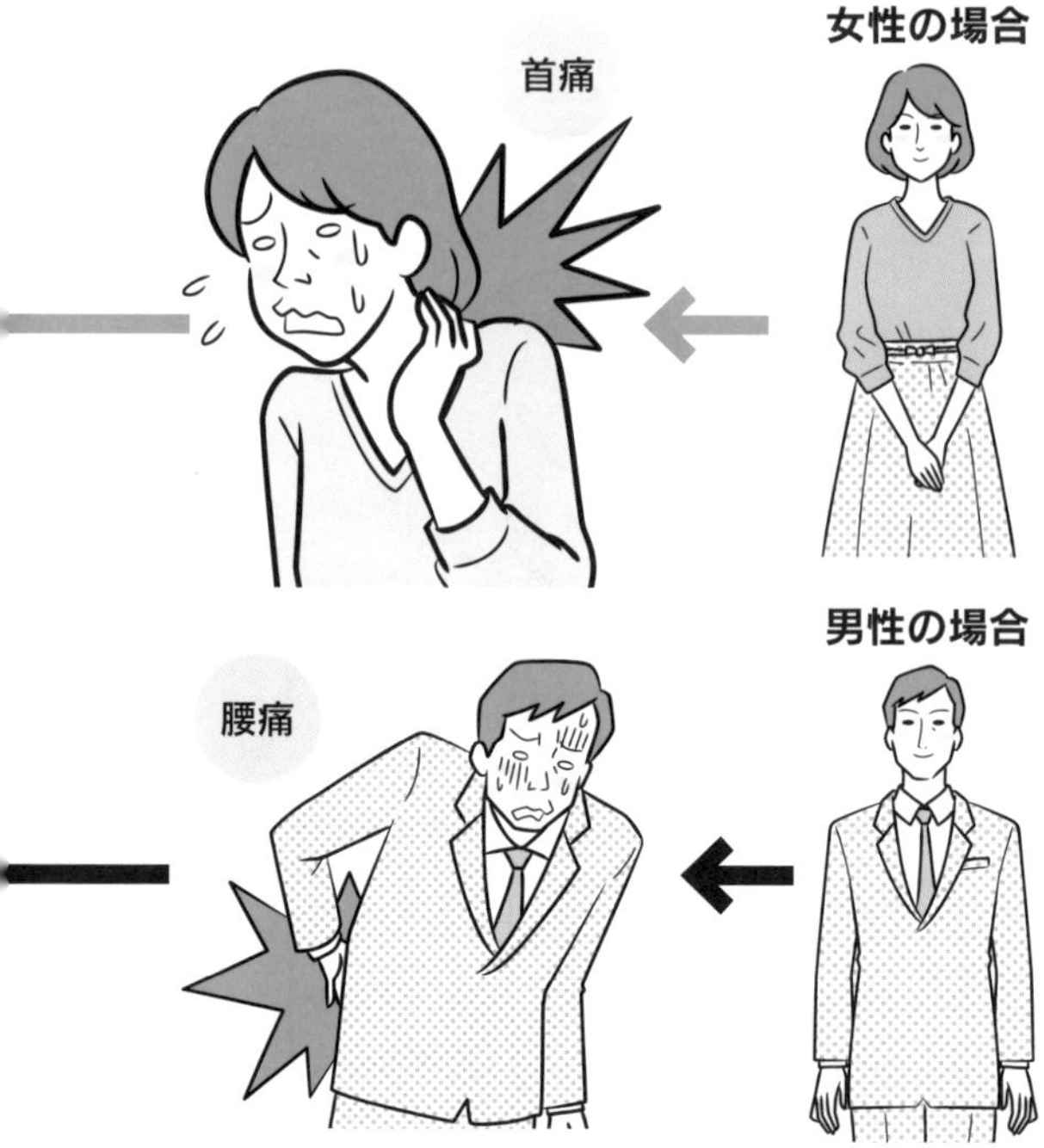

悪い姿勢習慣で荷重バランスを崩してしまうと、腰痛以外の関節トラブルも覚悟しなくてはなりません。実際、私の治療院にも「腰痛の他に首痛もある」「腰だけでなくひざも痛い」という方が大勢いらっしゃいます。じつは、関節の痛みは非常に連鎖しやすいのです。

そもそも、わたしたちの体の関節は、頭から足先まで数多くの歯車が力や動きを伝え合いながら連携して動いているようなもの。だから、どれかひとつの歯車がサビついて動きを落としたりすると、連携する他の歯車にもてきめんに不調が波及してしまうのです。つまり、腰の歯

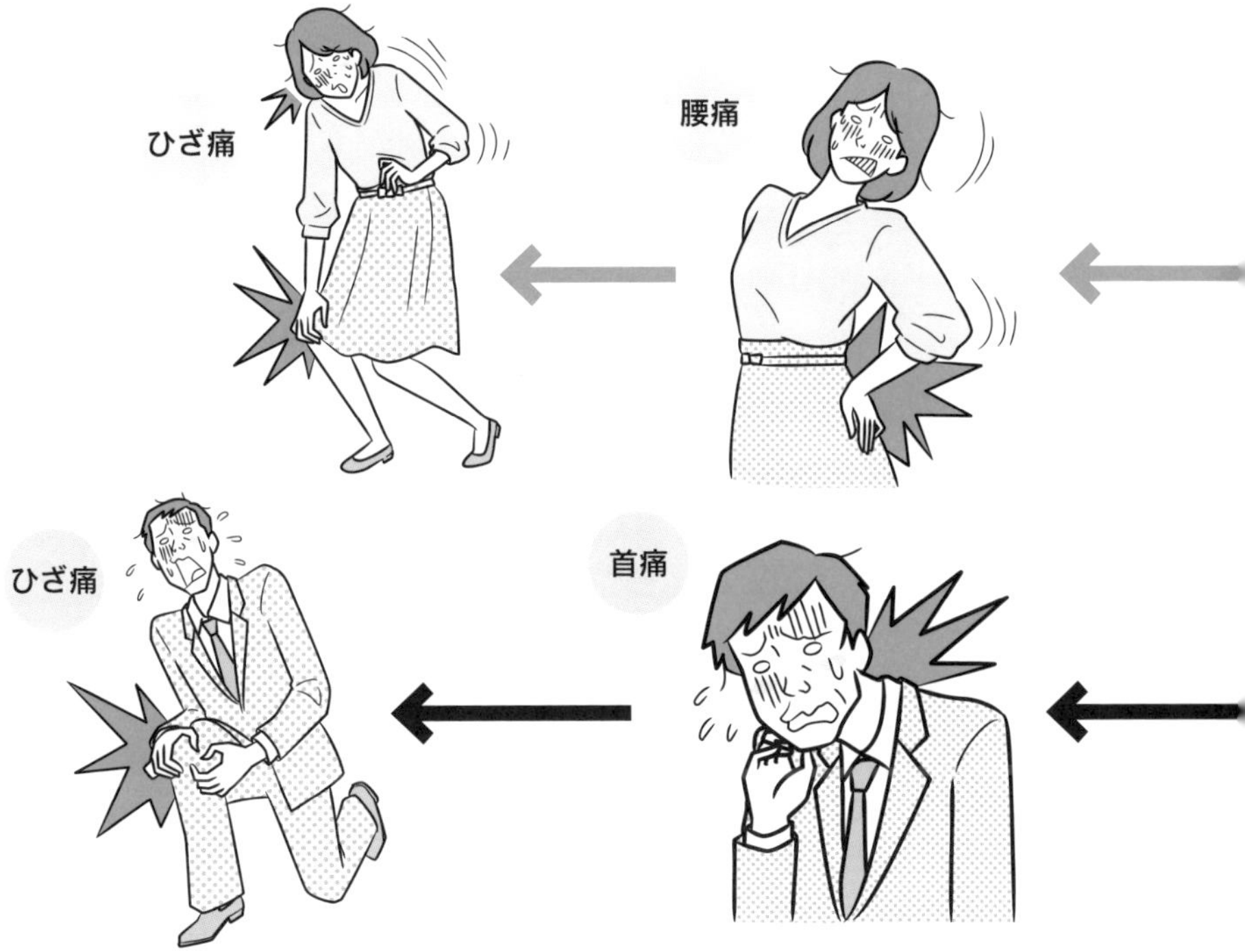

車が不調に陥ると、その不調がひざの歯車にも及ぶといった具合に、共倒れ的に関節トラブルが連続発生してしまうわけです。

　ただ、この関節トラブルの連鎖傾向には、男女により多少の違いが見られます。まず女性の場合は、ほとんどの方が「首→腰→ひざ」という順番で痛みや不調が連鎖します。最初は首や肩のこりや痛みを訴えていたのが、いつしか腰痛も発症し、長年腰痛に悩まされているうちに、ひざ痛も訴えるようになっていくわけです。

　一方、男性の場合は、「腰→首→ひざ」の順番でトラブルが連鎖していくことが多い。男性は首が太くて頑丈なため、首よりも先に腰の症状を訴えるケースが多いんですね。

　そして、このように不調が連鎖するからこそ、腰痛であっても「腰の歯車だけ」をケアするのではなく、首、肩、ひざなど全身の歯車をトータル的にケアしていく姿勢が重要になるのです。

column 1

プロ野球選手にとっては、筋トレよりも関節可動域が大切

私は日々の治療のかたわら、プロ野球・千葉ロッテマリーンズのメディカルアドバイザーをしています。プロ野球選手にも腰痛や肩痛、ひざ痛に悩んでいる人は多い。むしろ、「関節に何も問題がない」という選手は少ないくらいです。

ただ、ひと昔前と比べると、関節を痛めたり肉離れを起こしたりする選手はだいぶ減ってきました。それには、選手の間に「筋トレばかりするんじゃなくて、関節可動域も大切なんだ」という意識が浸透してきたことが大きいと思います。

じつは、以前は「筋肉を太くしたほうが、強くバットを振れるし速い球を投げられる」という発想のもと、筋トレをがんばる選手が多かったのです。しかし、筋肉をガチガチに太くしたのに、いまひとつ成績がパッとしない。しかも、肉離れを起こしたり腱や靭帯を故障したりする選手が目立つようになってしまったのです。

故障しがちになった理由は、簡単に言えば「太く鍛え上げた筋肉に、関節がついていけていない」から。筋肉を太くするなら、関節の可動域も一緒に広げなくてはなりません。そうしないと筋肉を動かす際に、腱、靭帯、関節にかなりの無理がかかるのです。つまり、筋トレばかり行なって、関節可動域のケアを放っておいたから、ケガをするようになってしまったというわけです。

ですから、筋肉を鍛えるならば、それに見合うくらい関節の動きも向上させなくてはならないのです。野球選手だけでなく、一般の人にも当てはまることなので、ぜひ覚えておくようにしましょう。

2時間目

「柱」と「土台」を
ゆるめれば
腰痛は治る!

2時間目の予習メモ

「柱（背骨）」と「土台（骨盤）」にしなやかな動きを取り戻す！

1時間目では「腰痛を防ぐには背骨の機能を落とさないことが大切だ」ということを学びました。この2時間目では、「背骨の機能を回復して腰痛を治していくには、具体的に何をすればいいのか」を学んでいきましょう。

2時間目の授業のポイントは、「柱」と「土台」のクッション機能の回復です。「柱」はもちろん背骨、また、「土台」は骨盤です。わたしたちが日々の活動でさまざまな動きをすることができるのは、すべて「柱」と「土台」がしなやかに連携しているおかげだと言っても過言ではありません。

ただ、この両者の連携は、「柱」と「土台」のそれぞれのクッション機能がしっかり保たれていてこそ成立するものなのです。クッション機能が低下すると、「柱」も「土台」も荷重のプレッシャーがストレスとなって、互いにぎくしゃくとした動きをするようになってしまいます。そして、こうした「柱」と「土台」の連携性の低下が、腰痛を引き起こす大きな要因となっていくのです。

ですから、わたしたちが腰痛を解消させるには、「柱」と「土台」のクッション機能を回復させ、しなやかな連携を取り戻していかなくてはなりません。クッション機能回復のキーとなるのは、「胸椎」と「仙腸関節《せんちょうかんせつ》」。後ほどくわしくご紹介しますが、「胸椎」は背骨のクッション性回復のためのカギとなる関節で、「仙腸関節」は骨盤のクッション性回復のためのカギとなる関節です。

　また、これらふたつの関節の機能を取り戻すには、テニスボールを用いた体操を行ないます。この「テニスボール体操」は、腰痛を自分で解消する「酒井式メソッド」の中でも「いちばんの中心となるメニュー」ですので、ぜひみなさん、しっかり学んだうえで日々実践していくようにしてください。

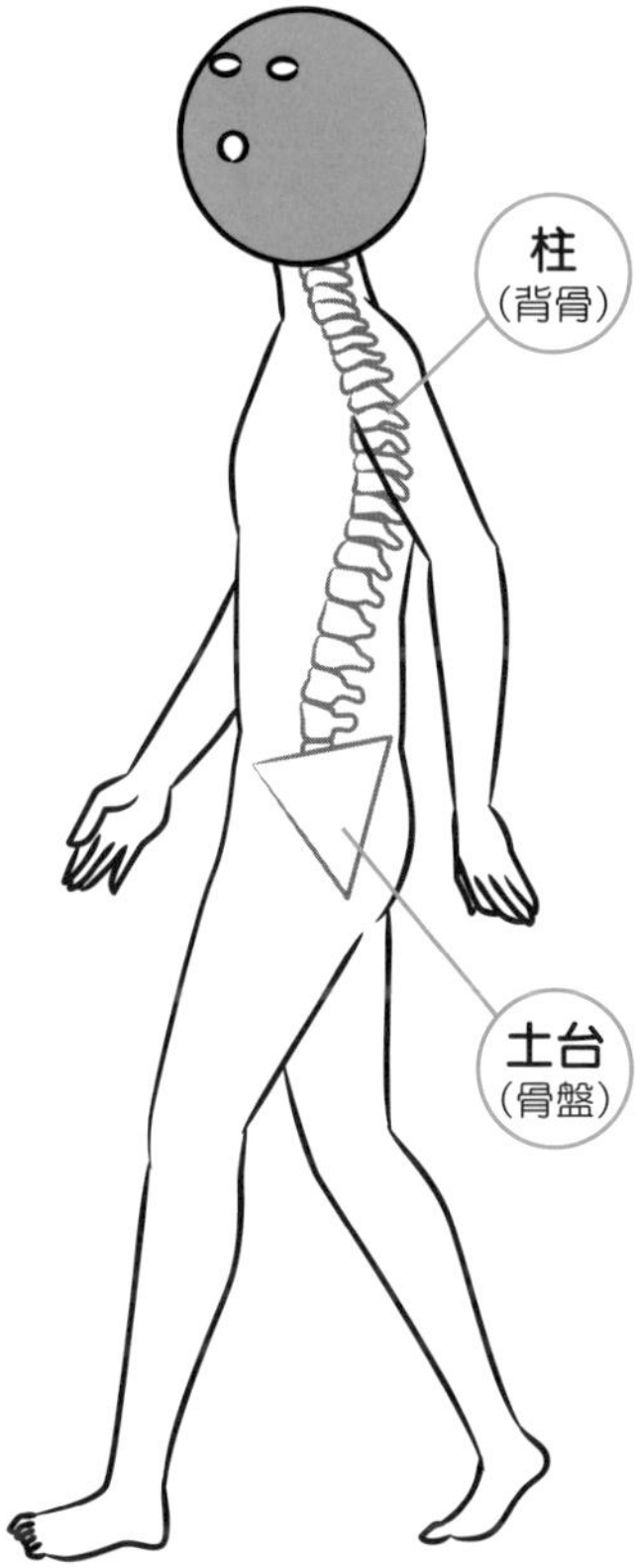

タイガー・ウッズと渋野日向子の体の使い方の共通点とは？

人間は、関節がよく動くとダイナミックに体を動かせるようになります。とくに、「柱」や「土台」の関節の動きがいいと、ダイナミックに背骨をしならせたり腰を回転させたりすることができ、より大きな力を生み出すことができるようになるのです。

たとえば、ゴルフのタイガー・ウッズ選手や渋野日向子選手のドライバーショットを思い浮かべてください。ふたりとも大きく体をしならせて、ものすごく遠くへボールを飛ばしますよね。あれは、背骨や骨盤の関節の動きがよく、「柱」と「土台」をしなやかに連動させているからこそできること。言わば、あの飛距離は、「柱」と「土台」の〝関節連携パワー〟によって生み出されているわけです。

ゴルフに限らず、野球やサッカーでもトップに立つアスリートは、「柱」と「土台」を非常にうまく使っています。きっと、背骨と腰をスムーズに連動させることが、パフォーマンス向上に欠かせないと分かっているのでしょう。

つまり、体の動作は、「柱」と「土台」をいかに使うかがカギ。そして、両者の連動性は、わたしたちの日々の生活動作のパフォーマンスにも非常に大きく影響しているのです。

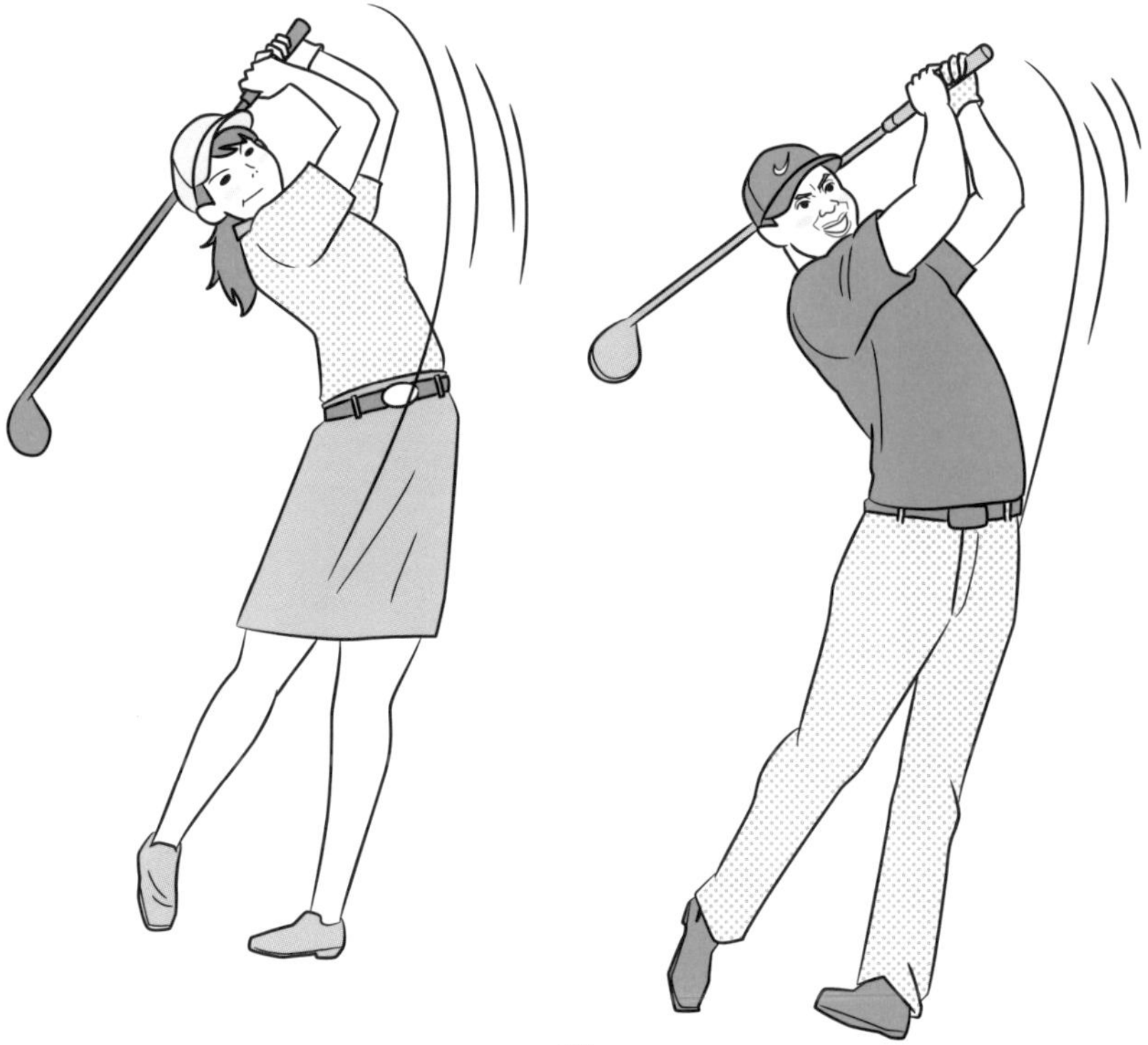

「柱(背骨)」と「土台(骨盤)」をしなやかに連動させているから、高いパフォーマンスを発揮できる

背骨と骨盤の動きのよさは、ゴルフに限らず、トップアスリートすべてに通じる共通点

「柱」と「土台」の動きが落ちると、人はどんどん老いていく

現在

一見姿勢がいいように見えるが、軽度なストレートネックで頭が前に出ている。

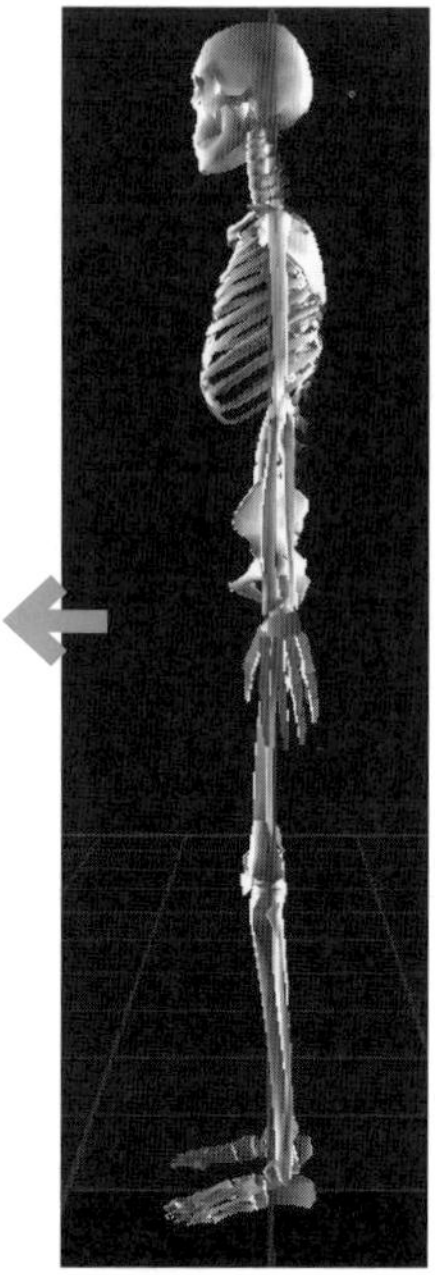

5年後

さらに頭が前に出て、ねこ背気味に。ひざも前方向へ曲がり始めた。

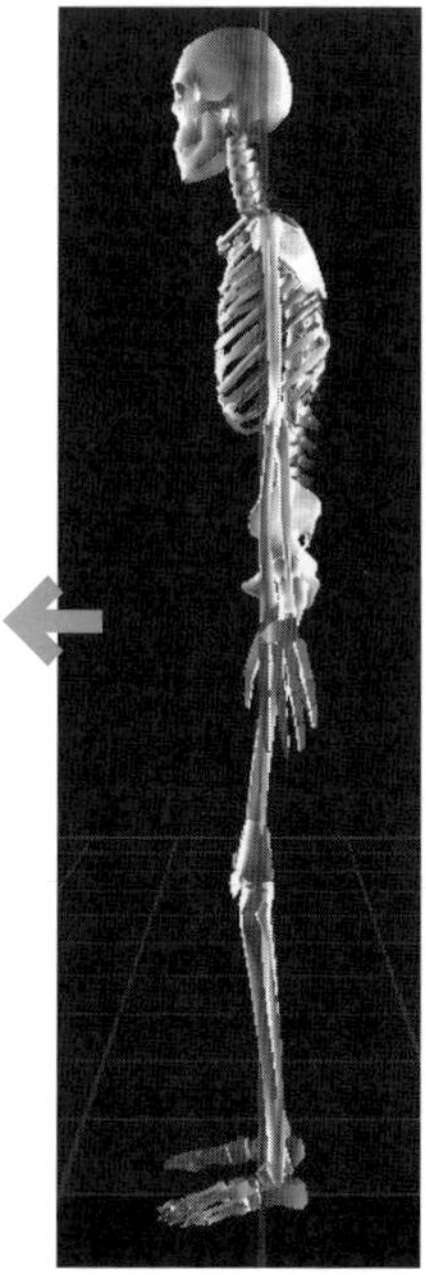

体の動きは、「柱」と「土台」の関節の動きのよさがカギ。両者をしなやかに保っていれば、歳をとっても「動ける体」をキープしていくことができるでしょう。

　では、逆に「柱」や「土台」の関節の動きが落ちると、わたしたちの体はいったいどうなるのでしょうか。

　そこで見ていただきたいのが上の写真です。これは「3D姿勢予測装置」によって将来の姿勢をシミュレーションした画像。年数が経つとともに姿勢が崩れ、背中や腰が曲がっていく様子が分かりますね。

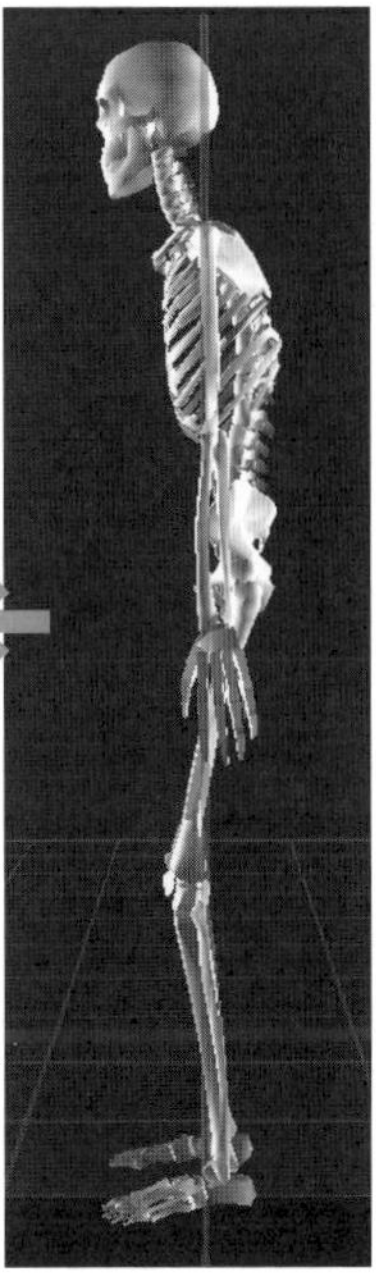

10年後

上体が前傾してねこ背が進行し、ひざの曲がりも大きくなってきた。

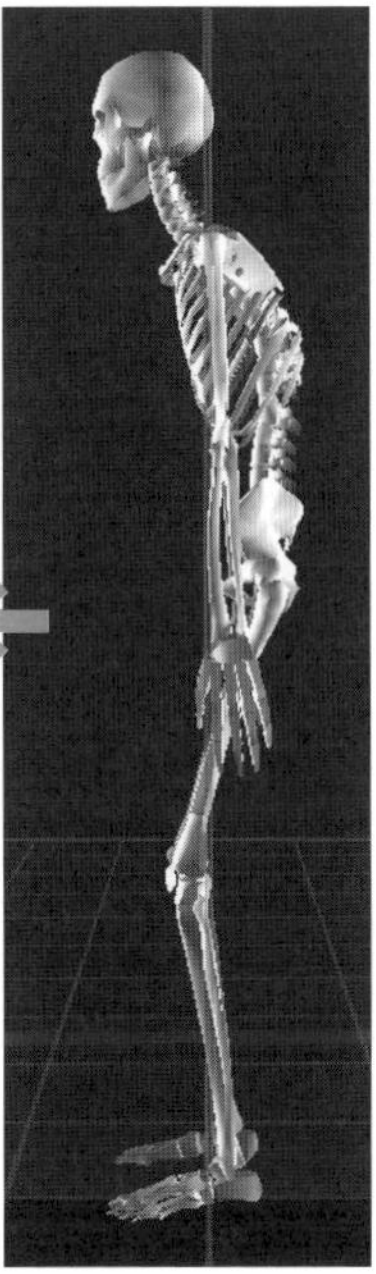

15年後

ここまで来ると、姿勢の崩れが見た目にも明らかになってくる。

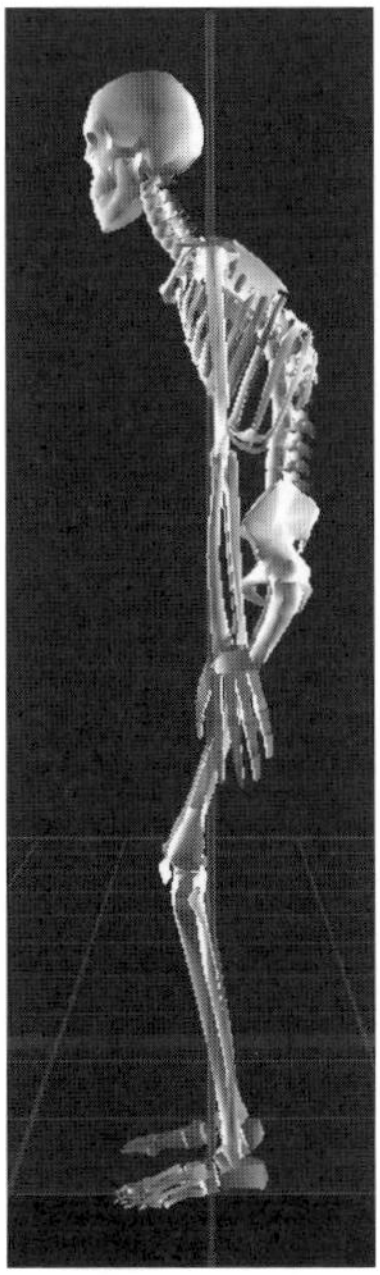

20年後

頭を前に突き出し、肩が落ち、背中や腰、ひざが曲がって、よぼよぼの老人のような姿勢に。

1時間目の授業でも述べたように、人の体は頭や上体が前に出れば出るほど、関節の動きが落ちて動かなくなっていきます。そして、これはすなわち、背骨と骨盤の関節の動きが落ちたということを意味するのです。

背骨や骨盤の関節可動域は、頭や上体が前に出るとてきめんに狭まっていってしまいます。これは、関節の動く範囲が狭まって、それだけ「柱」や「土台」を動かしづらくなっていくということ。すると、だんだん「柱」と「土台」をスムーズに連動させることができなくなり、体全体の動きも年寄りっぽいぎくしゃくとしたものとなっていきます。もちろん、腰やひざにも痛みが出やすくなるでしょう。

私は、「人間は関節から歳をとる生き物だ」と考えています。とりわけ、「柱」と「土台」の関節の動きが落ちると、人はどんどん老い衰えて体を動かせなくなっていくものなのです。

2時間目

腰痛は「柱」と「土台」のクッション機能の衰えから起こる

関節は体のクッションです。わたしたちが重い体を支えながらも立ったり歩いたり座ったりといった活動ができるのは、体の各関節がクッションの役割を果たしているおかげだと言っていいでしょう。

たとえば、車やバイクには、路面から伝わる衝撃を緩和するサスペンション・システムがついていますよね。もし、サスペンションなしでデコボコ道を走ったら、その車体は衝撃を吸収することができず、あっという間にボロボロに傷んでしまうでしょう。

それと同じように、わたしたちが体という〝車体〟に負担をかけることなく日々の活動をしていくには、歩いたり走ったりするたびにやわらかく荷重や衝撃を吸収してくれる「関節というクッション・システム」が必要不可欠なのです。

なお、こうした人体のクッション・システムのなかでも、とりわけ重要な役割を果たしているのが「柱」と「土台」の関節です。これからくわしく説明していきますが、その「クッションの役割を果たしている関節」は、背骨（柱）においては「胸椎」、骨盤（土台）においては「仙腸関節」が相当します。

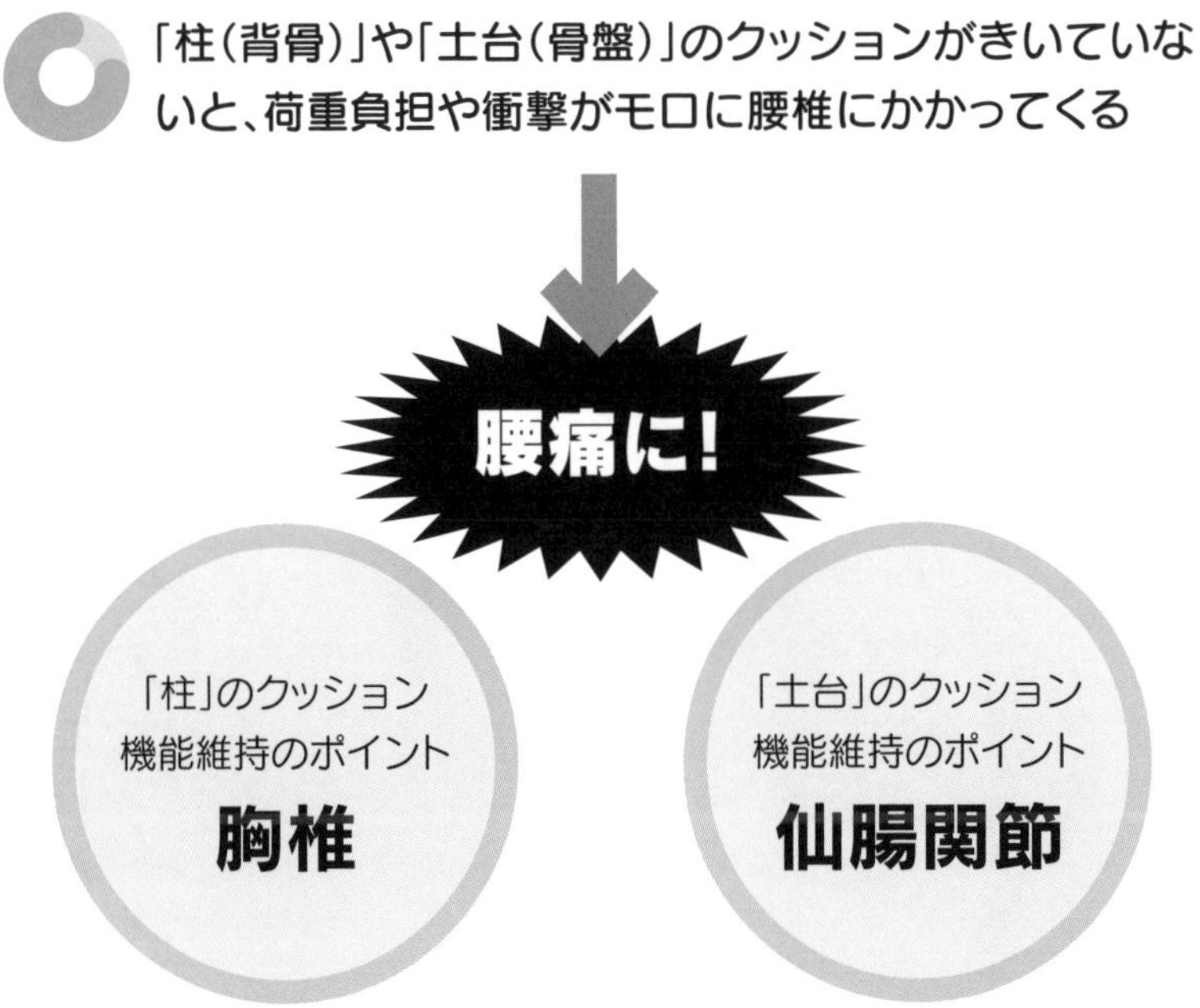

胸椎と仙腸関節。この両者が全身のクッション機能の「要《かなめ》」として荷重や衝撃を受け止めているからこそ、わたしたちは「柱」と「土台」をスムーズに動かして人間らしい活動ができていると言ってもいいのです。

ところが、たいへん困ったことに、このふたつの関節は、クッション機能を低下させてしまいやすいという特徴を持っています。そして、これらのクッション機能が低下すると、「柱」と「土台」に荷重や衝撃がモロにかかるようになって、さまざまな問題が発生するようになっていくのです。

すなわち、みなさんを悩ませている腰痛も、胸椎と仙腸関節というふたつの関節のクッション機能の低下によって起こっているもの。だから、腰痛を治していくには、これらふたつの関節のクッション機能を正常に回復させることがカギとなるのです。

胸椎と仙腸関節の2大クッションが腰椎へのプレッシャーを和らげている

基本的に、腰痛は「腰椎」にプレッシャーがかかりすぎて起こるもの。ですから、腰痛を防ぐには、「腰椎にかかるプレッシャー」を極力小さくしなくてはなりません。

そこで、プレッシャー緩和のカギを握るのが体の2大クッション。すなわち、胸椎と仙腸関節です。

左の人体図を見てください。

胸椎は腰椎の上に位置し、仙腸関節は腰椎の下に位置していますよね。すなわち、腰椎の「上側の関節」と「下側の関節」にどれだけクッション機能が働いているかで腰椎にかかるプレッシャーの大きさが決まってくるのです。つまり、上下の関節のクッションが正常に働いていれば問題ないのですが、上下の関節のクッション機能が低下してしまうと、てきめんに腰椎にかかるプレッシャーが増して腰痛になりやすくなるわけです。

ただ、じつはこのふたつのクッション、自分でも気づかないうちに関節をこり固まらせてしまい、クッション機能を低下させてしまっているケースがたいへん多いのです。次の項目からは、胸椎と仙腸関節についてくわしく見ていくことにしましょう。

体の2大クッション

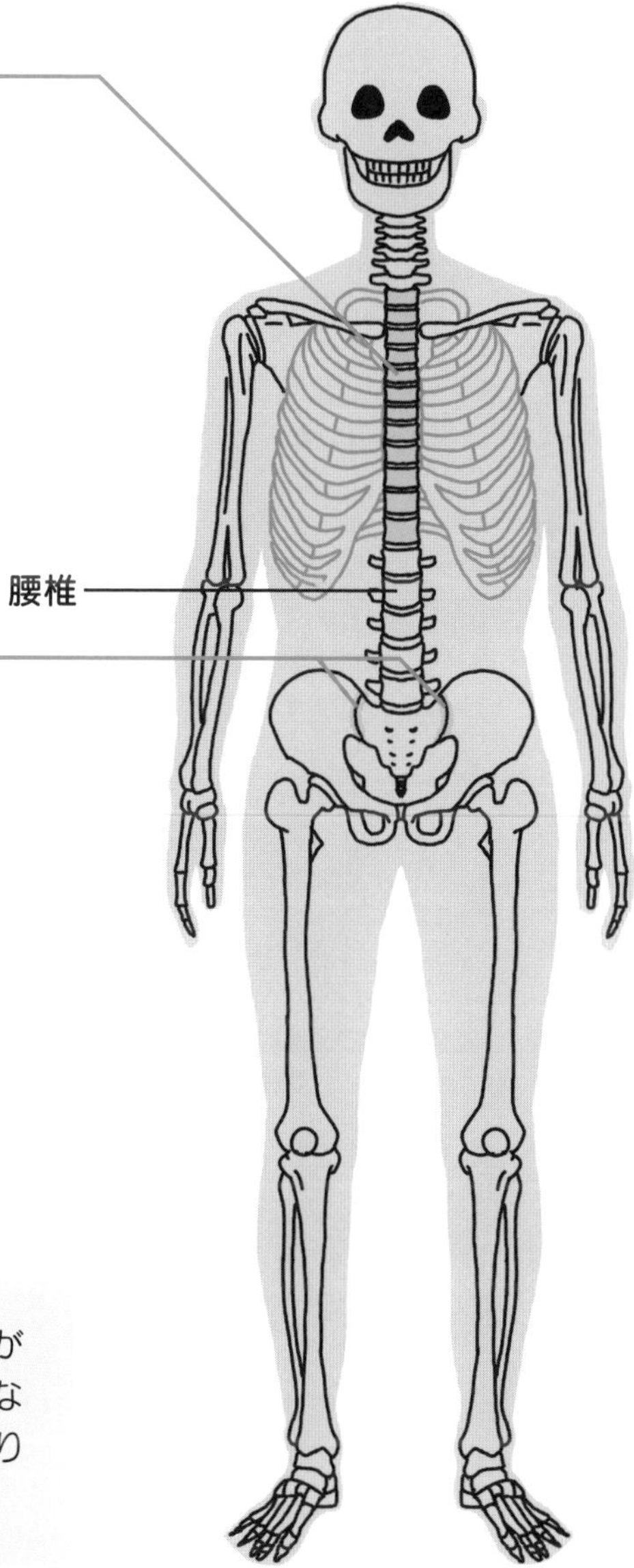

胸椎

ストレートネック、ねこ背、前かがみ姿勢によって動きが落ちやすい

仙腸関節

前かがみ姿勢、座りっぱなしの習慣などによって動きが落ちやすい

2か所のクッション機能が低下すると、腰椎に過剰な負担がかかり、腰痛になりやすくなる

胸椎は上半身の動きを左右する重要ポイント

胸椎は、背骨の中核を成す12個の椎骨が連なった部分のこと。肋骨《ろっこつ》と連結しているため「胸椎はあまり動かない」と思われがちなのですが、じつはけっこう柔軟に動きます。そして、その柔軟な動きが、背骨という「柱」全体にしなやかさや強さをもたらしているのです。

また、胸椎がよく動いて「柱」がしなやかに動いていると、全身の動きもスムーズになります。なかでも、上半身の動きのスムーズさは、胸椎の動きのよさによって支えられていると言っていいでしょう。

なお、とくに胸椎が優れている動きは、左右の回旋性です。たとえば、歩行中ちょっとバランスを崩してよろけたようなとき、わたしたちは無意識に体をひねって防御姿勢をとるものです。そんな場合、胸椎は微妙に左右に回旋して上からかかる荷重プレッシャーを逃がしています。つまり、胸椎は荷重や衝撃をクッションのように吸収して、腰椎にかかる負担を抑える役割も果たしているわけですね。

しかし、こうした胸椎の柔軟性やクッション性はたいへん低下しやすく、とりわけストレートネックやねこ背で前傾姿勢のクセがつくと、てきめんに低下してしまうのです。

胸椎の構造と特徴

後ろから見たところ

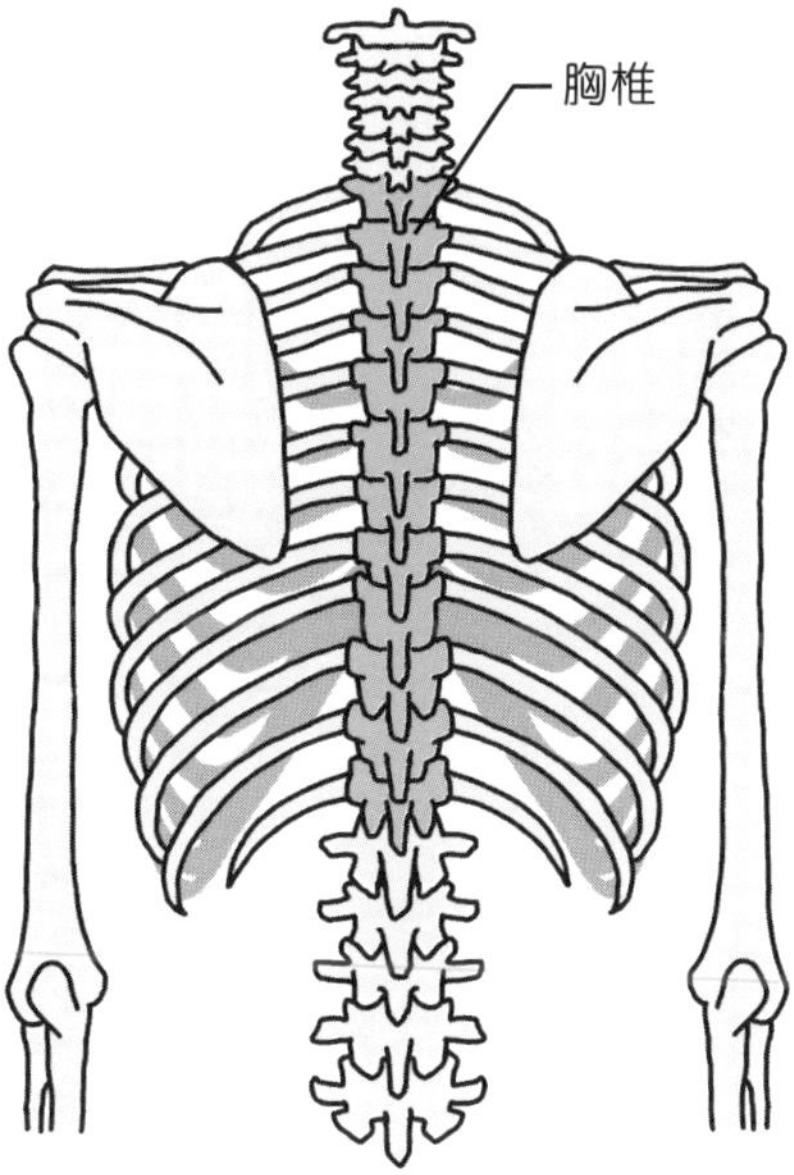

横から見たところ

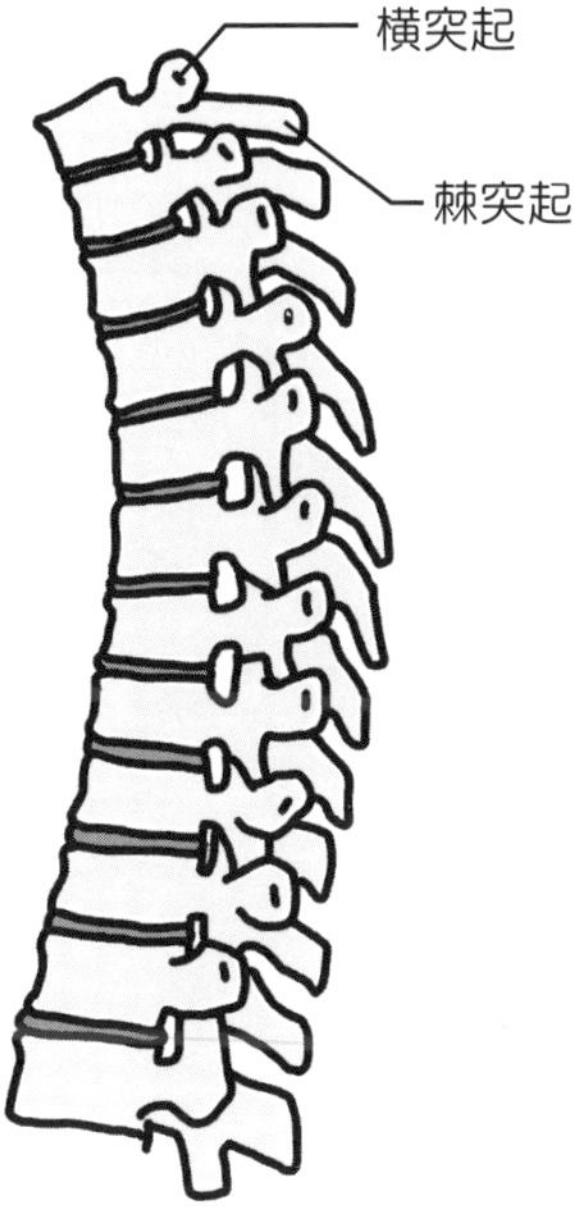

特徴

左右によく
回旋する

荷重を分散させて、
腰椎にかかる負担
を減らす

背骨にしなやかさ
や強さをもたらす

「柱」をしなやかに動かすポイント
あなたの胸椎は大丈夫？

胸椎は前傾姿勢のクセがつくと、こり固まって動きが低下してきます。なかには、知らず知らずのうちに関節の動きを落としてしまっている人も少なくありません。

では、ちょっとチェックしてみましょう。左のようにイスに座って両腕を前方へまっすぐ伸ばし、足腰は正面に向けたまま、伸ばした腕ごと上体をゆっくり横へ回していってください。さて、みなさんはどれくらいまで上半身を回すことができましたか？

もし胸椎の動きがしっかり保たれていれば、両腕を真横の90度の位置まで回すことができるはず。一方、胸椎がこり固まって動きが落ちている人は、がんばっても45度くらいの位置までしか回らないと思います。このように、胸椎の機能が落ちてくると、背骨という「柱」の動きが悪くなり、体の左右の回旋性がてきめんに落ちてしまうのです。

また、ねこ背の自覚があり、背中の上のあたりに常にこりや痛みを感じているような人も、胸椎の動きが低下していると見て間違いありません。そして、こうした「胸椎の機能が落ちた状態」を放っておくと、腰椎に負担が集中し、腰痛リスクが高まっていってしまうわけです。

胸椎機能チェックテスト

イスに座って両腕をまっすぐ伸ばし、手のひらを合わせる。足腰は正面に向けたまま、両腕と上体を横へできるだけ回していく。

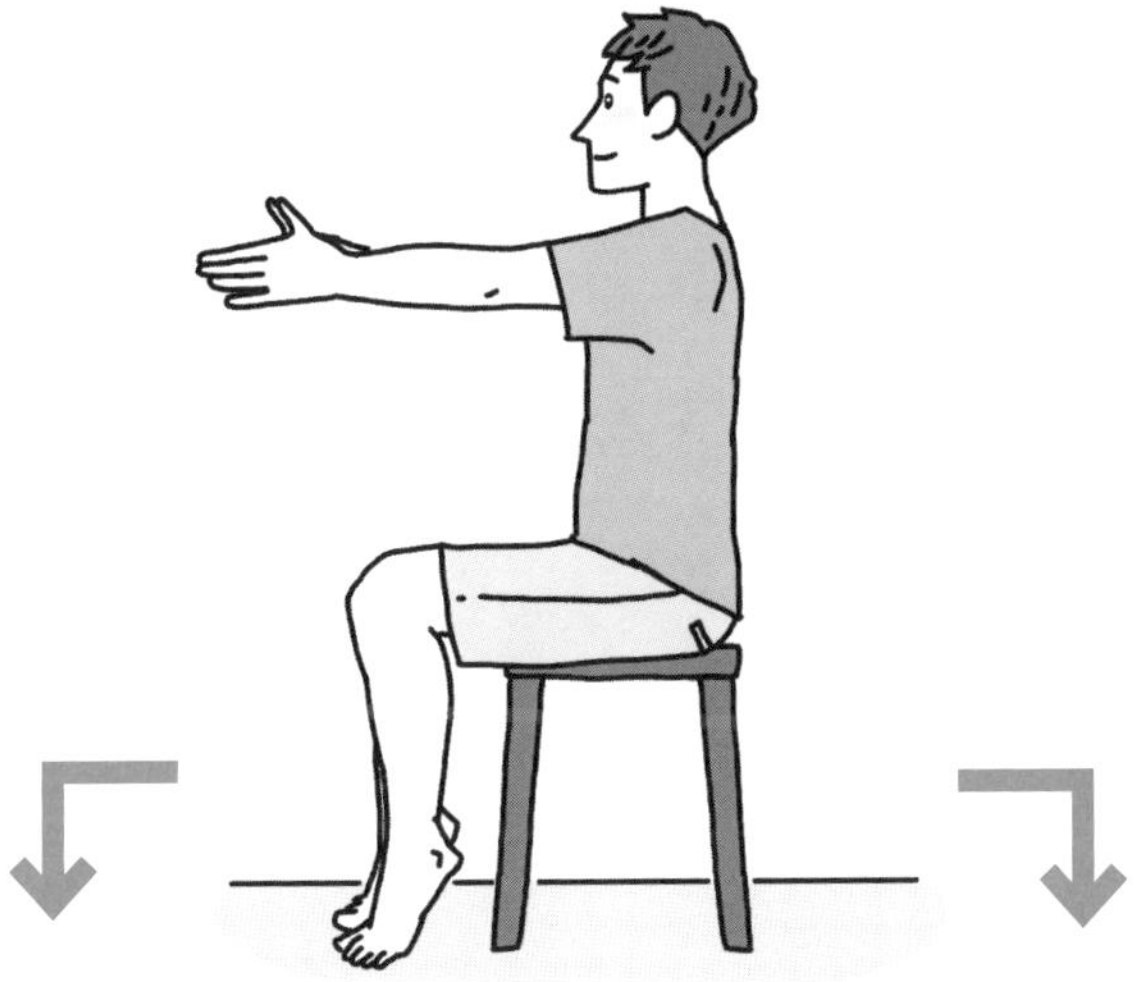

両腕を90度まで回せる

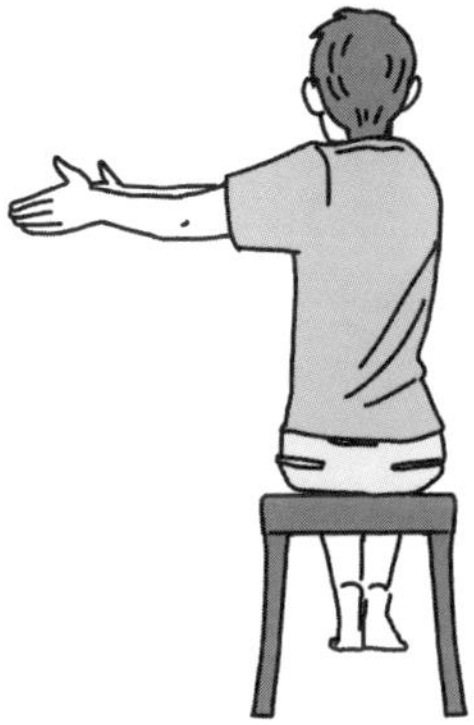

胸椎の機能は正常

両腕を少ししか回せない

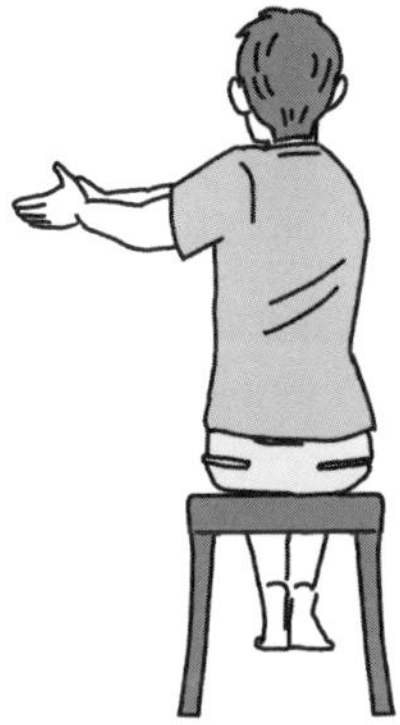

胸椎の機能が低下している!

仙腸関節は下半身の動きを左右する重要ポイント

仙腸関節は、骨盤中央の仙骨と左右の腸骨との間にある細長い関節です。前後左右に数ミリの可動域があり、背骨の動きと連動して微妙に揺らぐ仕組みになっています。つまり、この数ミリの揺らぎの幅があることによって、背骨からかかってくる荷重や衝撃をうまく分散して逃がしているわけです。

こうした仙腸関節の働きは、全身のクッション機能の要になっています。とくに、腰椎やひざなどの下半身の関節への荷重負担は、仙腸関節のクッションがどれだけ働いているかで大きく変わってきます。また、腰をひねったり足を上げ下げしたりといった下半身の動作のスムーズさも、仙腸関節の動きがどれだけ保たれているかで大きく変わってくるのです。

しかし、仙腸関節はたいへん機能異常を起こしやすく、悪い姿勢習慣を続けていると、じわじわと動きを落としてクッション機能を低下させてしまいます。そうすると、当然腰椎に荷重負担が集中して腰痛リスクが高まることに……。

私は腰痛持ちの人はほぼ１００％、仙腸関節の機能異常があると考えています。その点で、「腰痛は仙腸関節の機能異常によって起こる」と言っても、決して言いすぎではないのです。

仙腸関節の位置と役割

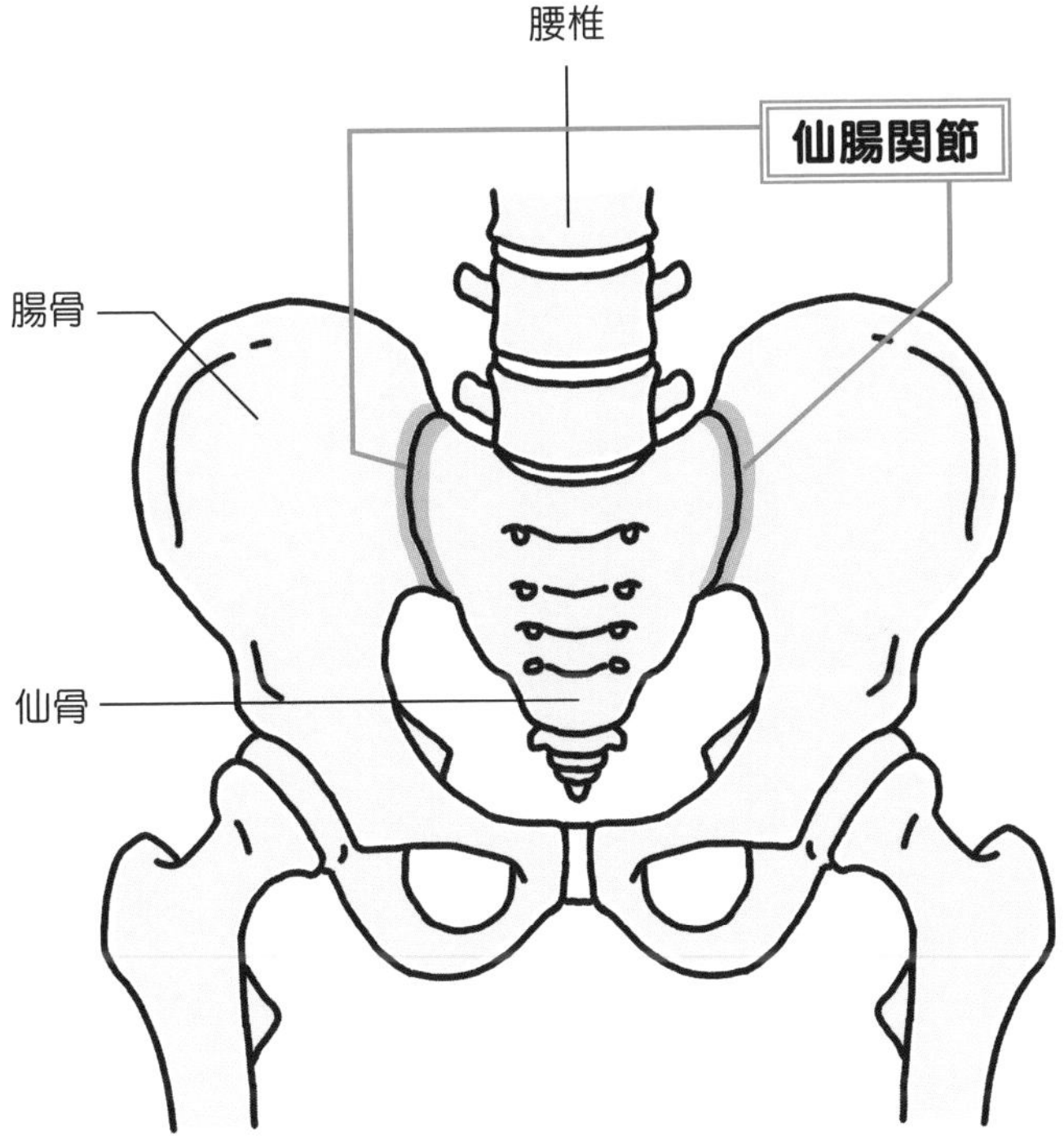

特徴

全身のクッション機能の要となる関節

荷重や衝撃を逃がして腰椎の負担を軽減する

歩くたびに微妙に動いて下半身の血行を促す

2時間目

全身のクッション機能の要。あなたの仙腸関節は大丈夫？

仙腸関節はわりとちょっとしたことで機能異常に陥ってしまいます。ところが、ほとんどの人はその異常の発生に気づきません。そのため、知らず知らずのうちに状態を悪化させてしまうケースがたいへん多いのです。腸骨と仙骨が乗り上げてカギをかけたように関節が動かなくなってしまうことを「ロッキング」と呼ぶのですが、まったく気づかないままロッキングを起こしている人も少なくありません。

　こうした機能異常のいちばんの原因は、前かがみや座りっぱなしなどの習慣です。なかでも、毎日長時間デスクワークをしていたり、車を運転していたりする人は要注意となります。また、体育座りを習慣にしていたり長い時間自転車に乗っていたりすると、仙骨が押し込まれるため機能異常を起こしやすくなります。その他、強く尻もちをついた拍子にロッキングしてしまうこともありますし、出産で骨盤の関節が一時的に広がったのをきっかけに仙腸関節の動きが落ちてしまうこともあります。

　私は、程度の差はあれ日本人の8割方の人は、仙腸関節の機能が低下していると見ています。思い当たる人は、たとえ症状がなくても「自分は腰痛リスクが高い」と自覚するべきでしょう。

郵 便 は が き

料金受取人払郵便

代々木局承認

6948

差出有効期間
2020年11月9日
まで

1 5 1 8 7 9 0

203

東京都渋谷区千駄ヶ谷 4 - 9 - 7

(株) 幻 冬 舎

書籍編集部宛

1518790203

ご住所 〒

都・道
府・県

フリガナ
お名前

メール

インターネットでも回答を受け付けております
http://www.gentosha.co.jp/e/

裏面のご感想を広告等、書籍の PR に使わせていただく場合がございます。

幻冬舎より、著者に関する新しいお知らせ・小社および関連会社、広告主からのご案内を送付することがあります。不要の場合は右の欄にレ印をご記入ください。

不要 □

本書をお買い上げいただき、誠にありがとうございました。
質問にお答えいただけたら幸いです。

◎ご購入いただいた本のタイトルをご記入ください。

『　　　　　　　　　　　　　　　　　　　　　　　　　　』

★著者へのメッセージ、または本書のご感想をお書きください。

●本書をお求めになった動機は？

①著者が好きだから　②タイトルにひかれて　③テーマにひかれて
④カバーにひかれて　⑤帯のコピーにひかれて　⑥新聞で見て
⑦インターネットで知って　⑧売れてるから／話題だから
⑨役に立ちそうだから

生年月日　西暦　　年　　月　　日（　　歳）男・女				
ご職業	①学生	②教員・研究職	③公務員	④農林漁業
	⑤専門・技術職	⑥自由業	⑦自営業	⑧会社役員
	⑨会社員	⑩専業主夫・主婦	⑪パート・アルバイト	
	⑫無職	⑬その他（　　　　　　　）		

このハガキは差出有効期間を過ぎても料金受取人払でお送りいただけます。

ご記入いただきました個人情報については、許可なく他の目的で使用することはありません。ご協力ありがとうございました。

仙腸関節の機能が落ちる主な原因

長時間の運転

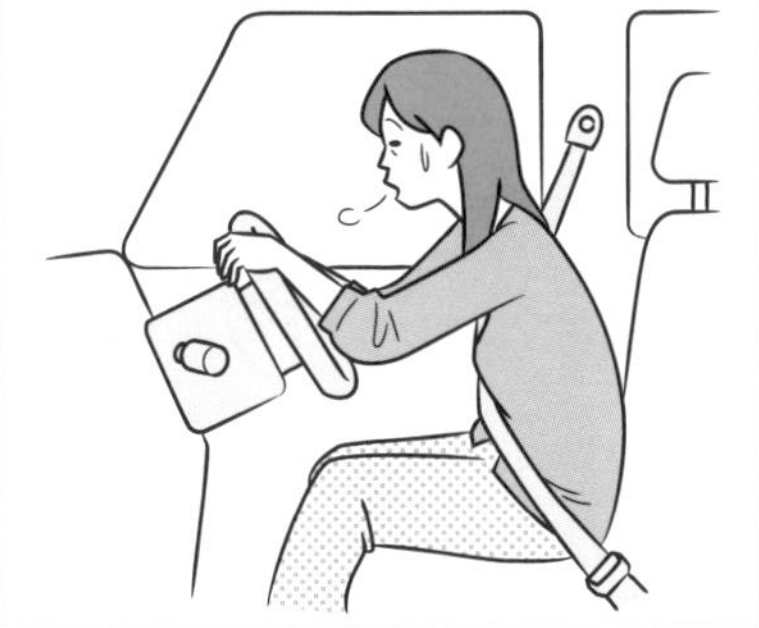

長時間のデスクワーク

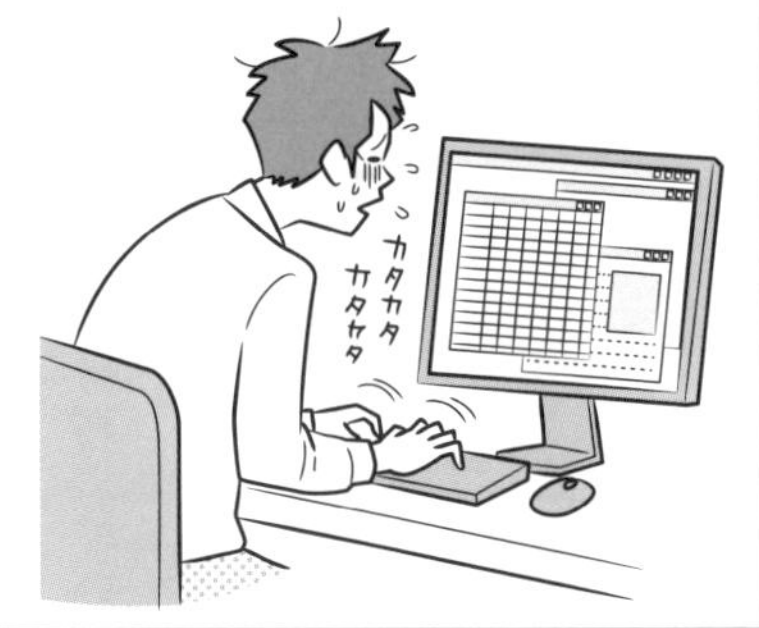

体育座り

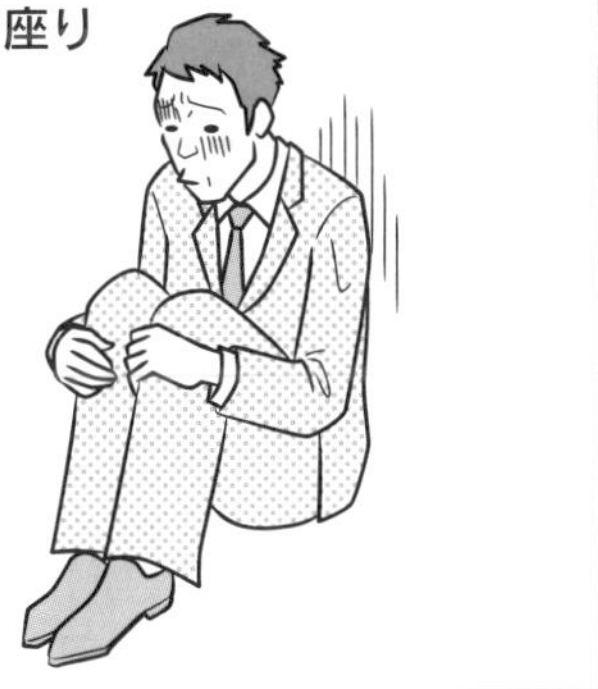

長時間のサイクリング

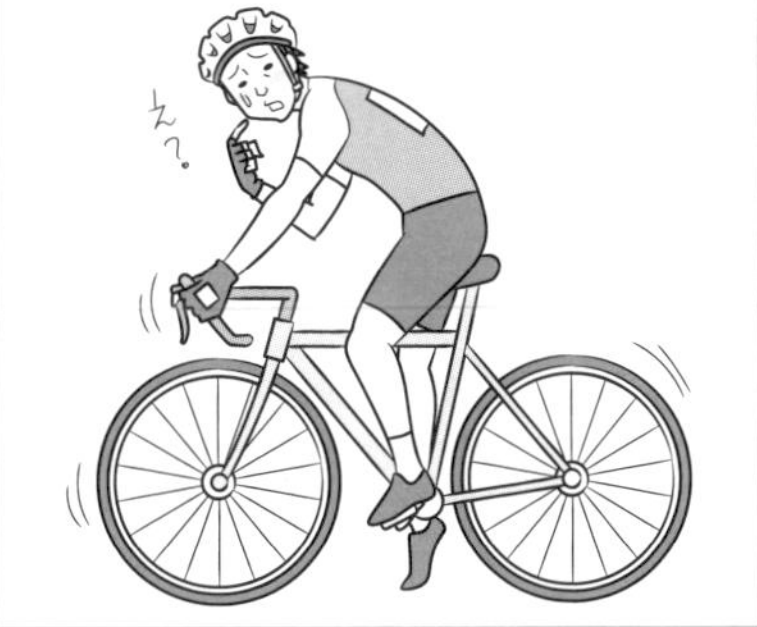

出産

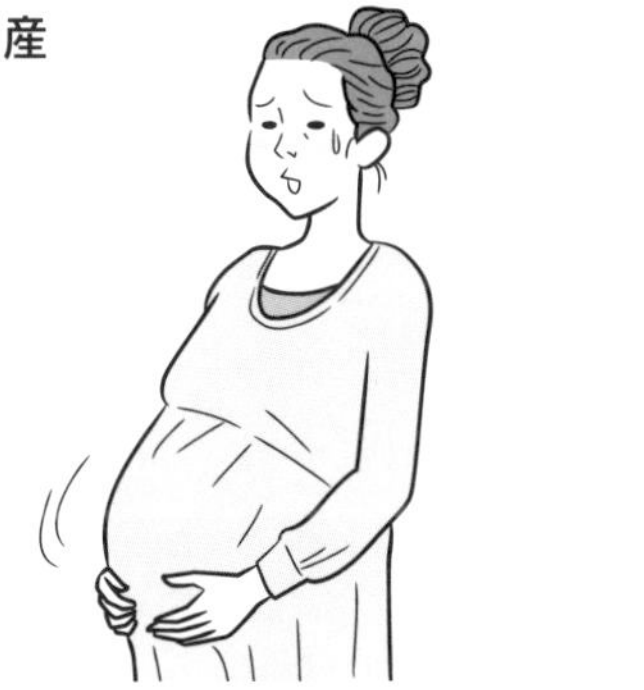

尻もち

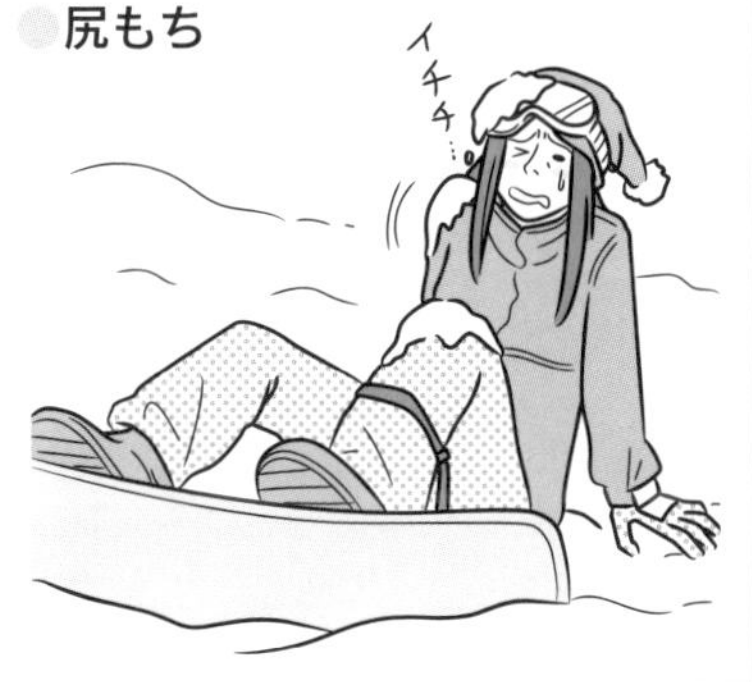

ふたつのポイントをゆるめれば、腰椎がプレッシャーから解放される

みなさん、胸椎と仙腸関節のクッション機能の異常が腰痛を引き起こしているということがお分かりいただけたでしょうか。

私は、胸椎、腰椎、仙腸関節の3者は、体の荷重負担を共同で受け持っている〝仕事仲間〟のようなものだと思っています。この〝3人の同僚〟が互いに負担を分け合って協力して働いていれば、何の問題もなく体をスムーズに動かしていくことができるのです。

しかし、胸椎と仙腸関節の〝ふたり〟が体調を壊して、仕事を休みがちになったらどうなるでしょう。腰椎はそれまで〝3人〟でやっていた荷重を支える仕事を〝自分ひとり〟でやらなくてはなりませんよね。毎日ひとりで3人分の仕事をこなしていれば、当然、腰椎は過重労働のあまり疲弊してしまうでしょう。すると、そのうちに過酷なプレッシャーに耐え切れなくなって腰痛という〝悲鳴〟を上げるようになっていくわけです。

では、いったいどうすればいいのか。

腰椎を痛みから救うには、胸椎と仙腸関節の〝ふたり〟を元通りに回復させなくてはなりませんよね。つまり、胸椎と仙腸関節の動きをよくしてクッション機能を回復させれば、腰椎が

胸椎と仙腸関節をゆるめれば腰痛が解消する

胸椎と仙腸関節をゆるめて
ロッキングを解消させる

それぞれの関節の可動域が戻り、
クッション機能が回復する

腰椎にのしかかっていた荷重負担が減り、
腰椎がプレッシャーから解放される

腰の痛みが解消する

過重なプレッシャーから解放されることになる。そして、再び〝3人〟で仕事を分け合えるようになると、腰椎は自分のペースで仕事ができるようになり、痛みという〝悲鳴〟を上げなくなっていくのです。

　ですから、腰痛を手っ取り早く解消させていくには、胸椎と仙腸関節の機能を回復させるのがいちばん。カギをかけたように固くロッキングしている関節も、日々、的確に刺激を送れば、着実にゆるめることができ、クッション機能を回復させていくことが可能なのです。

　なお、私は胸椎や仙腸関節を効率よくゆるめるための道具としてテニスボールを使用します。次の項目からは、胸椎と仙腸関節の機能を回復させる「テニスボール体操」を紹介します。ぜひみなさん、これを実践して、腰椎をプレッシャーから解放してあげてください。そのうえで腰の痛みをスッキリ解消させていきましょう。

硬式テニスボールは関節をゆるめる最適アイテム

テニスボール体操は、「酒井式腰痛解消メソッド」のなかでも中心的な役割を担っているハウツーです。

私はもう10年以上前からテニスボールを用いた関節矯正を推奨していて、すでに数えきれないほどの方々がテニスボール体操を行なうことで腰痛の自力解消に成功しています。硬式テニスボールは、適度な硬さと弾力があり、こり固まって動きが悪くなった関節を刺激するのにうってつけなのです。セルフケアで関節をゆるめていくには、まさに必須アイテムだと言っていいでしょう。

では、まずはテニスボール体操を行なうための準備をしましょう。

用意するものは、硬式テニスボール2個とガムテープ。左ページのイラストのように、ふたつのボールをテープでぐるぐる巻きにして固定してください。

これで準備完了です。この「2個つなげたテニスボール」を用いて、胸椎と仙腸関節をゆるめていくことになります。「胸椎テニスボール体操」「仙腸関節テニスボール体操」のそれぞれのくわしいやり方については、次の項目から紹介していくことにしましょう。

●準備するもの

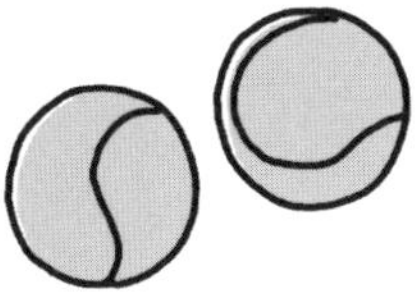

硬式テニスボール2個

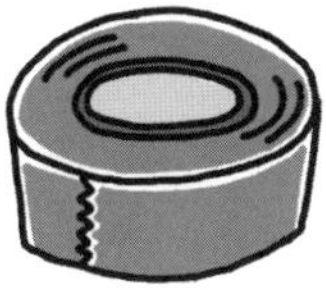

ガムテープ

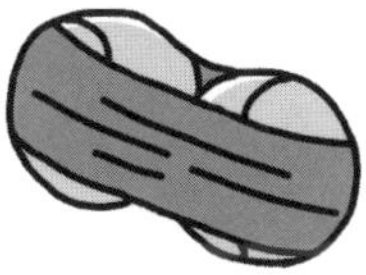

ふたつのテニスボールをぴったりくっつけて、ずれないようにテープで固定する。

胸椎テニスボール体操 …P.82

胸椎に当てて関節をゆるめる

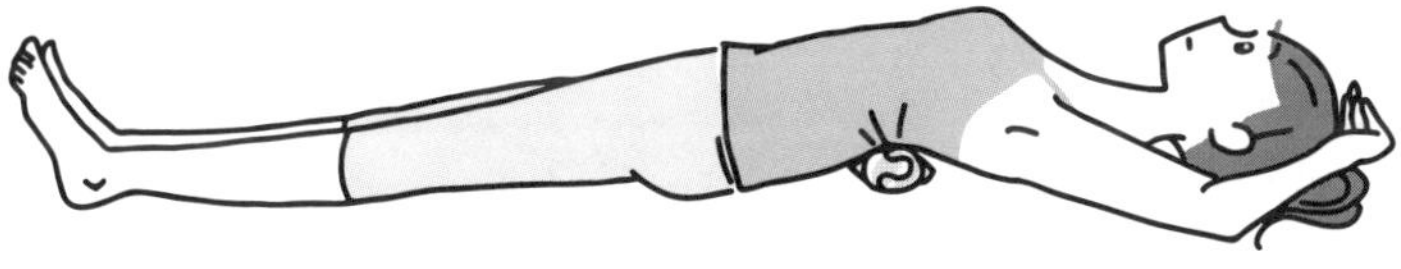

仙腸関節テニスボール体操 …P.86

仙腸関節に当てて関節をゆるめる

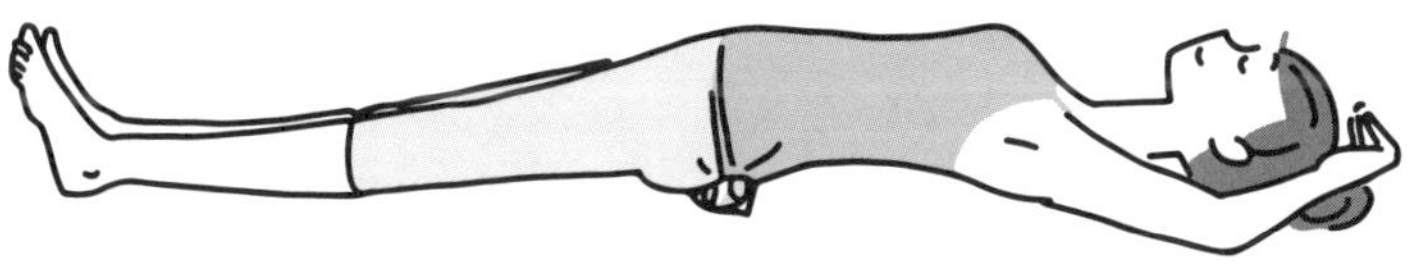

胸椎テニスボール体操にチャレンジ!

胸椎テニスボール体操は、胸椎をゆるめ、背骨という「柱」の機能を正常に戻して、腰椎にかかる負担を減らしていくメニューです。

先にも述べたように、「柱」の荷重分散機能が低下する原因は「頭が前に出る」と「背中が丸まる」の2点。胸椎テニスボール体操では、この2点を同時に矯正します。すなわち、頭を後ろに戻し、背中を前方向へシフトさせることによってストレートネックやねこ背を矯正していくのです。

やり方は簡単です。まず、「2個つなげたテニスボール」を左右の肩甲骨の中央の位置に当てて、フローリングや畳などの硬い床の上に仰向けになります。また、同時に指であごをグッと強く押し込んでいきます。すると、テニスボールからは胸椎を前方向へ押す力が加わり、あごからは頸椎を後ろ方向へ押す力が加わって、「柱」をS字カーブがついた正しい姿へと戻していくことができるわけです。

時間は30秒~1分が目安。朝晩習慣にしていけば、次第にこり固まった胸椎がゆるんで、「柱」の荷重分散機能が働くようになっていくことでしょう。腰椎の荷重負担も着実に減って、腰痛解消へとつながっていくはずです。

1

●準備するもの

2個つなげたテニスボール

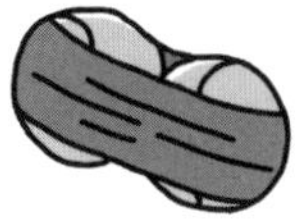

テニスボールを当てる場所を確認する

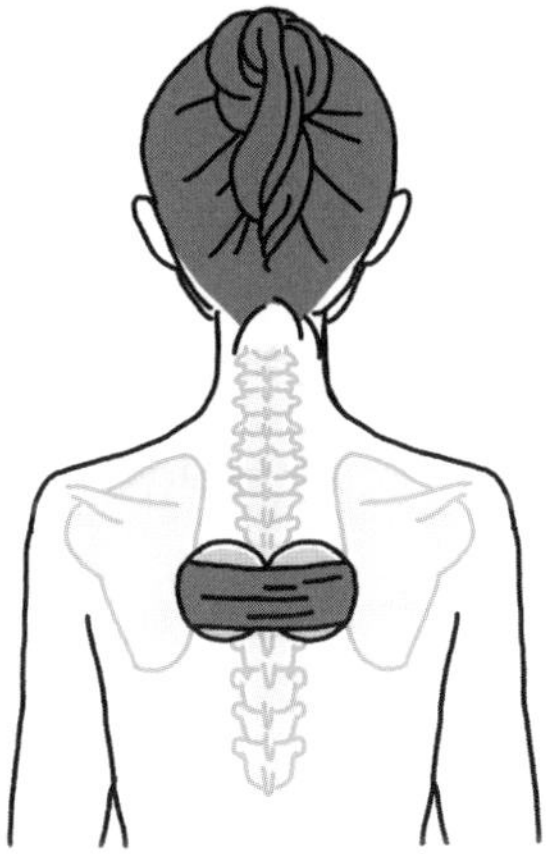

「2個つなげたテニスボール」を当てるのは、背中上部の左右の肩甲骨の中央部分。あらかじめ、当てる位置を確認しておくといい。

平らな床に座り、背中の位置にテニスボールをセット

2

フローリングや畳など、硬くて平らな床の上に座る。テニスボールは①で確認した位置に来るようにセットしておく。（註：ふとんやベッドでは十分な効果が得られません）

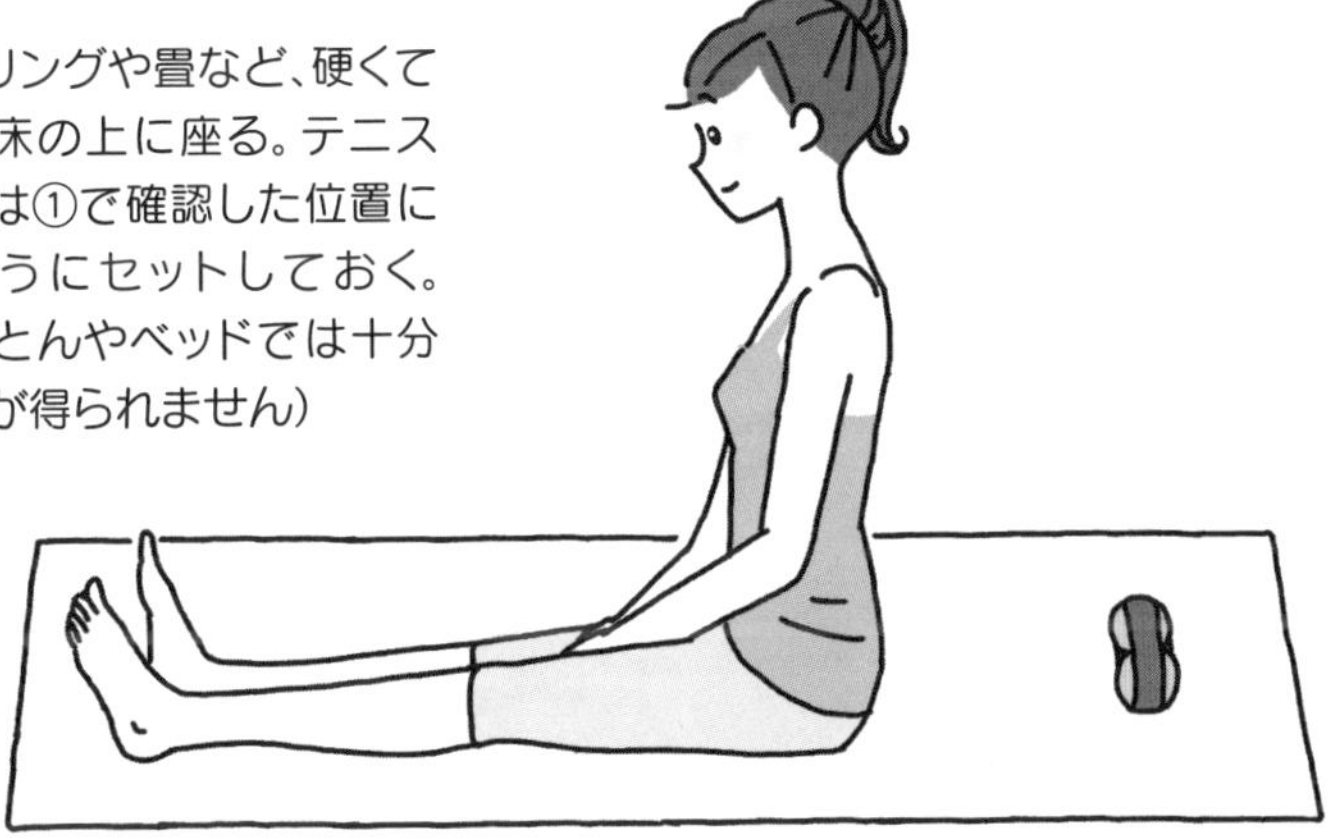

3

肩甲骨の間にボールが
当たるように寝そべり、
同時に「あご押し」を行なう

仰向けになったら、まず、テニスボールが左右の肩甲骨の中央の位置に来るように調整する。次に片方の手の指をあごに当て、力を込め、下方向へ強く押し込む。あご押しとテニスボールの刺激を感じながら、30秒～1分キープ。朝の起床後と夜の就寝前の1日2回行なうように習慣づけてしまうのがおすすめ。

1回30秒～1分
1日3回まで

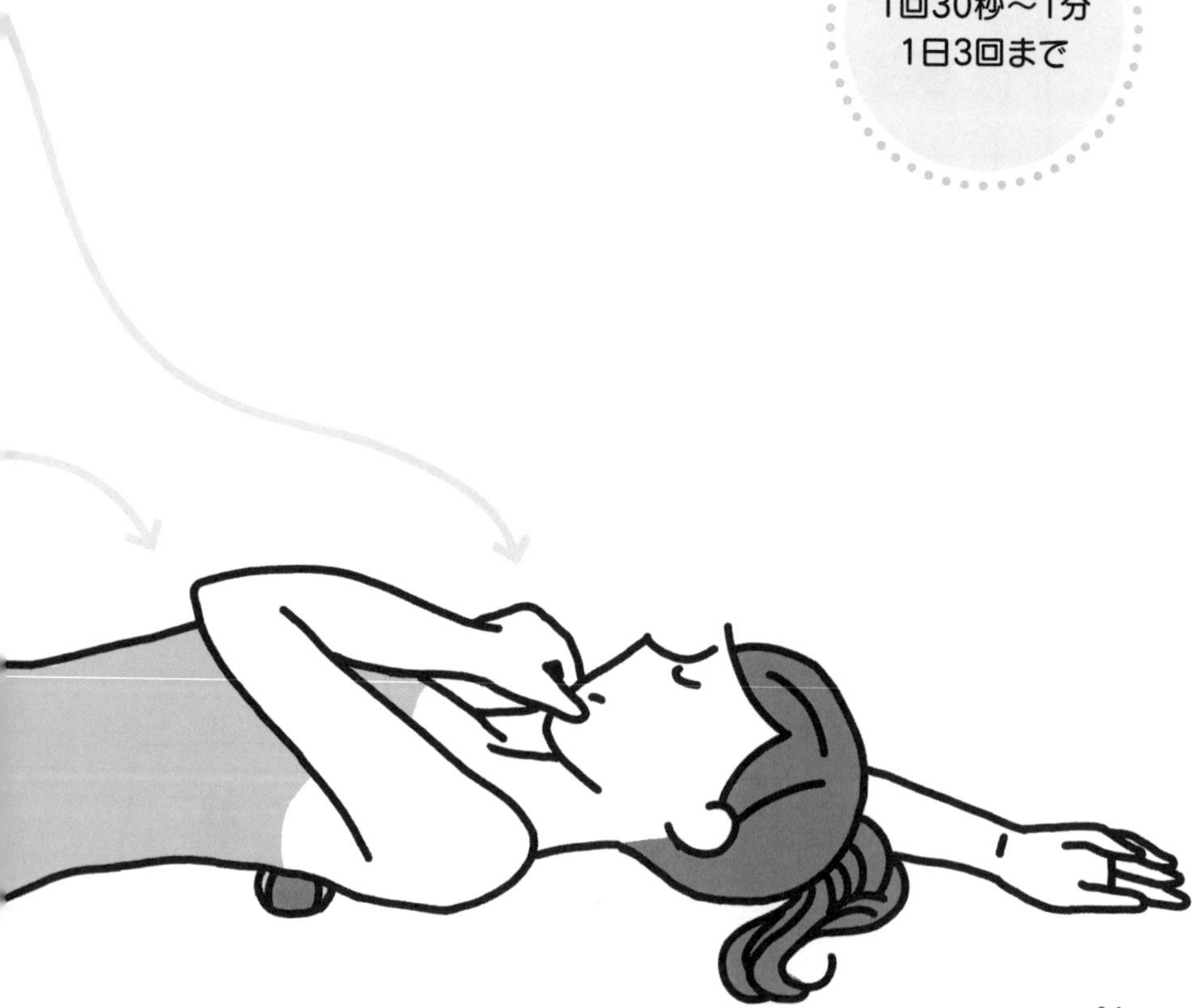

ポイント 2 テニスボールによって胸椎がゆるみ、ねこ背が解消

テニスボールからは胸椎を前へ押し戻そうとする力が加わる。日々行なえば、次第に胸椎がゆるみ、背骨という「柱」にしなやかな動きが戻ってきて、それとともにねこ背も解消されてゆく。

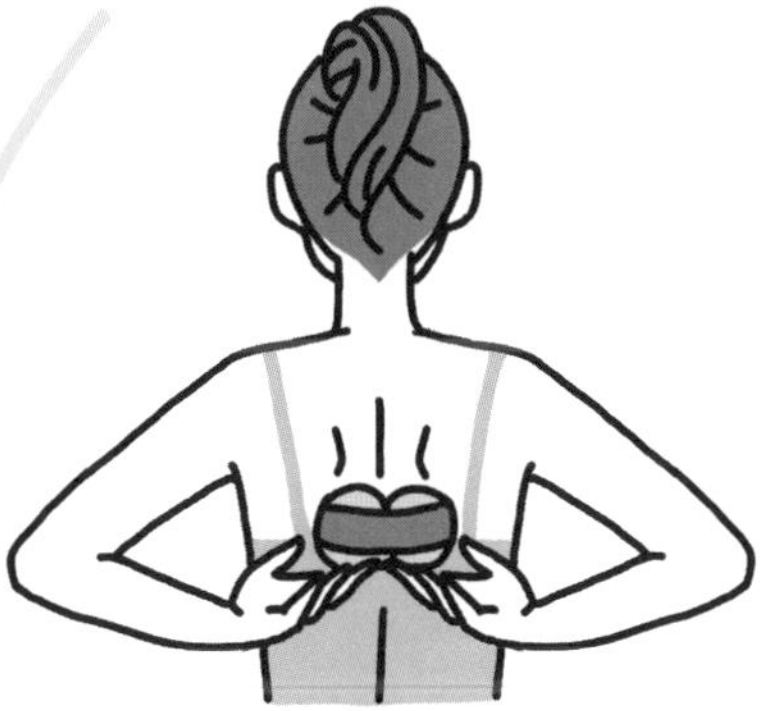

ポイント 1 「あご押し」によってストレートネックを解消

「あご押し」は頸椎を後ろ方向へ水平に押し込むような感覚で行なうのがコツ。日々行なえば、前へ傾いていた頸椎が次第に後ろへ押し戻され、ストレートネックが解消して頸椎のカーブが回復してくる。

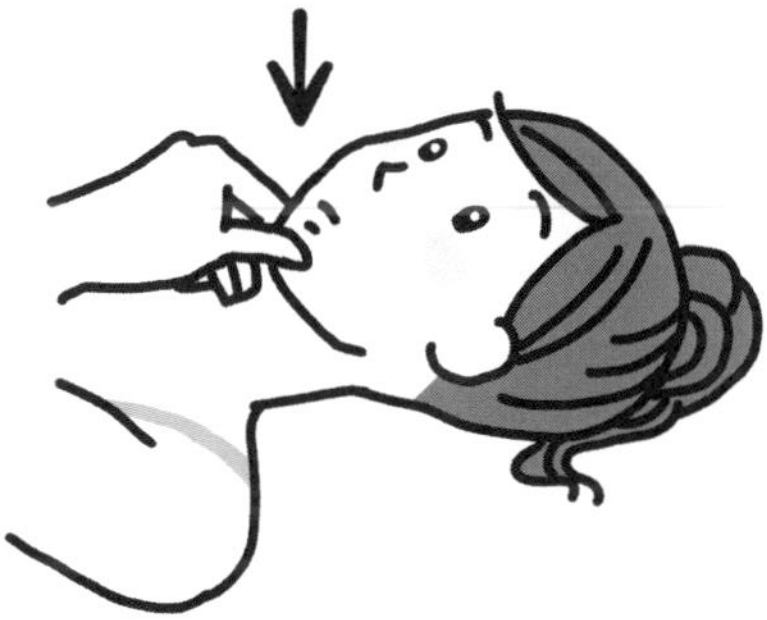

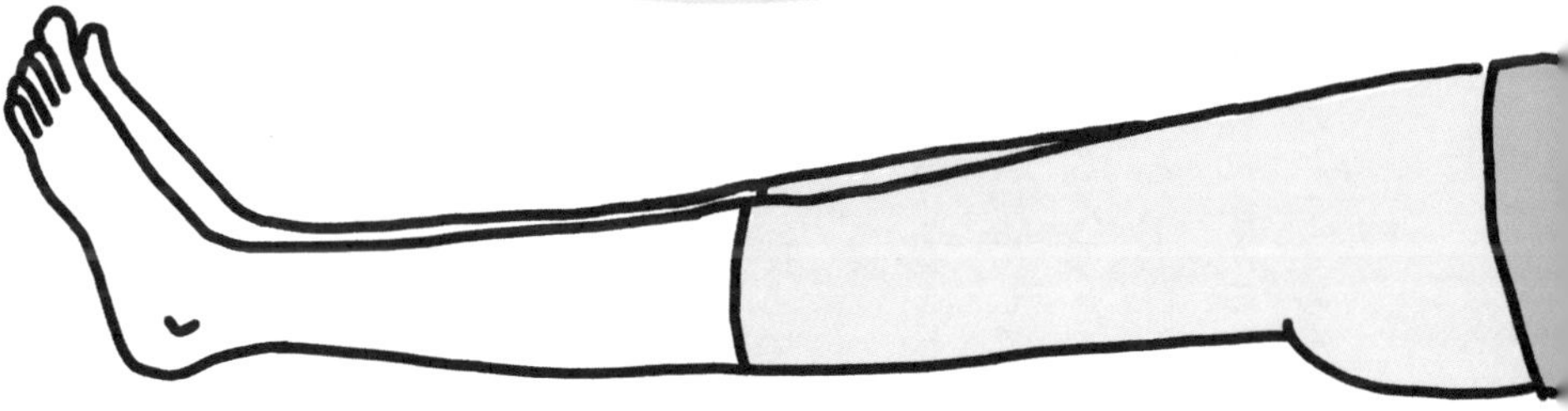

仙腸関節テニスボール体操にチャレンジ!

仙腸関節テニスボール体操は、仙腸関節をゆるめ、「柱」と「土台」のクッション機能を取り戻すことによって、腰椎にかかる負担を減らしていくメニューです。

先述したように、仙腸関節は全身のクッション機能の要となっている関節。しかし、多くの人は自分でも気づかないうちに仙腸関節を固まらせて機能を低下させてしまっています。だから、テニスボールの刺激で関節をゆるめ、本来のクッション機能を取り戻していくのです。

やり方はとても簡単。まず、「2個つなげたテニスボール」をお尻上部の仙腸関節の位置に当て、そのままフローリングや畳などの硬い床の上に仰向けになります。そして、この状態を30秒~3分ほどキープしたら終了です。

ボールが当たる腰の部分にはイタ気持ちいいような刺激が感じられると思います。また、症状が重い人は、最初のうちは痛く感じることもあるかもしれません。でも、朝晩習慣にして続けていけば、着実に仙腸関節がゆるんできます。クッション機能が回復して「柱」と「土台」の荷重バランスがよくなれば、腰椎にかかる負担もグッと少なくなって、腰の痛みがてきめんに解消へと向かうことでしょう。

1 ボールを当てる仙腸関節の位置を確認する

●準備するもの
2個つなげた
テニスボール

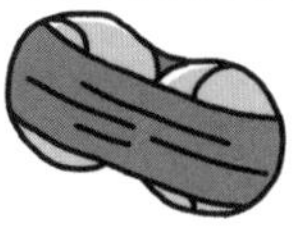

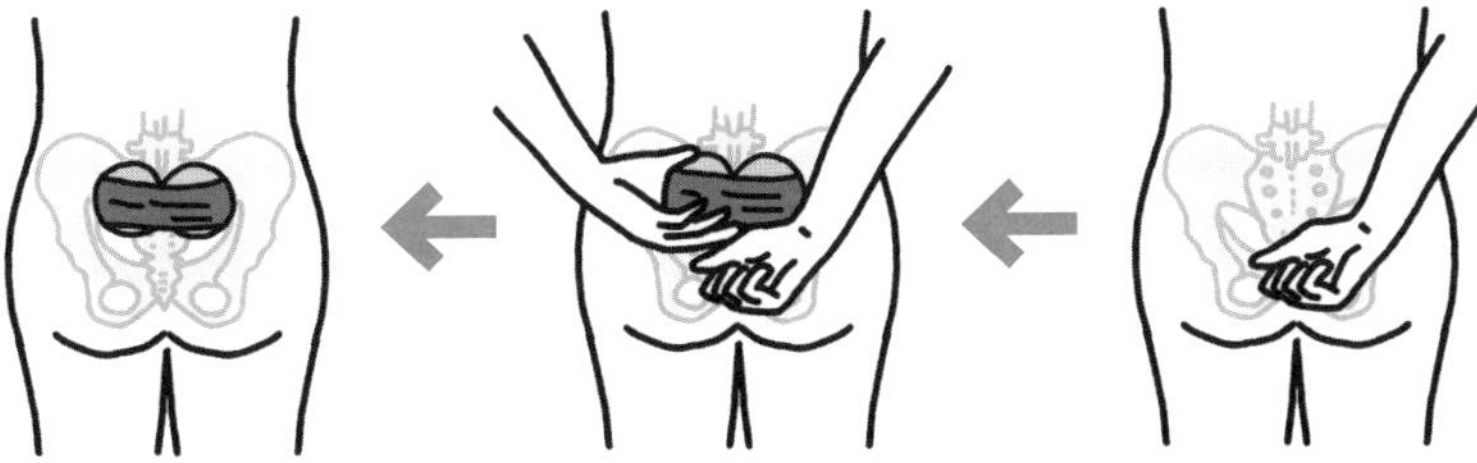

尾骨にこぶしを当てる

仙腸関節の位置の把握は、この手順を覚えておくといい。まず、尾骨(お尻の割れ目の上の少し出っ張った部分)を指で探り当て、そこに握りこぶしを当てる。

こぶしの上にボールを置く

こぶしの上に「2個つなげたテニスボール」をセットする。このボールのポジションが仙腸関節の位置に相当する。

セット完了

こぶしを外せば、ボールのセット完了。仰向けになる際は、このボールのポジションをずらさないように注意。

2 仙腸関節にボールを当てて平らな床に座る

仙腸関節に「2個つなげたテニスボール」を当てて、フローリングや畳などの硬くて平らな床の上に座る。(註:ふとんやベッドでは十分な効果が得られません)

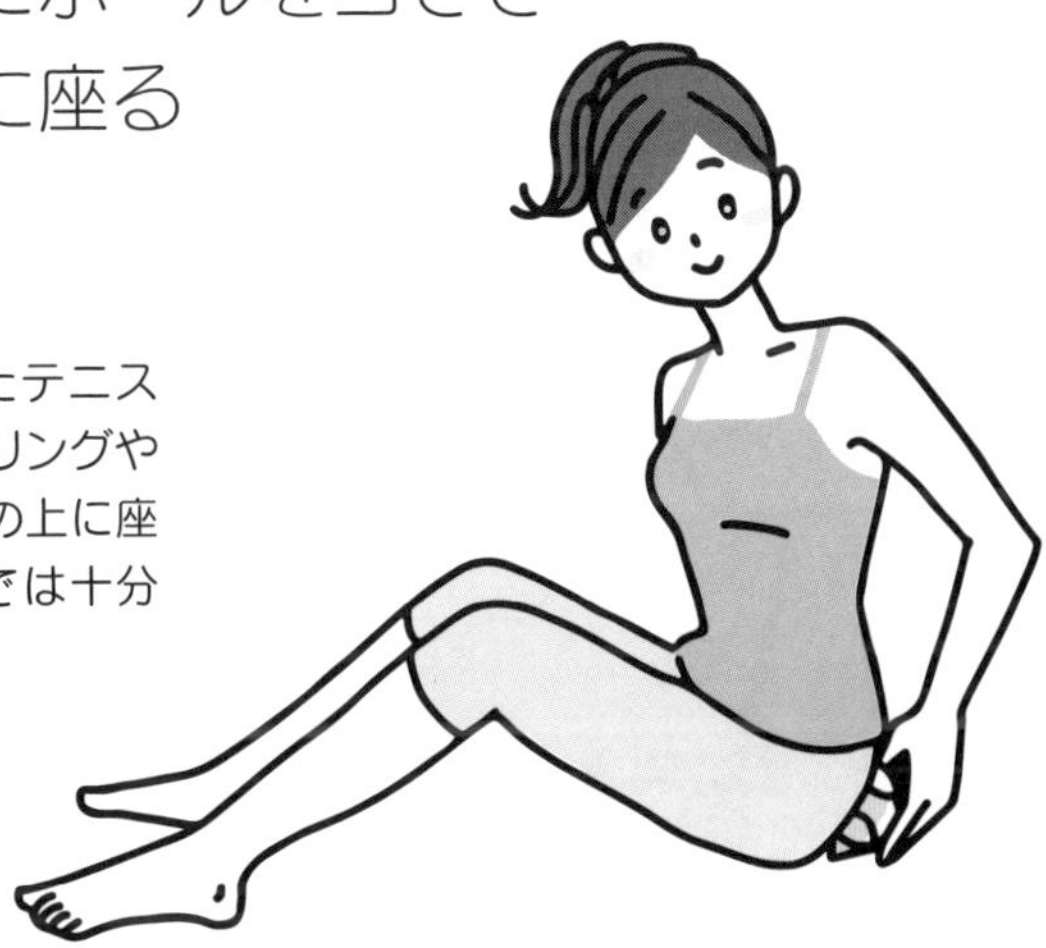

3 ボールを当てたまま寝そべり、仙腸関節を刺激する

ボールの位置がずれないように注意しつつ、床に仰向けに寝そべる。体の力を抜いてリラックスしながら、仰向け姿勢を30秒〜3分キープ。これを習慣づけていけば、次第に仙腸関節がゆるんでクッション機能が回復していく。朝の起床後と夜の就寝前の1日2回行なうように習慣づけてしまうのがおすすめ。

1回30秒〜3分
1日3回まで

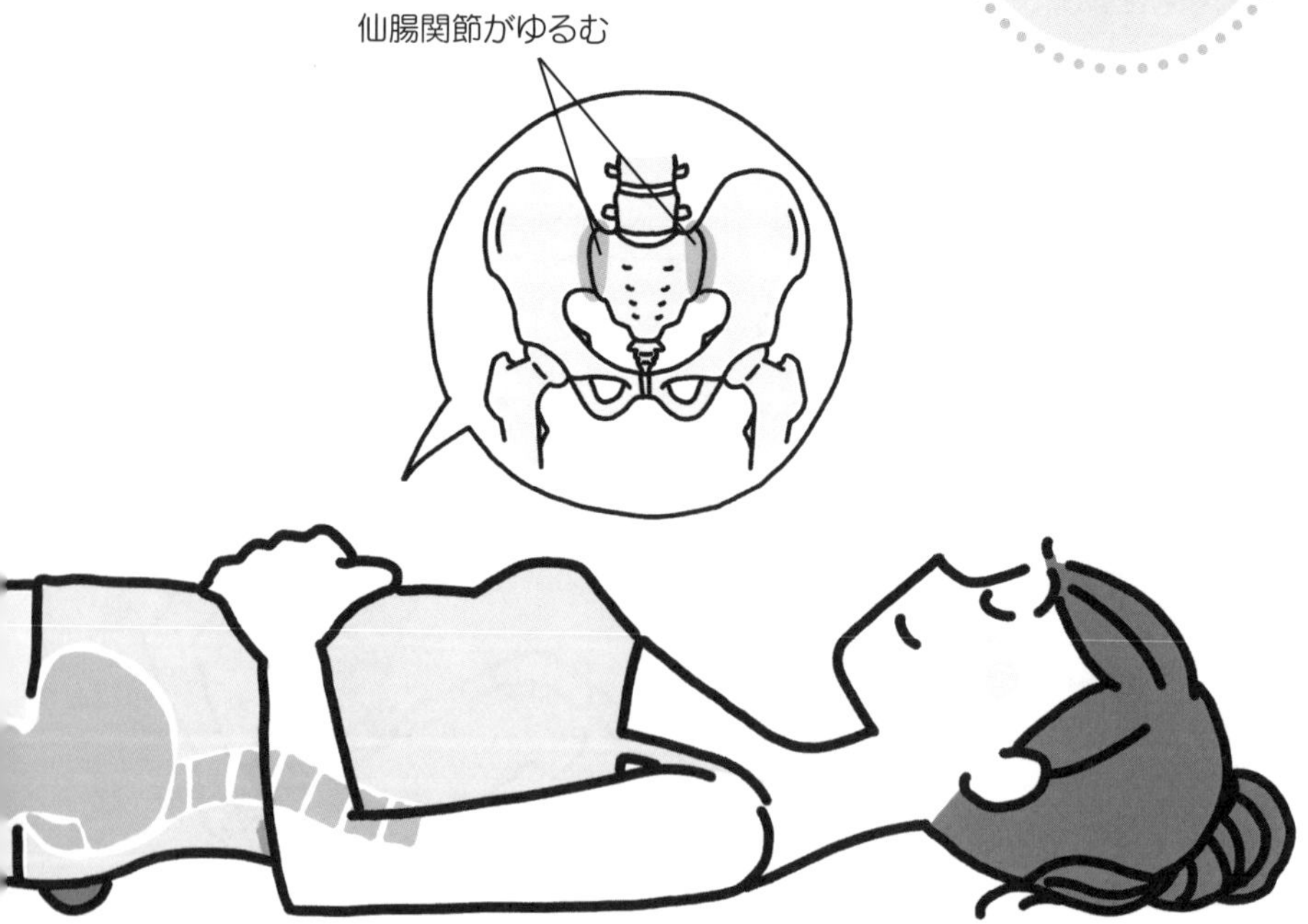

ポイント 1　もし痛く感じる場合は、ひざを曲げて行なってもOK

ボールからの刺激が痛く感じる場合は、ひざを曲げて行なってもいい。足に力を入れて腰を浮かし気味にすれば、ボールの刺激の強弱をコントロールできるはず。ただ、関節への効果は多少痛いくらいのほうが期待できる。

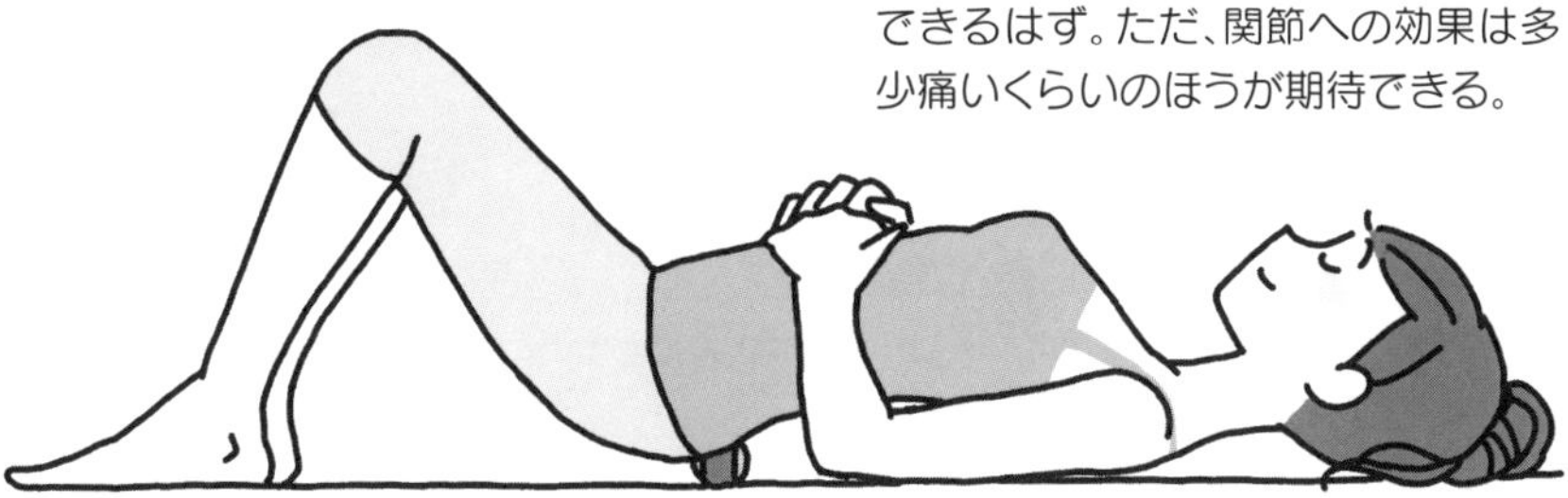

ポイント 2　痛いからといって、体操をやめてしまわない

重度の腰痛の場合、最初は痛く感じることも多い。ただ、慣れれば痛みも和らぎ、「痛い→イタ気持ちいい→気持ちいい」と変わっていくはず。だから、痛いからといって途中で体操をやめてしまわないことが大切。

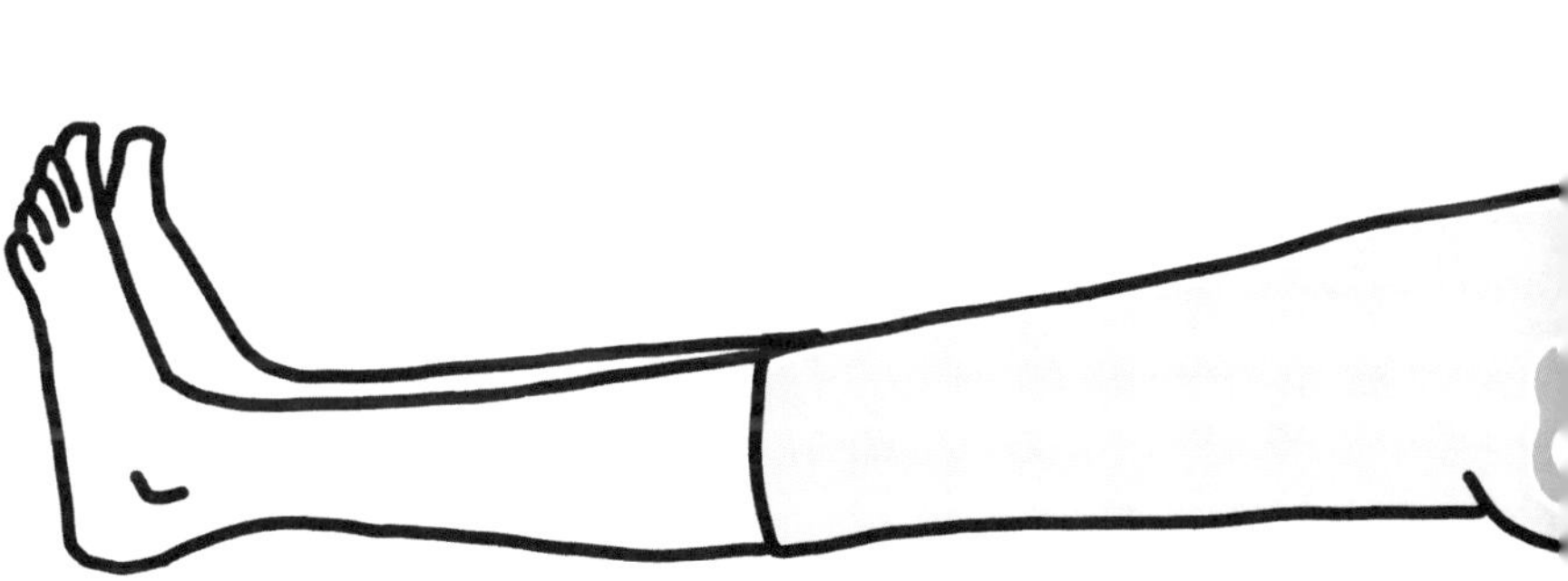

ヘルニアも狭窄症もテニスボール体操で治る！

テニスボール体操は、さまざまなタイプの腰痛に効果を発揮します。軽い腰痛なら数回行なっただけで治ってしまうこともありますし、日々継続していけば、椎間板ヘルニアや脊柱管狭窄症なども解消させていくことができます。この項目では、代表的な腰痛がテニスボール体操によって治るメカニズムについて簡単に述べておきましょう。

椎間板ヘルニアの場合

そもそもヘルニアは、腰椎の椎間板にばかり大きな負担がかかった結果、はみ出てきてしまうもの。それなら、集中的に負担がかかる状況を改善してあげればいい。つまり、胸椎や仙腸関節のクッション機能を復活させて、腰椎の椎間板にプレッシャーがかからないように調整してあげればいいのです。

日々テニスボール体操を行なえば、椎間板にかかるプレッシャーは着実に減り、それとともに、はみ出していたヘルニアが少しずつ中心部へ引っ込んでいくようになります。ヘルニアは神経に触れない限り、痛みやしびれをもたらすことはありません。ですから、この体操によってヘルニアが神経からちょっとでも離れてくれ

ヘルニアが引っ込んでいくプロセス

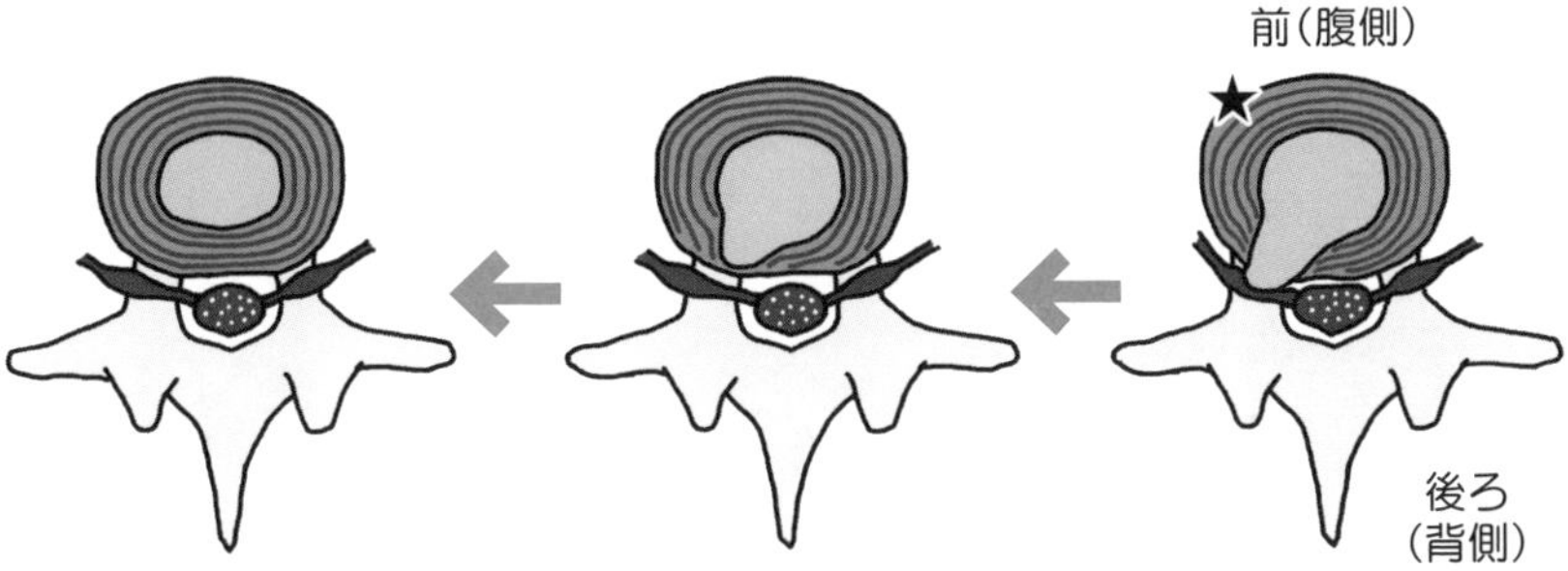

左斜め後方に
ヘルニアがある状態

腰椎にばかり荷重負担が集中し（とくに椎間板前側の★の部分に集中している）、左斜め後方に髄核がはみ出してしまった状態。

テニスボール体操

胸椎や仙腸関節の機能が復活すると、腰椎が過重なプレッシャーから解放される。これによりヘルニアが神経から離れれば、痛みやしびれは起こらなくなる。

完治

ヘルニアが完全に髄核に引っ込んだ状態。後ろ重心の姿勢を保っていれば、再発の心配もなくなる。

れば、それまでの痛みやしびれがピタリと止んで消えていくことになるわけです。

また、椎間板ヘルニアは体の前寄りに重心をかけた姿勢によって悪化しやすいのですが、胸椎や仙腸関節をゆるめると、背骨のS字カーブが戻り、「柱」や「土台」の荷重分散機能が働いて、後ろ重心のよい姿勢を保てるようになっていきます。このため、腰椎にかかる荷重負担が最小限に抑えられ、ヘルニアの再発も防げるようになるのです。

なお、椎間板ヘルニアには「手術で治す」という選択肢もあります。もっとも近年、ヘルニア手術の技術はかなり向上しているのにもかかわらず、手術件数はだいぶ減少しています。その大きな理由は「よい姿勢をとったり体操をしたりすれば、ヘルニアは自然治癒する」ということが多くの人に知られるようになり、手術をする意味がなくなってきたからです。

脊柱管狭窄症の場合

先にも述べたように、脊柱管狭窄症は、腰椎部分の脊柱管が狭くなり、その中を通る神経が圧迫されることによって起こります。ただ、この脊柱管の圧迫は、胸椎や仙腸関節をゆるめるとかなり緩和させることができるのです。圧迫が緩和すれば、もちろん痛みやしびれなどの症状も治まっていきます。

　つまり、脊柱管狭窄症の症状も、テニスボール体操で胸椎や仙腸関節をゆるめれば解消させていくことができるわけです。もっとも、脊柱管狭窄症は椎間板ヘルニアを合併しているケースが多く、混合タイプの場合は、「狭窄症」と「ヘルニア」の割合によって対応策を変えていく必要も出てきます。こうした対応策に関しては、次の「3時間目」でくわしく述べることにしましょう。

坐骨神経痛の場合

足にしびれや痛みなどの症状が現われる坐骨神経痛。しつこいしびれや痛みは、椎間板ヘルニアでも脊柱管狭窄症でも発生します。ただ、どちらの場合も、症状の大もとの原因は腰椎にあります。腰から足底方向へと長く伸びている神経が腰椎部分で圧迫されているために、遠く離れた足にしびれや痛みが引き起こされるわけです。

　だから、坐骨神経痛を防ぐには、とにかく腰椎部分の圧迫を解消させなくてはなりません。そこでテニスボール体操。日々習慣づけて胸椎や仙腸関節の機能を回復させていけば、腰椎にかかる荷重プレッシャーを減らして圧迫を和らげていくことが可能となります。これにより、しびれや痛みなどの足の症状を効率よく解消させていくことができるのです。

腰椎分離症・すべり症の場合

腰椎分離症・すべり症は、腰椎の後部パーツの疲労骨折が原因で発症します。疲労骨折は若い頃に行なっていたスポーツが影響していることが少なくありません。

ただ、この腰痛の場合、もともと仙腸関節や胸椎の機能が低下していて、腰椎に無理な負担がかかっていたために疲労骨折につながってしまったというケースが多いのです。

ですから、テニスボール体操を行なって、腰椎に集中していた負担を取り除く手段をとるのが有効。仙腸関節や胸椎の機能が復活して荷重が分散されるようになると、傷んでいる腰椎部分にも余裕ができて、痛みなどの症状が軽減・解消していくようになります。痛みというものは、患部にかかるプレッシャーが大幅に減れば、自動的に起こらなくなっていくものなのです。

その他の腰痛の場合

特発性側弯症は原因不明の疾患で、しばしば腰痛症状を伴います。治療には装具をつけたり手術をしたりする方法がとられますが、どれもあまり大きな効果は期待できません。ただ、テニスボール体操は腰痛症状の改善に役立ちます。仙腸関節などをゆるめることで、「痛みの逃げ道」をつくってあげられるのです。

また、最近、医療機関で「精神的ストレスが原因の腰痛」と診断される患者さんが多いのですが、そういう患者さんの中にも「テニスボール体操で症状が改善した」という声が少なくありません。おそらく、医療機関の診断で仙腸関節の機能異常などの〝本当の原因〟が見逃されていたのでしょう。だから、「ストレス性腰痛」などの診断を受けている方も、テニスボール体操を試してみる価値が十分にあると思います。

痛みがとれるだけじゃない！健康面の不調も解消する！

テニスボール体操を行なうと、腰痛だけでなく、さまざまな体の不調が改善していくようになります。胸椎や仙腸関節の機能が回復して、「柱」と「土台」が連携よく動くようになると、全身の活力が底上げされるように健康になっていく人が多いのです。

　たとえば、関節系のトラブルであれば、首痛、肩こり、背中のこり、股関節痛、ひざ痛などが解消へ向かいます。これらはいずれも姿勢や荷重バランスの悪さが大もとの原因なので、背骨や骨盤のクッションが回復して荷重分散機能が働くようになると、こりや痛みなどの症状が大きく改善するわけです。

　また、テニスボール体操は血行系のトラブルにも有効です。なぜなら、仙腸関節の動きを回復させることが血行改善につながるから。仙腸関節付近には上半身と下半身とをつなぐたくさんの血管が集中していて、仙腸関節は微妙に動くことによって血流を促進するポンプのような役割を果たしています。このため、カギをかけたように動かない仙腸関節をテニスボール体操でゆるめると、蛇口をひねったかのように下半身への血行が改善するのです。

　そして、これにより大幅な症状改善が期待で

腰痛以外にも多くの症状の改善が期待できる

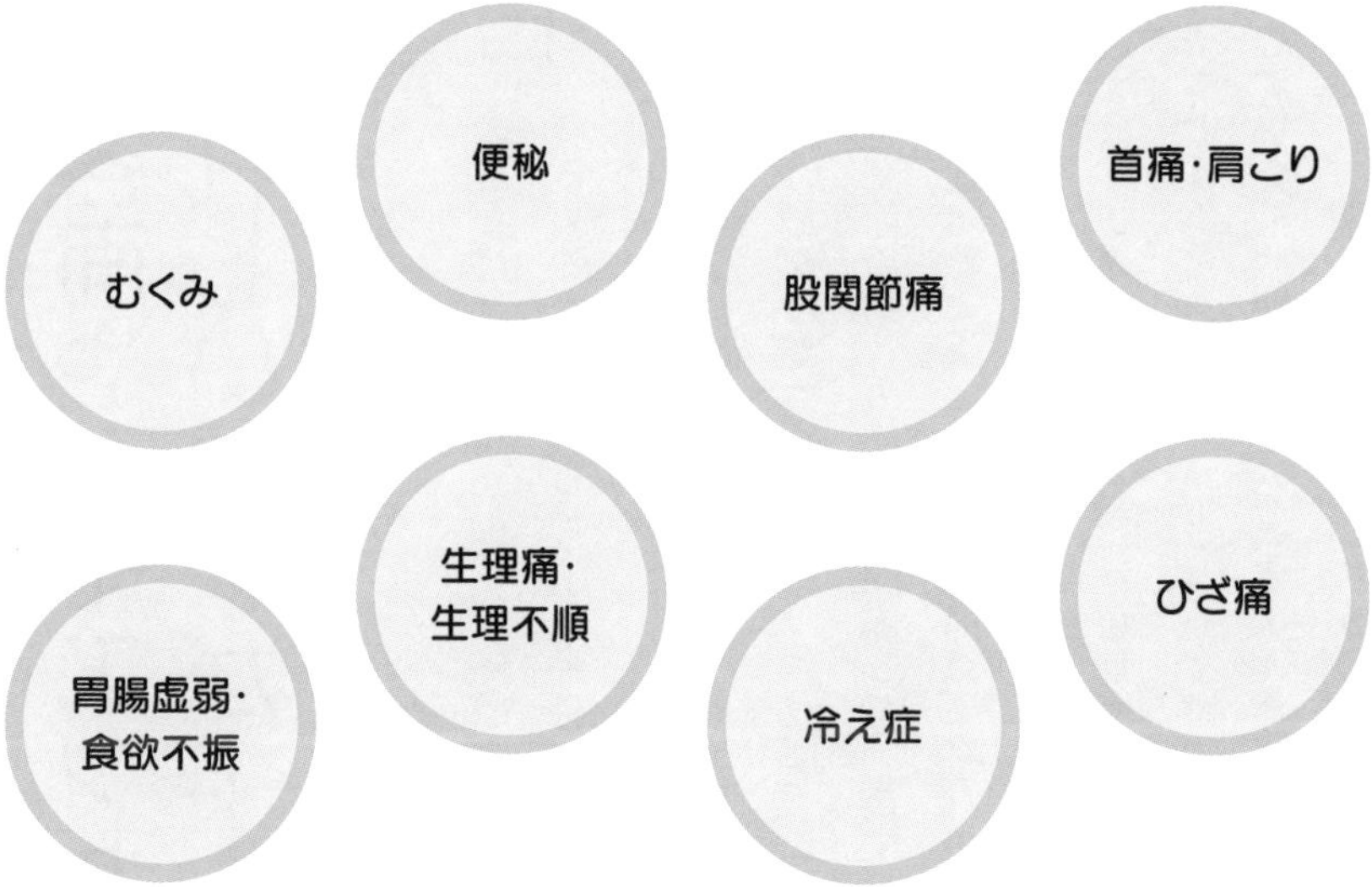

きるのが冷え症やむくみ。とくに冷え症の場合、温かい血液が体のすみずみまで行き届いて体温が上昇するため、患者さんがびっくりするくらいの効果が現われます。

さらに、血液の流れがよくなって体温がアップすると、胃や腸などの臓器も勢いづいて活発に動くようになるのでしょう。そのせいか、テニスボール体操を習慣にすることによって、便秘、胃痛、胃腸虚弱、食欲不振などの不調が解消したという声も数多く寄せられています。それと、女性の患者さんの場合、生理痛や生理不順などの悩みが解消したというケースも少なくありません。

このように、テニスボール体操を習慣にしていると、腰痛を治す以外にも多くの「うれしい副作用」が期待できるわけです。みなさんも、日々テニスボールで関節をケアしつつ、こうした作用を引き出していってください。

美容面やダイエットにもうれしい効果が！

私のもとには「テニスボール体操で関節をゆるめるようにしたら、下半身がすっきりして、ダイエットにもうれしい変化があった」という報告もよく届きます。

いったいどうしてやせるのか。じつは、これにも仙腸関節の動きの回復が関係しています。

先にも述べたように、仙腸関節は下半身の体の動きのカギを握っていて、足腰の動きのスムーズさは、この関節にどれだけ可動域があるかで非常に大きく変わってきます。つまり、固く閉じていた仙腸関節をテニスボール体操によって開くと、関節の可動範囲が広がり、足腰の動きが一気によくなって、多くの筋肉が使われるようになるわけです。

なかでも、仙腸関節の動きが回復すると、体の奥のほうにある大腰筋などのインナーマッスルがさかんに使われるようになります。すると、それまでろくに使われていなかった深層の筋肉が使われるようになったことで、代謝や血行がアップし、周辺の脂肪がよく燃やされるようになっていきます。

そして、これによって、おなか、お尻、太ももなどの無駄な脂肪が燃やされ、下半身が全体的にすっきりしてくるわけです。ですから、仙

仙腸関節が回復するとやせやすくなる

仙腸関節の動きが回復する

大腰筋などのインナーマッスルがさかんに使われるようになる

筋肉が使われて代謝がアップし、脂肪が燃えやすくなる

おなか、お尻、太ももなどの無駄な脂肪がとれてくる

やせてくる

腸関節の動きをよくすれば、運動などをがんばらなくても、普通に生活しているだけで自然にやせてくることになりますね。

しかも、テニスボール体操を行なっていると、やせるだけでなく、姿勢やスタイルもよくなっていきます。先述したように、この体操を行なうとストレートネックやねこ背が矯正されますし、背すじがスラッと伸びた後ろ重心の姿勢を身につけることもできます。このため、「体のシルエットが全体的にスマートになった」「日常の些細な動作の美しさにも自信が持てるようになった」といったように女性の方々にたいへんよろこばれているのです。

おそらく、関節という歯車を正しく回すと、体の歯車だけでなく、健康の歯車や美容の歯車もいい方向に回り出すのでしょう。ぜひみなさん、そういう「いい歯車の流れ」を大切にしていくようにしてください。

column 2

「座りっぱなし」は腰に悪いだけじゃなく、寿命まで縮める!

　人間の骨格構造は長く座るのには向いていない――私はそう考えています。長い時間イスに座っていると、どうしても首や背中の筋肉が疲れてきて、姿勢が丸まりがちになります。そんな姿勢を日々続けていれば、確実にストレートネックやねこ背が進んで腰痛になってしまいます。座りっぱなしの習慣は、腰をはじめ体の関節の寿命を縮めると言ってもいいでしょう。

　しかし、座りっぱなしが縮めるのは、関節の寿命だけではありません。最近の研究により「人生の寿命まで縮めてしまう」ことが分かってきました。オーストラリアの研究によれば、1日の座っている時間が4時間未満の人に比べると、8～11時間の人は死亡リスクが15%増え、11時間以上だと死亡リスクが40%も増えるのだそう。

　じつは、同様の研究は世界中にあり、いま、座り続けることの健康リスクが大々的にクローズアップされているのです。

　日本人は、世界中でもいちばん座っている時間が長い民族だとされています。では、わたしたちは、関節の寿命、人生の寿命を縮めないためにどんな対策をとればいいのでしょう。

　解決策はできるだけ立ったり歩いたりして、意識的に座る時間を短くするしかありません。私は人間の骨格構造は（座ることではなく）立ったり歩いたりするのに向いたつくりになっていると考えています。ですからみなさん、日々なるべく小まめに立ったり歩いたりして座りっぱなしを避けるようにしてください。そして、関節と人生の寿命をできるだけ延ばしていくようにしましょう。

3時間目

椎間板ヘルニア、脊柱管狭窄症はこうして防ぐ！

3時間目の予習メモ

ヘルニアと狭窄症は混合タイプがとても多い

椎間板ヘルニアと脊柱管狭窄症は「2大腰痛」だと言われます。実際、私の元にいらっしゃる腰痛の患者さんの8割くらいはヘルニアと狭窄症の方々で占められています。3時間目では、この「2大腰痛」に対してどう対処していけばいいかを学んでいくことにしましょう。

ただ、3時間目スタートの前に、ひとつお断りしておきます。

みなさんの中には、椎間板ヘルニアと脊柱管狭窄症を「まったく別種類の腰痛」と見ている方も多いと思いますが、私の考えは違います。ヘルニアと狭窄症は、「ひとつのつながった流れで進んでいく腰痛」だと捉えるほうがいいのです。

私がこういう考えに至ったのは、長年多くの患者さんを診てきて「ヘルニアと狭窄症の混合タイプ」の人が非常に多いのを実感させられてきたからです。

もちろん、ヘルニアには「ヘルニアとしての特徴的症状」があるし、狭窄症には「狭窄症としての特徴的症状」があるのですが、両方の症状を併せ持っている患者さんがたいへ

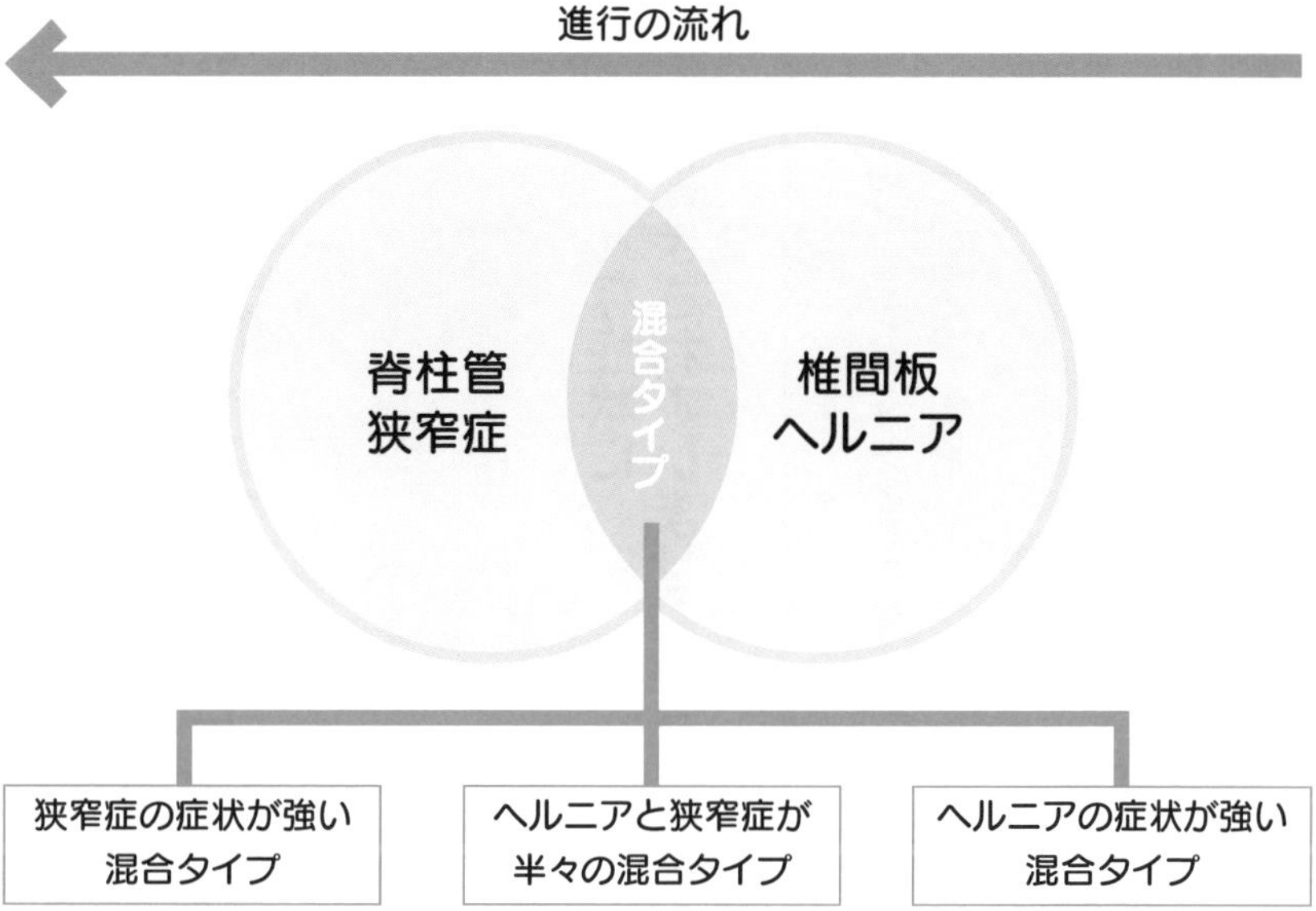

ん多い。その中には、「自分ではヘルニアだとばかり思って来たのに、よく調べたら狭窄症の症状もあった」という患者さんもいらっしゃいますし、「他の医療機関で狭窄症の診断を受けてやって来たんだけど、よく調べたらほとんどヘルニアの症状だった」という患者さんもいらっしゃいます。

だから、腰痛は「ヘルニアから始まって、だんだん狭窄症へと移行していく」という流れで捉えたほうがいい。すなわち、「椎間板ヘルニアの症状」→「ヘルニアに加えて狭窄症の症状も出始める」→「両者が混合した症状」→「次第に狭窄症の症状が強くなる」という流れで捉えていくほうがいいのです。では、これを踏まえたうえで、椎間板ヘルニアと脊柱管狭窄症について、より深く見ていくことにしましょう。

あなたの症状はヘルニアタイプ？それとも狭窄症タイプ？

こんな症状に悩まされていませんか？

		椎間板ヘルニア	脊柱管狭窄症
①	咳やくしゃみをすると腰に響く。トイレで力むと腰が痛む	◎	×
②	洗面台で顔を洗うときなど、前かがみがつらい	◎	×

自分の腰痛は、椎間板ヘルニアなのか、それとも脊柱管狭窄症なのか――。上のチェックリストは、どちらの腰痛のタイプなのかを把握するための目安です。ここでは、「2大腰痛」のそれぞれの症状の特徴をざっと説明しておくことにしましょう。

椎間板ヘルニアは20～50代の働き盛り世代に多い腰痛です。症状の大きな特徴は、腰に力が入ると響くように鋭く痛む点。咳やくしゃみをするとしびれるような激痛が走ったり、トイレで用を足す際に力むたびに痛んだりします。また、腰だけでなく、お尻や足にしびれや痛みを

③	30分以上座っていると、腰が痛くなる。映画館で映画を観ることができない	◎	×
④	朝、起床時に痛みがひどい	◎	×
⑤	硬い床の上で仰向けになるとつらい	◎	×
⑥	夜、寝ているとき、痛みで目が覚めることがある	◎	×
⑦	足のしびれは、朝から晩まで常時ある	◎	×

伴うこともあります。

なお、これらの症状は、前かがみの姿勢をとったり長い時間座っていたりすると悪化します。このため、前かがみになることの多い介護士、保育士、歯科医師、長い時間座らざるをえないデスクワーカーや長距離運転手などには、ヘルニア持ちの人が少なくありません。

それと、朝に痛みがひどく感じられるのも特徴のひとつ。朝は椎間板の内圧が高いためヘルニアが神経を刺激しやすいのです。また、狭窄症と比べると、日中じっとしているときや寝ているときなど、安静時にも痛みを感じやすい傾向があります。ヘルニアの場合、どちらかというと、じっとしているより歩いているときのほうがラクに感じることが多いのです。

さらに、ヘルニアの人は「ぎっくり腰（急性腰痛）」をよく起こします。後で述べますが、ぎっくり腰はヘルニアの進行によって現れる

⑧	じっとしているよりも、歩いているほうがラクだ	◎	×
⑨	ぎっくり腰を繰り返している	◎	×
⑩	夕方や天気が悪くなりそうなときに痛みがひどくなる	×	◎
⑪	じっとしているときはラクだが、歩いているときがつらい	×	◎
⑫	安静にしてさえいれば、しびれはまったくない	×	◎

症状のひとつ。最初のうちは〝たまに〟起こす程度ですが、症状が悪化してくるとだんだん「ぎっくり」の間隔が狭まって〝しょっちゅう〟起こすようになっていくのです。

一方、脊柱管狭窄症は、50代以降の高齢者に多い腰痛です。ヘルニアが「鋭い痛み」であるのに比べ、狭窄症の場合は「ジンジン、ジリジリと重くのしかかってくるようなしびれや痛み」が腰や足に現われます。

ヘルニアと狭窄症の症状の相違点はいろいろあって、ヘルニアが前かがみで痛みが悪化するのに対し、狭窄症のしびれや痛みは、体を反らすと悪化しやすくなります。また、ヘルニアが朝に痛みが増すのに対し、狭窄症は夕方に痛みが増す傾向にあります。これには足腰の血流が滞るのが影響していて、同じ理由から、急に寒くなったときや天候が悪化しそうなときに症状がひどくなる傾向があります。

		椎間板ヘルニア	脊柱管狭窄症
⑬	歩き始めて数分も経つと症状が増して歩けなくなる。だが、少し休むと再び歩けるようになる（間欠性跛行）	×	◎
⑭	自転車に乗ったり、カートを押して歩いたりしているときは、あまり症状が出ない	×	◎
⑮	足の裏に針山の上でも歩いているような違和感がある	×	◎
⑯	腰の症状よりも足の症状のほうが大きい	×	◎

自分のタイプに合わせて対策をしていきましょう

それと、狭窄症のいちばん大きな特徴は、歩いていると症状が増してくる点。後ほどくわしく述べますが、長く歩いていると足や腰がしびれてきて、休憩を挟まないと歩けなくなってしまう「間欠性跛行」という特徴的な歩き方をするようになります。

そのほか、「安静にしてさえいれば痛みやしびれを感じない」「腰の症状よりも足の症状のほうが強い」「自転車に乗ったりカートを押したりして体を丸めながら移動をしているときは、あまり痛みやしびれを感じない」といった点も狭窄症ならではの症状です。

とにかく、腰痛にスムーズに対処していくには、自分のタイプをしっかりつかんでおくことが非常に大切。ぜひみなさん、それぞれの腰痛の特徴の違いを頭に入れ、自分の症状に照らし合わせつつ、自分の腰痛のタイプを見極めていくようにしてください。

3時間目

ふたつの腰痛をひとつの流れで捉えよう

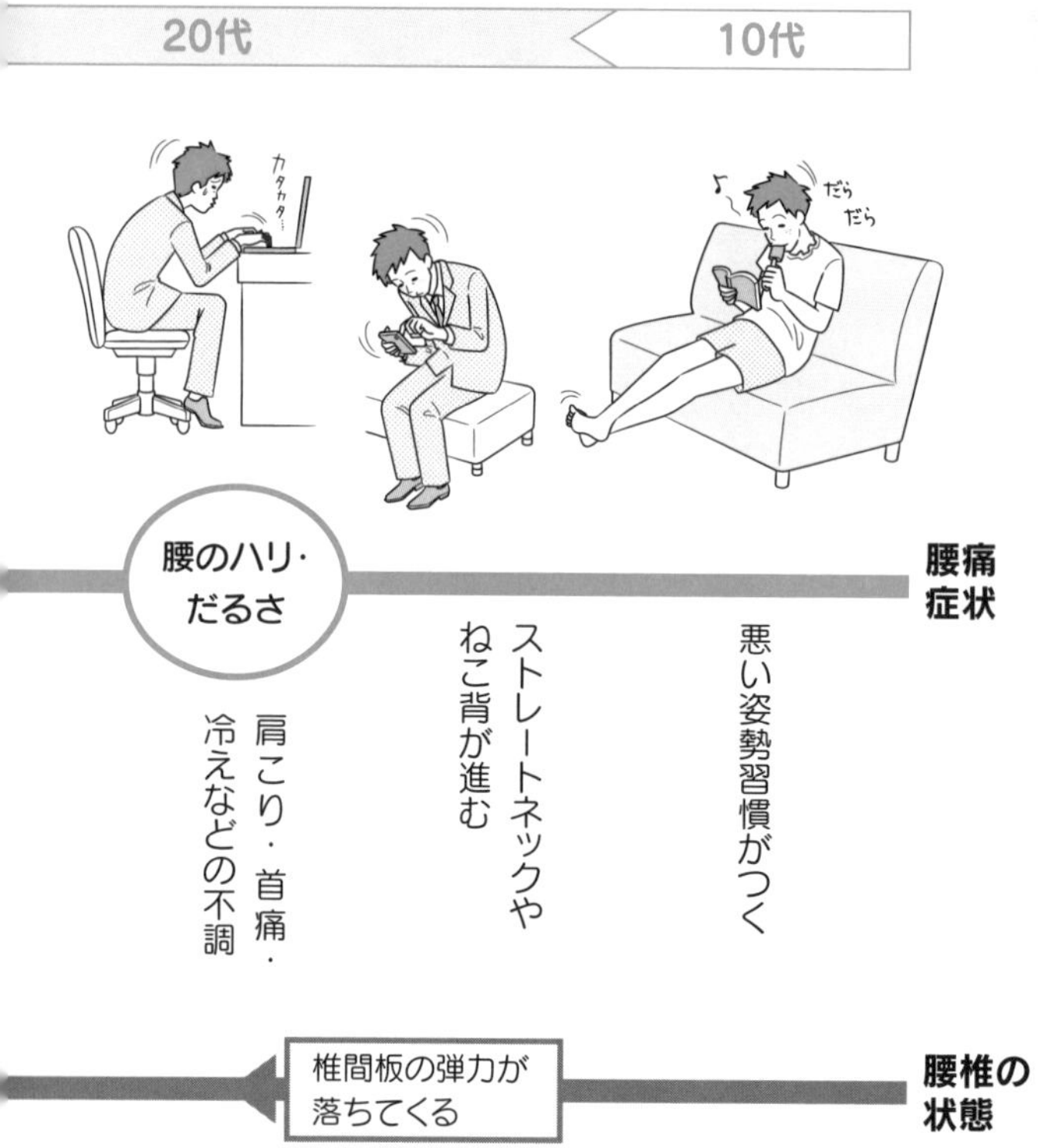

先にも述べたように、私は、椎間板ヘルニアと脊柱管狭窄症は、「同じひとつの流れで捉えるべき腰痛」だと考えています。ではいったいどのように腰が悪くなっていくのか。そのおおまかなアウトラインをなぞってみましょう。

最初、〝不調の芽〟は背骨の椎間板から現われます。椎間板は早ければ10代半ばくらいから弾力性が落ちて消耗し始めます。とくに普段から悪い姿勢をとっていると、ストレートネックや

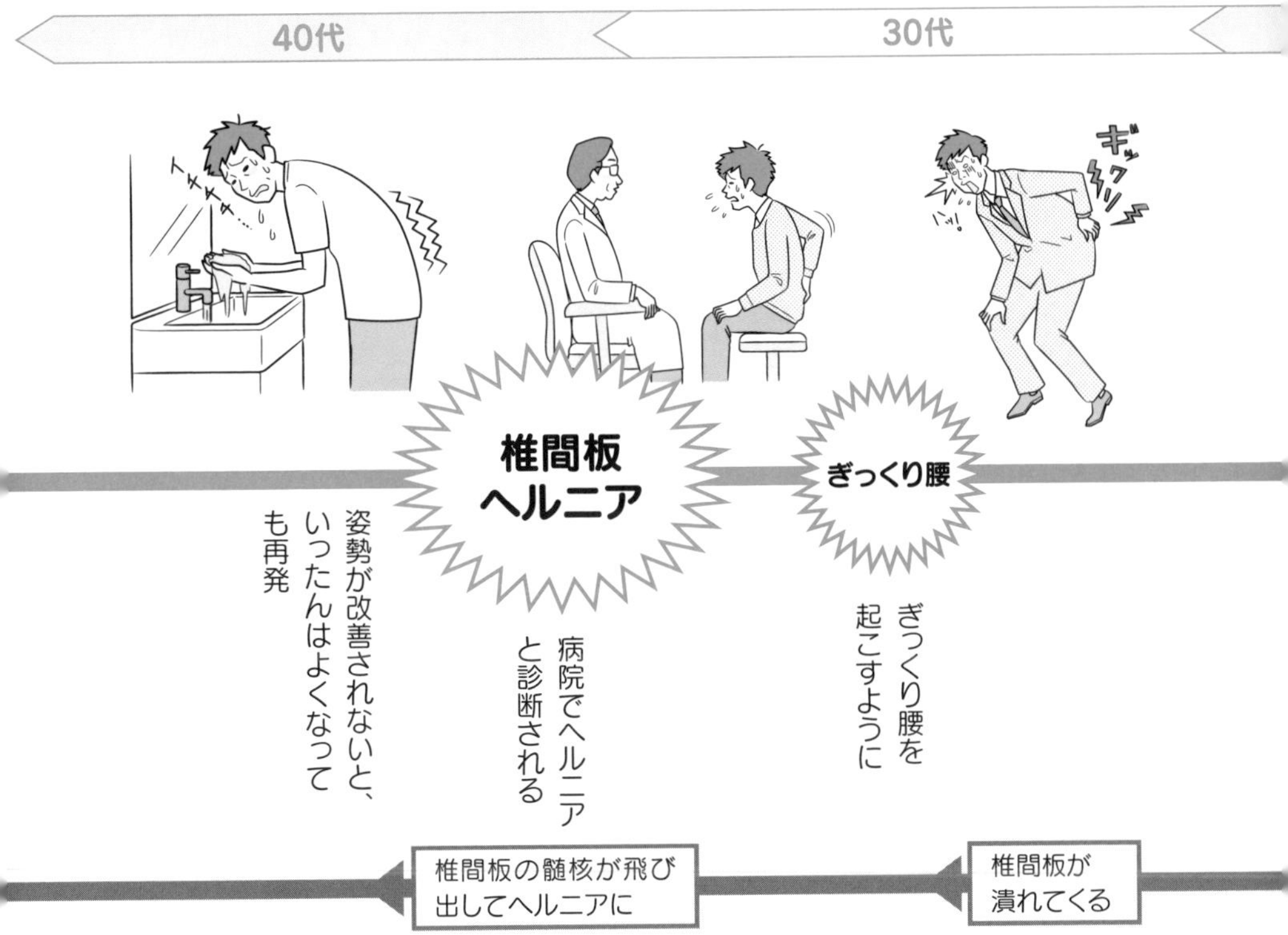

ねこ背が進み、腰の椎間板に荷重プレッシャーがかかるようになっていくのです。

20代になり、社会に出て働くようになると、肩こりや首痛とともに、腰にハリやこり、だるさを訴える場合も目立ってきます。この頃になると、長い時間座って仕事をする機会も増え、椎間板にもより多くの負担がかかるようになるのです。

そして、腰の椎間板が荷重で押し潰され、とうとう持ちこたえられなくなって発症するのが椎間板ヘルニアです。ヘルニアは、ぎっくり腰（急性腰痛）というかたちで発症する場合も少なくありません。「ぎっくり」をよく起こすので整形外科で診てもらったらヘルニアがあったというのが多いパターン。

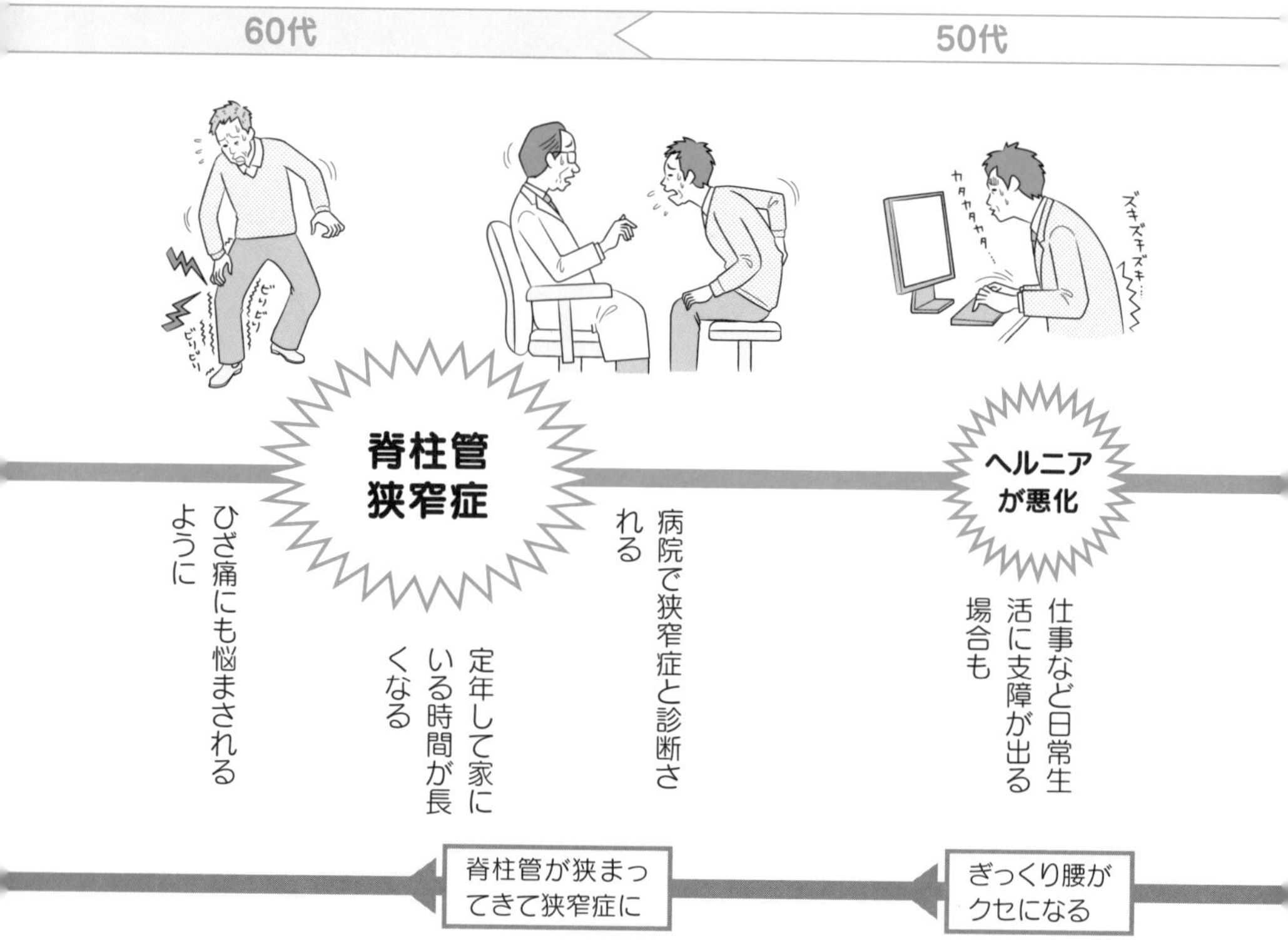

ヘルニアが進行すると、朝、洗顔で腰をかがめるだけで痛むなど、次第に仕事や生活に支障が現われるようになります。また、手術などでいったんは回復しても、姿勢習慣が改善されないと症状が再発しがちです。悪化するとちょっとした刺激でヘルニアが出るようになり、「ぎっくり」を起こす回数も多くなっていきます。

こういった「椎間板の疲弊が進んだ状態」で年齢を重ねると、腰椎の後部パーツがガタついてだんだん脊柱管が狭まってきます。これにより増えてくるのが脊柱管狭窄症です。はじめのうちはヘルニアと狭窄症の症状が合併した「混合タイプ」がたいへん多く見られます。

狭窄症の症状が進んでくると、「間

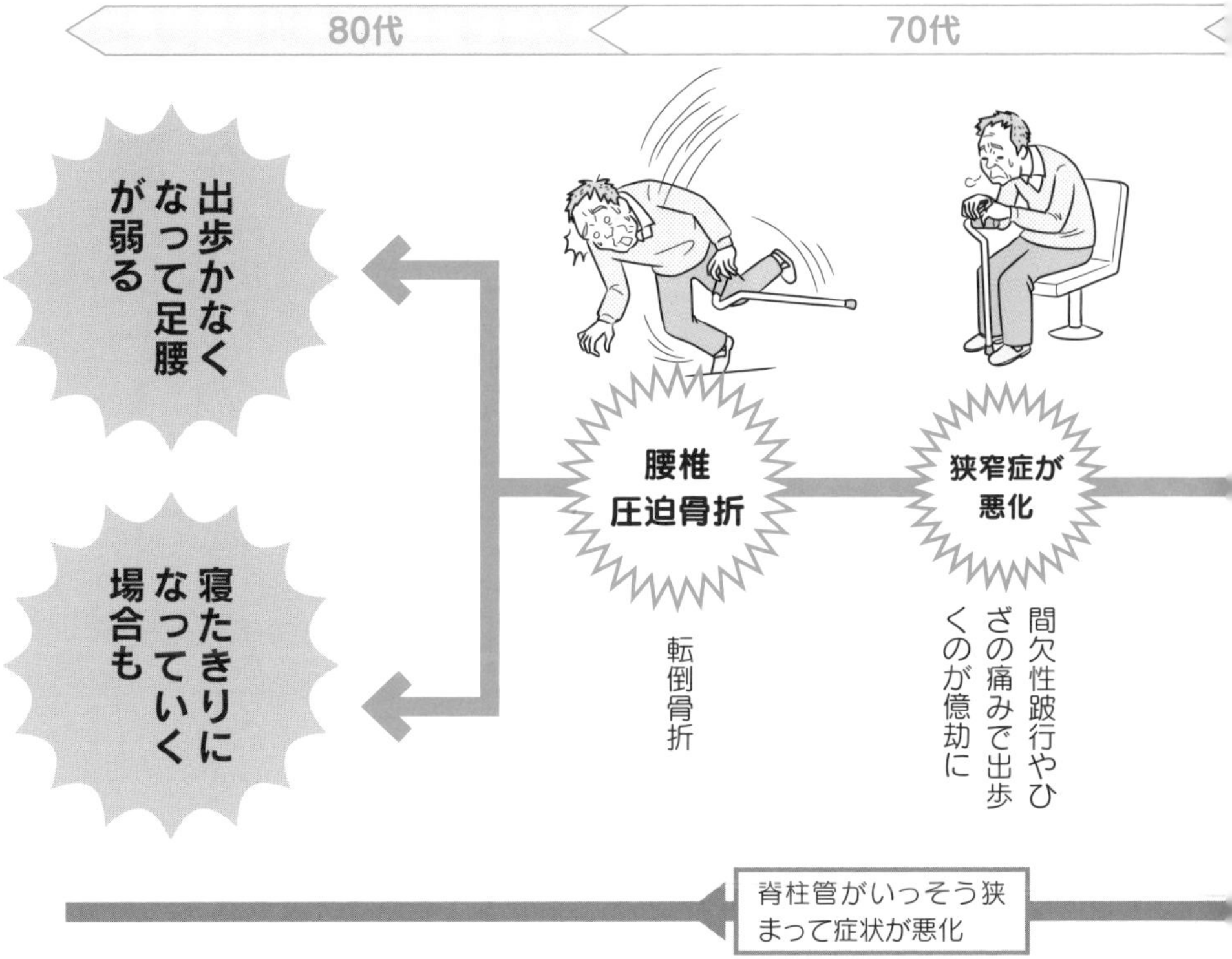

欠性跛行」など、歩行中に痛みやしびれを訴えることが増えてきます。また、高齢になると、腰痛だけでなくひざ痛も訴えるようになる場合が多く、だんだん外に出歩くのを億劫がるようになっていくケースが少なくありません。

さらに、家にいる時間が長くなると、関節や筋肉、骨の機能を衰えさせてしまい、転倒などによって腰椎圧迫骨折を起こす人も多くなります。そして、寝込んで足腰を弱らせてしまい、「寝たきり」や「要介護」になる人が次第に目立つようになっていくわけです。

このように、腰痛が進む流れにはストーリーがあるのです。次の項目からは、こうした「腰痛ストーリー」を段階ごとにクローズアップしていくことにしましょう。

腰痛ストーリー①
椎間板の消耗がすべての始まり

腰痛のストーリーは、椎間板の消耗からスタートします。

椎間板は、使えば使うほど疲弊が進む「消耗品」のような存在です。もともとはやわらかく弾力性に富んだ組織なのですが、日々酷使されていると、だんだん弾力が失われて消耗していくのです。しかも、普段から悪い姿勢をとっていると、より大きな荷重プレッシャーがのしかかるため、その消耗がいっそう早く進みがちになります。

次ページは、腰の椎間板にかかる重圧が姿勢によってどれくらい変わるかを示したもの。①のようにきれいな姿勢でまっすぐ立っているときの椎間板への負担を１・０倍としましょう。ところが、②のようにお辞儀の姿勢をとると、それだけで負担が１・４～１・５倍になります。頭や上体が前に出ると、そのとたん、重圧がどっと跳ね上がるのです。

④のように体を丸めた姿勢で座っているときは、なんと１・８５倍。デスクワークなどで毎日長時間こういう姿勢をとっていたらどうなるでしょう。つまり、腰の椎間板はこうした悪い姿勢習慣によって日々疲弊し、弾力性を失って消耗していってしまうわけです。

姿勢別・腰の椎間板にかかる重圧

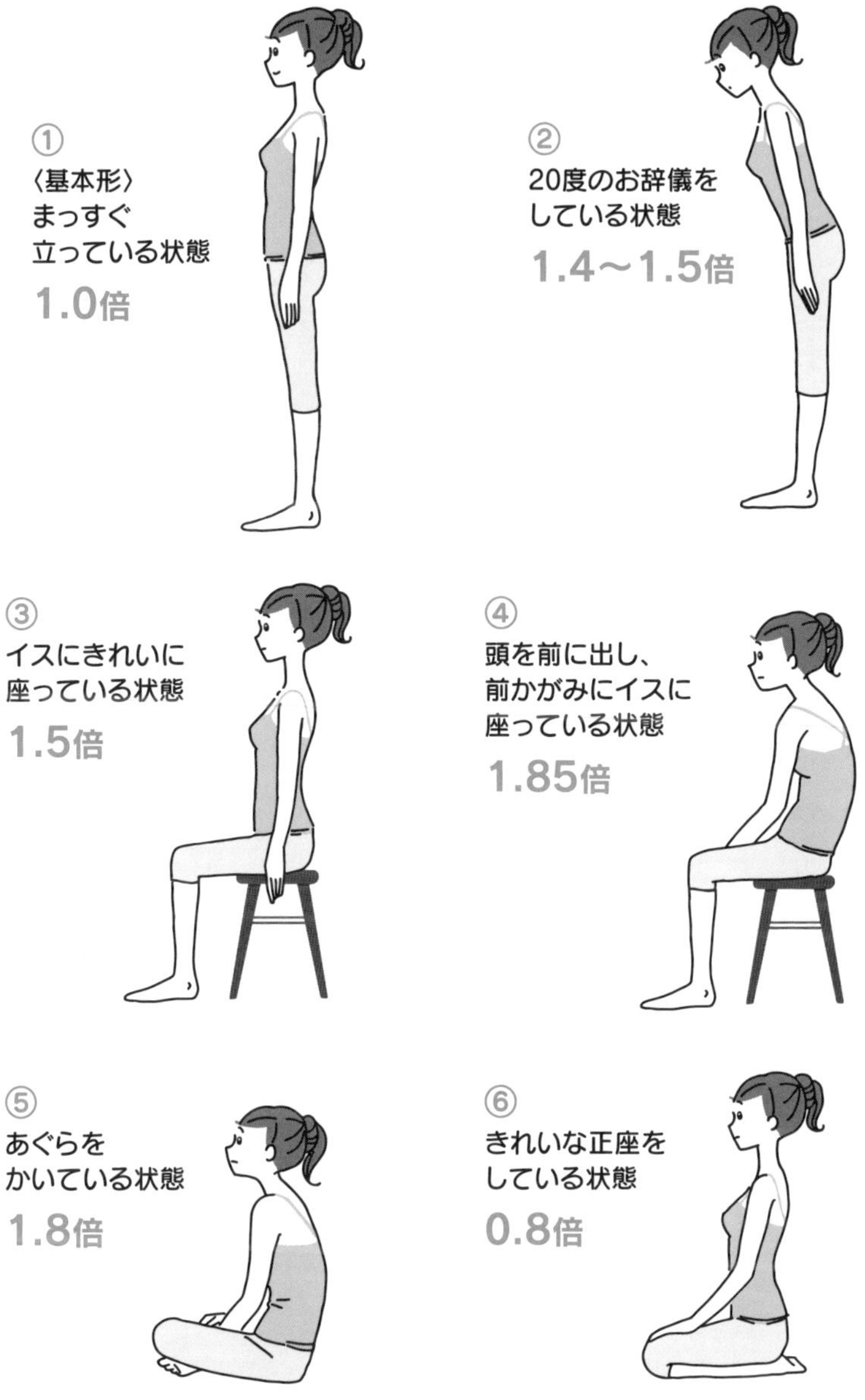

腰痛ストーリー②
前かがみで椎間板が疲弊する理由

なぜ、体を丸めた姿勢をとっていると、椎間板が疲弊しやすいのでしょうか。

左の図を見てください。この図では圧力のかかるベクトルを表わしていますが、上のイラストのように、椎間板は上下まっすぐの方向からのプレッシャーにはわりと強いのです。しかし、下のイラストのように前かがみ姿勢になると、椎間板の前方に集中的に重圧がかかり、椎間板がぐしゃっと歪められた格好になりますよね。こういうプレッシャーを日々長時間かけられると、じわじわと消耗や疲弊が進んでしまうわけです。

たとえば、みなさんはファストフード店でハンバーガーを食べるとき、「ガブッとかぶりついた拍子にバーガーの中身やソースが後ろへはみ出してしまう」という経験をされたことはないでしょうか。それなどは、まさに下のイラストと同じ状況だと言えます。

つまり、ハンバーガーの中身が後ろへはみ出すのと同じように、普段から椎間板の前側にばかり圧力をかけていると、椎間板の髄核がどんどん後ろ方向へ追いやられていきます。そして、最終的にその髄核がヘルニアとしてはみ出し、痛みを引き起こすようになっていくのです。

椎間板にかかる圧力

まっすぐの姿勢のときの椎間板の状態

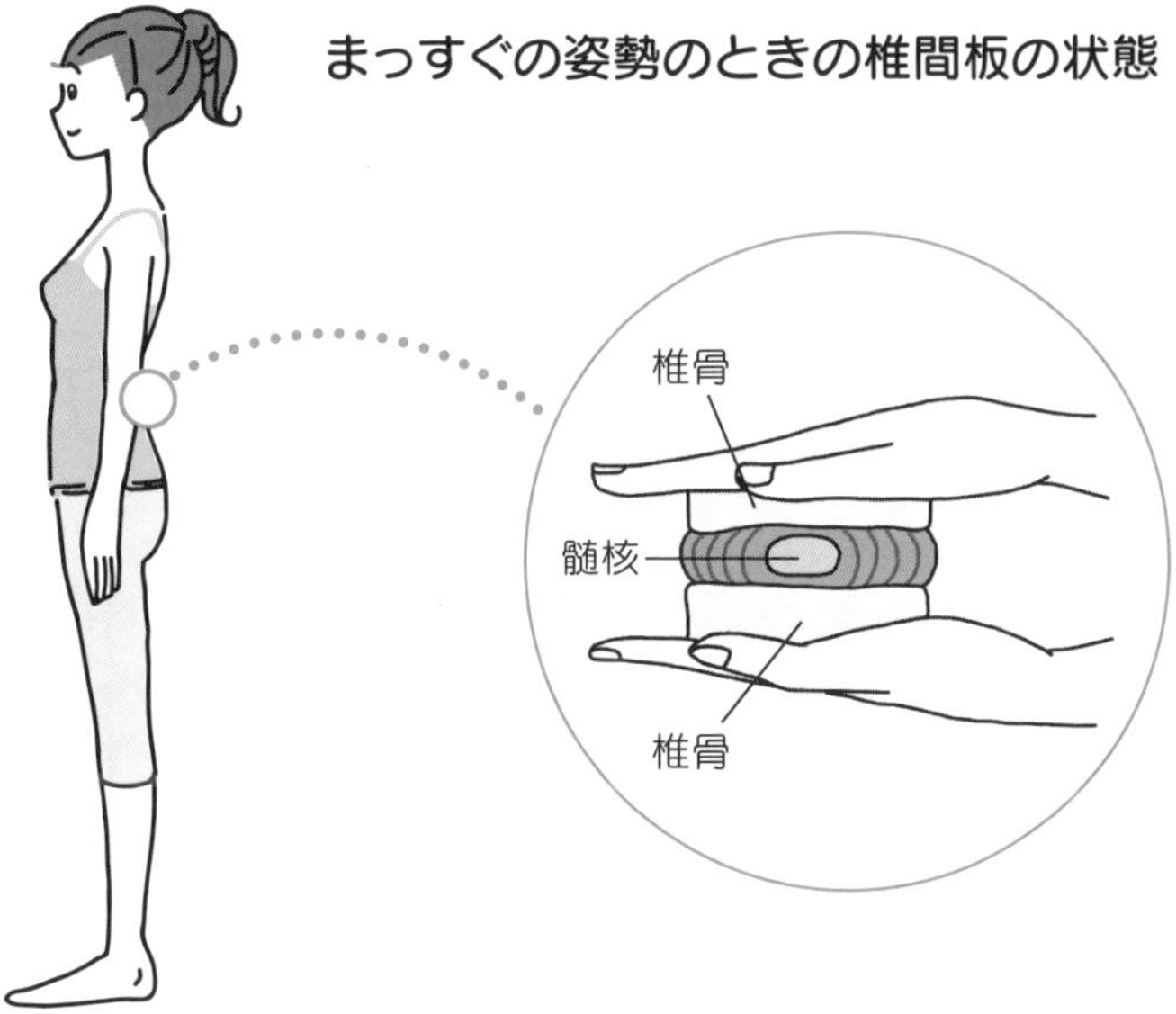

前かがみ姿勢のときの椎間板の状態

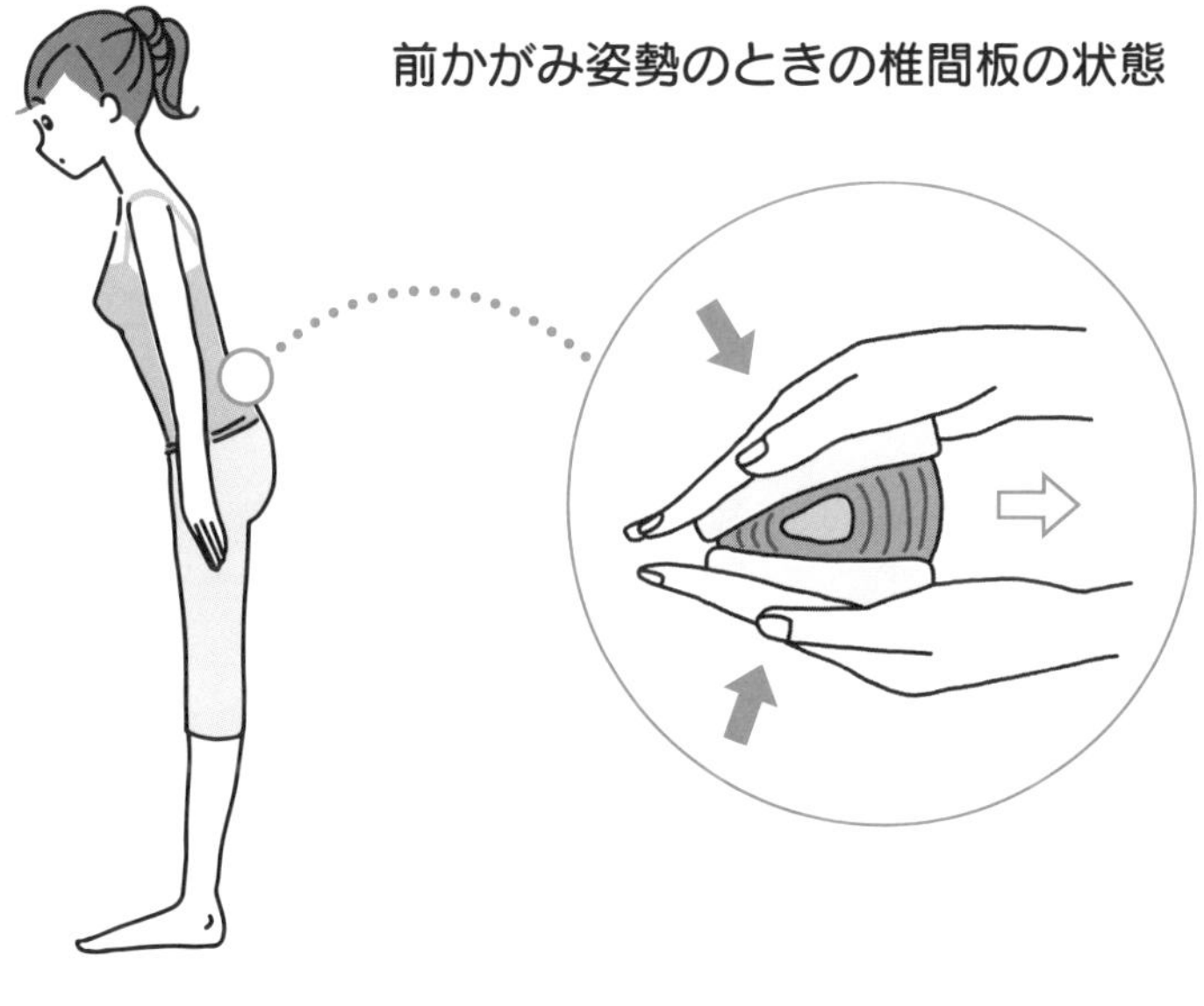

腰痛ストーリー③
ヘルニアは時間をかけて進行する

みなさんの中には「椎間板ヘルニアは何の前触れもなく突然起こる」というイメージを持っている人も多いかもしれません。

でも、それは誤り。腰の椎間板の状態は10年、20年もの歳月をかけて悪化します。徐々に進行してとうとう持ちこたえられなくなったときにヘルニアの激痛が襲ってくるのです。

先にも述べましたが、椎間板の疲弊は早い人だと10代半ばから20代前半くらいに始まります。また、若いうちから悪い姿勢を習慣にしていると、次第に椎間板の弾力が落ち、荷重を支え切れずに椎間板自体が少しずつ潰れてくるようになります。こうした「潰れ」が進むと、「椎間板症」と呼ばれる鈍い腰の痛みが現われる場合も少なくありません。

そして、さらに日々プレッシャーにさらされ続けていると、椎間板の髄核がだんだん後方へ押し出されていき、いよいよ荷重に耐え切れなくなったときに髄核が線維輪を突き破って外へ飛び出してしまうことになるわけです。

ですから、ヘルニアの発生は、若いうちからさんざん椎間板を酷使してきたツケが祟《たた》ったようなもの。ある意味、「当然の報い」と言ってもいいのです。

椎間板の状態が悪化する進行プロセス

正常な状態

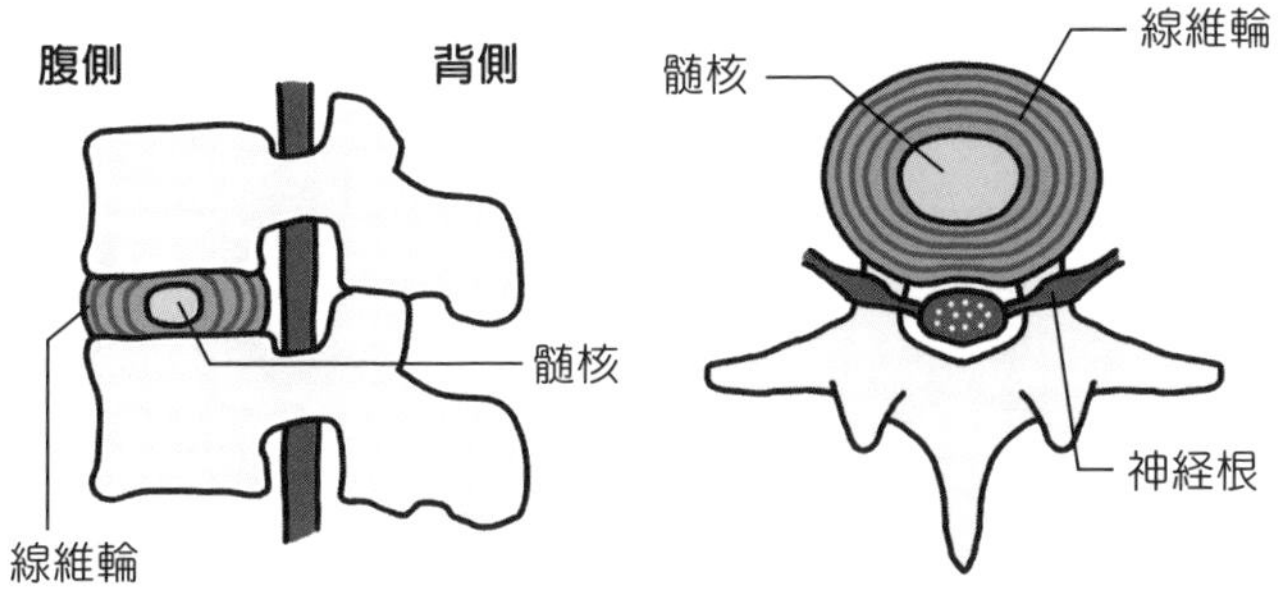

椎間板がプレッシャーにより潰れてきた状態

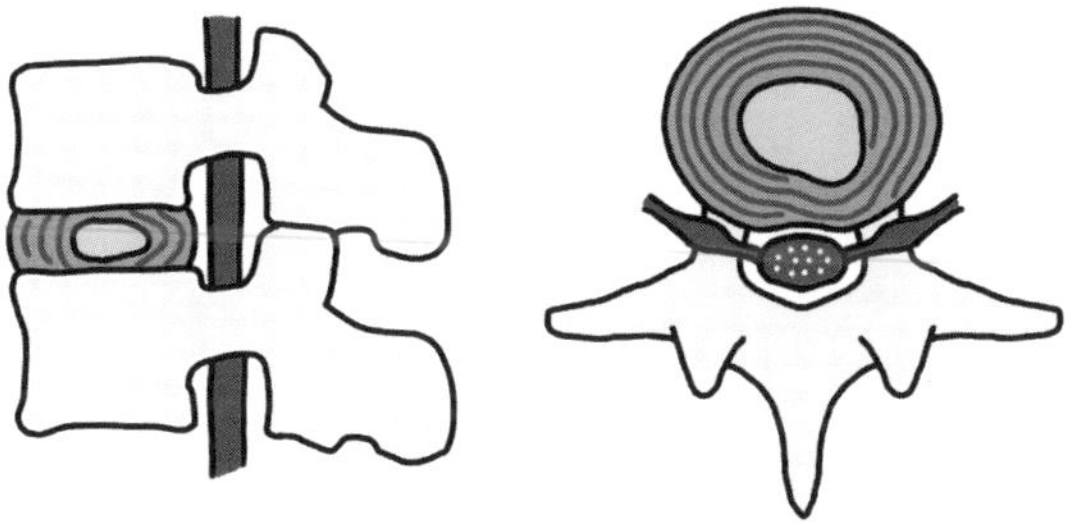

髄核が潰れて変形してくると、「椎間板症」と呼ばれる鈍い痛みの症状が現われる場合もある。

椎間板が潰れて髄核が外へはみ出した状態（椎間板ヘルニア）

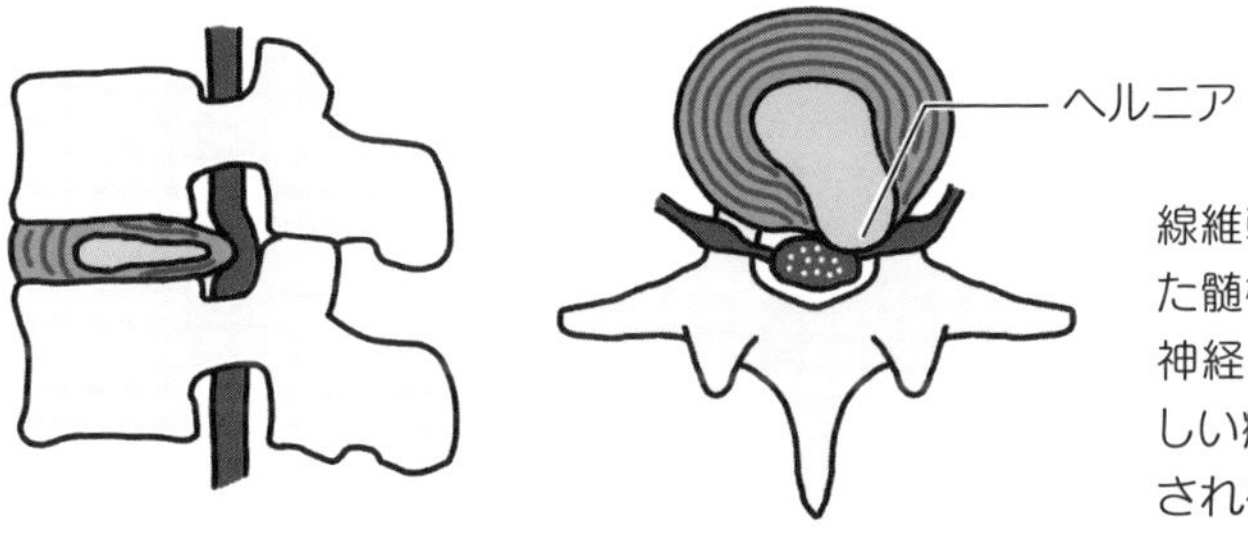

線維輪からはみ出した髄核（ヘルニア）が神経に触れると、激しい痛みが引き起こされる。

腰痛ストーリー④

ぎっくり腰を繰り返していませんか?

じつは、「ぎっくり腰」という疾患名はありません。ぎっくり腰というのは俗称で、正式には「急性腰痛」と呼ばれています。

そして、その正体はというと、ほとんどが「椎間板ヘルニア」なのです。もっと言えば、「ぎっくり腰はヘルニアの一症状」と断定してしまってもいいでしょう。

つまり、ずっと以前から椎間板が潰れてヘルニアが出かかっていた……いつ飛び出してもおかしくない状態だったのが、重い荷物を持ったり体のバランスを崩したりして腰にグッと力が入った拍子に、ついに飛び出してきてしまった。

それでヘルニアが神経にくっついた瞬間、「ぎっくり」の〝悲鳴を上げるほどの激痛〟が走るというわけです。

なお、ぎっくり腰を起こした直後は、痛くて起き上がれず寝返りすら打てないものですが、それは身動きするたびにヘルニアが神経についたり離れたりしているため。その状況は2、3日安静を保たないとなかなか改善されません。

ただ、後ほど改めて述べますが、ぎっくり腰は3、4日経ってある程度立って動けるようになったら、多少痛くてもなるべく歩いていつもの生活パターンに戻していくほうが治りが早く

ぎっくり腰はヘルニアの一症状のようなもの

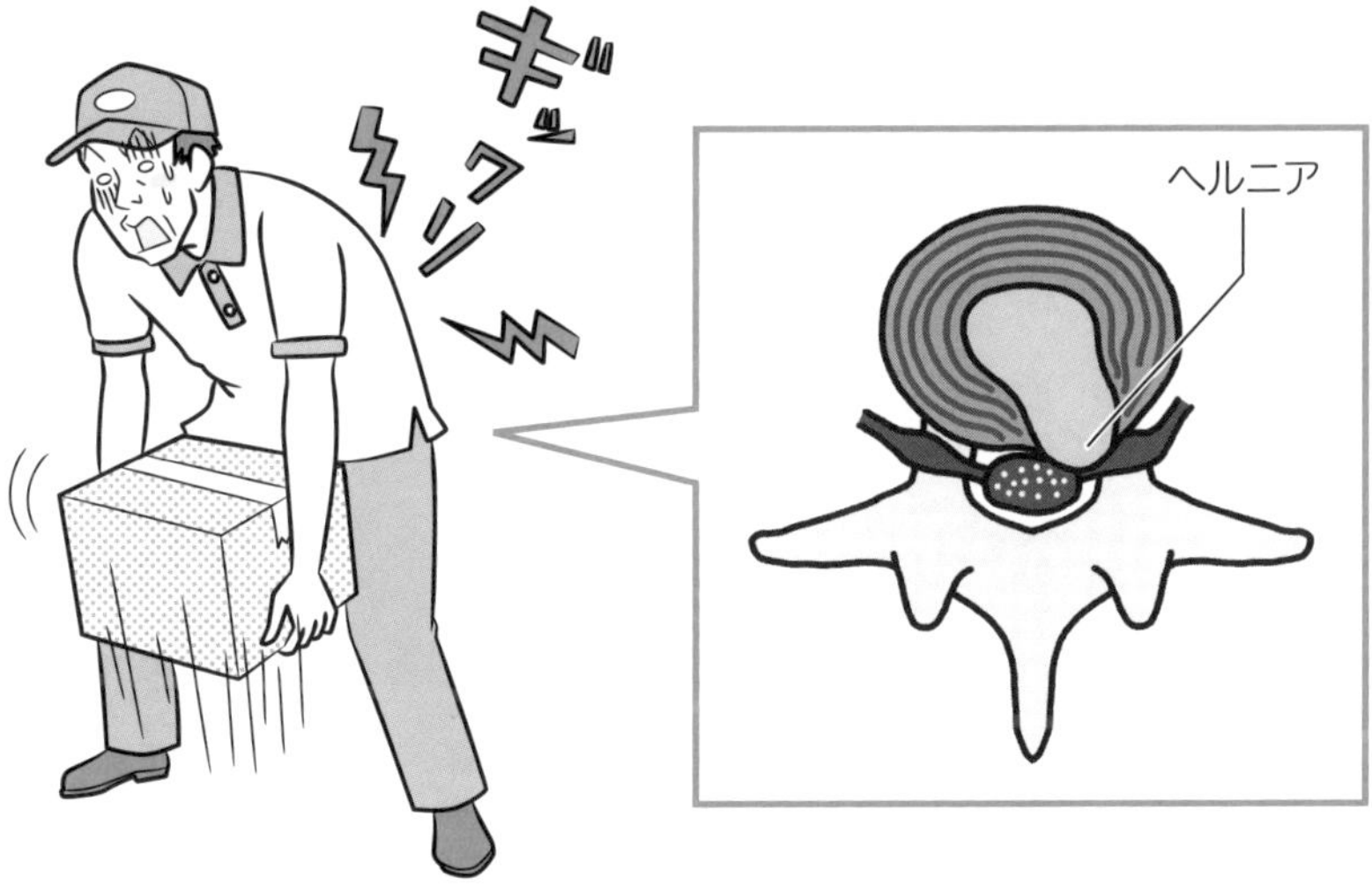

なります。そのほうがヘルニアが神経から離れやすくなるんですね。

もっとも、いったん落ち着いたからと何も対策せずに放っていると、そのうちまたヘルニアが出てきて「ぎっくり」に見舞われます。しかも、椎間板の機能が衰えてくるとちょっとした刺激でもヘルニアが出てきてしまうようになるのです。ぎっくり腰がクセになると、当初は2年置きに起こしていたのが、「1年置き」「半年置き」「3か月置き」といったように、悪化するにつれて「ぎっくり」を起こすタームが短くなっていくケースもよく見られます。

ですから、ぎっくり腰を一度でも経験したことがある人は、決して甘く見てはいけません。もうこれ以上椎間板ヘルニアを悪化させないように、早め早めに「正しい姿勢」や「テニスボール体操」などを習慣づけて積極的に腰痛対策を行なうようにしていくべきなのです。

腰痛ストーリー⑤

ヘルニアは狭窄症へと移行する

なぜ、椎間板にヘルニアなどの不調があると、脊柱管狭窄症が起こりやすくなるのか。ここではそのメカニズムを解説しましょう。

左ページの上の図のように、腰椎は椎骨と椎間板から成る「前部パーツ」と、棘突起などの「後部パーツ」とに分かれています。大型のデパートやホテルなどでは、「本館」と「別館」が連絡橋で結ばれたビル施設が多いですよね。そこで、椎間板の「前部パーツ＝本館」、「後部パーツ＝別館」だと想定してください。

ここで、もし「本館」側の地面が「地盤沈下」を起こしたらどうなると思いますか？ 当然、「別館」もつられて前へ倒れ、連絡橋部分を狭めてしまいますよね。つまり、この地盤沈下は、椎間板の「潰れ」や「ヘルニアの進行」によって起こっているもの。前部パーツが沈めば後部パーツもガタついて倒れてきたり骨にヒビ割れを起こしたりするようになります。そして、これにより、さかんに圧迫されるのが「連絡橋部分」に位置する「脊柱管」なのです。

このように、椎間板ヘルニアの「前部パーツの不調」は、年月とともにじわじわと「後部パーツ」へと影響して、連鎖的に脊柱管狭窄症の症状を引き起こしていくわけです。

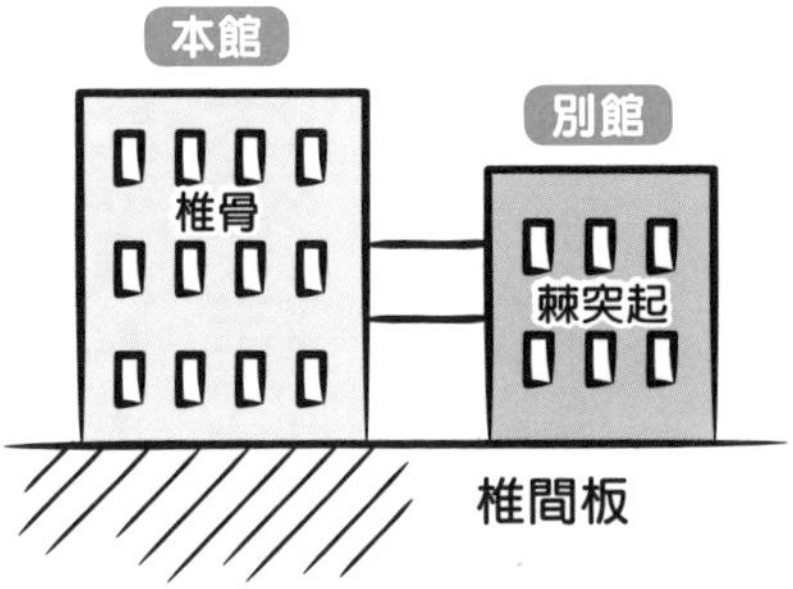

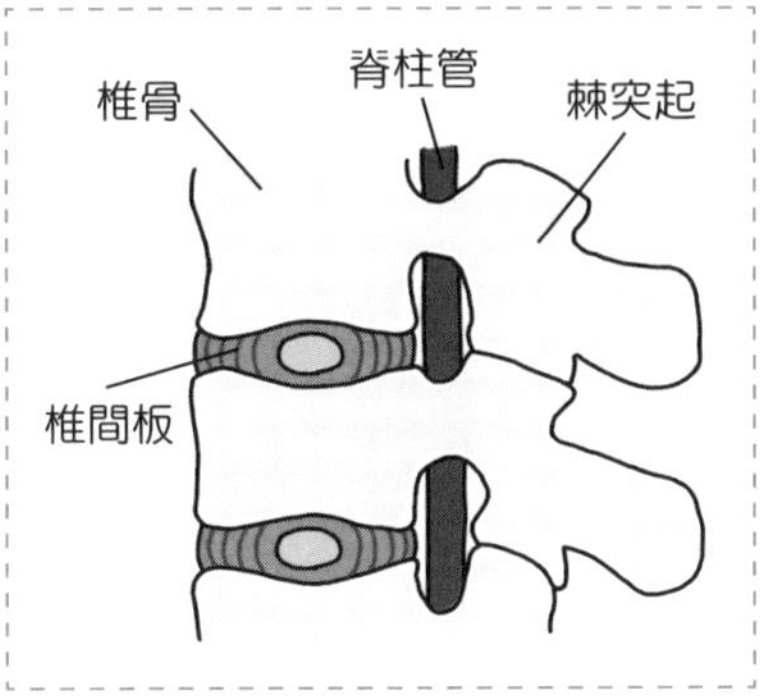

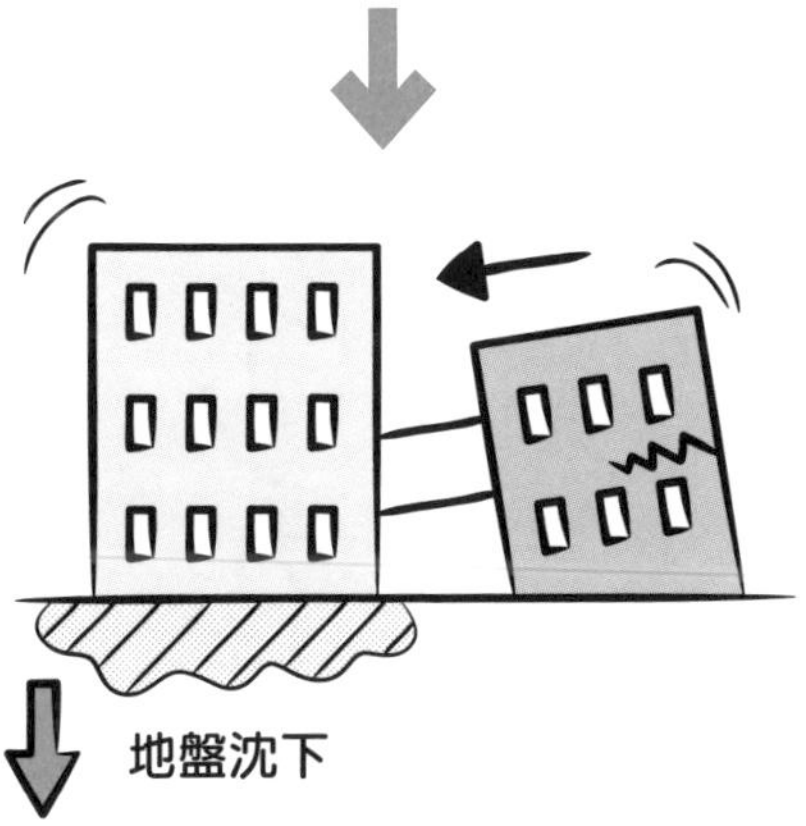

椎間板が潰れて後ろのパーツがガタつくように

椎間板が潰れてくると、地盤沈下を起こしたように椎骨（本館ビル）が沈んでいく。すると、連絡橋で結ばれた棘突起（別館ビル）にも影響が及び、前へ倒れてきたり骨にヒビが入ったりするようになる。このとき、若い頃に起こした棘突起部分の疲労骨折痕が刺激されて、腰椎分離症・すべり症の症状が起こる場合もある。

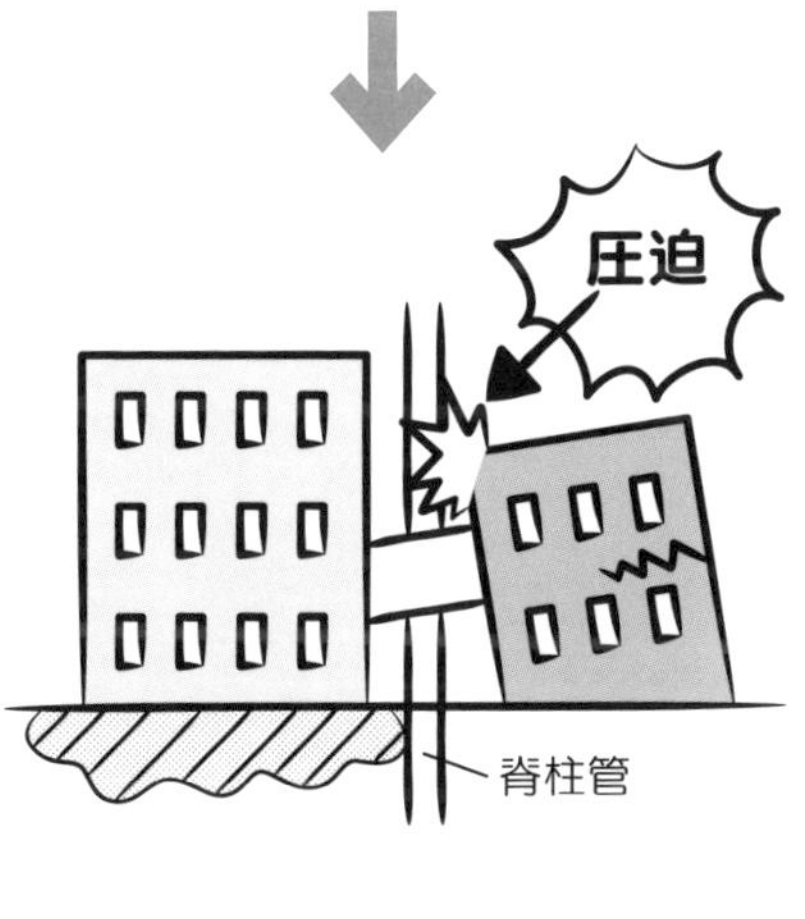

後ろのパーツが前へ傾いて脊柱管を圧迫する

椎間板の地盤沈下が進むと、年月とともに棘突起（別館ビル）がじわじわと前へ傾いてくるようになる。すると、連絡橋部分にある脊柱管が（本館ビルと別館ビルに挟まれて）だんだん圧迫されるように。この脊柱管圧迫によって脊柱管狭窄症の症状が発生する。

腰痛ストーリー⑥ 狭窄症は混合タイプがほとんど

脊柱管狭窄症の症状は、50代半ばから60代になるあたりからじわじわと現われてくるようになります。その症状は歳を重ねるにつれ強まって、70代半ばから80代になる頃には、程度の差はあれ、ほとんどの人が狭窄症の症状を訴えるようになっていきます。

ただ、これほど高齢者に多い腰痛なのにもかかわらず、私はいままで「狭窄症の症状オンリーで、椎間板ヘルニアの症状がまったくない」という患者さんにはほとんどお目にかかったことがありません。いらっしゃったとしても、その人数は全体の1～2%くらいです。

つまり、「脊柱管狭窄症」の診断を受けた人の9割以上は椎間板ヘルニアの症状と脊柱管狭窄症の症状の両方を併せ持った「混合タイプ」なのだということ。前の項目で解説したように、「もともと椎間板にヘルニアなどの不調を抱えていて、その影響によって腰椎の脊柱管が圧迫されるようになり、高齢になるにつれだんだん狭窄症の症状も現われるようになった」という人が多いのです。

こうした混合タイプを大別すると、次の3つに分かれます。

・ヘルニアの症状が強いタイプ

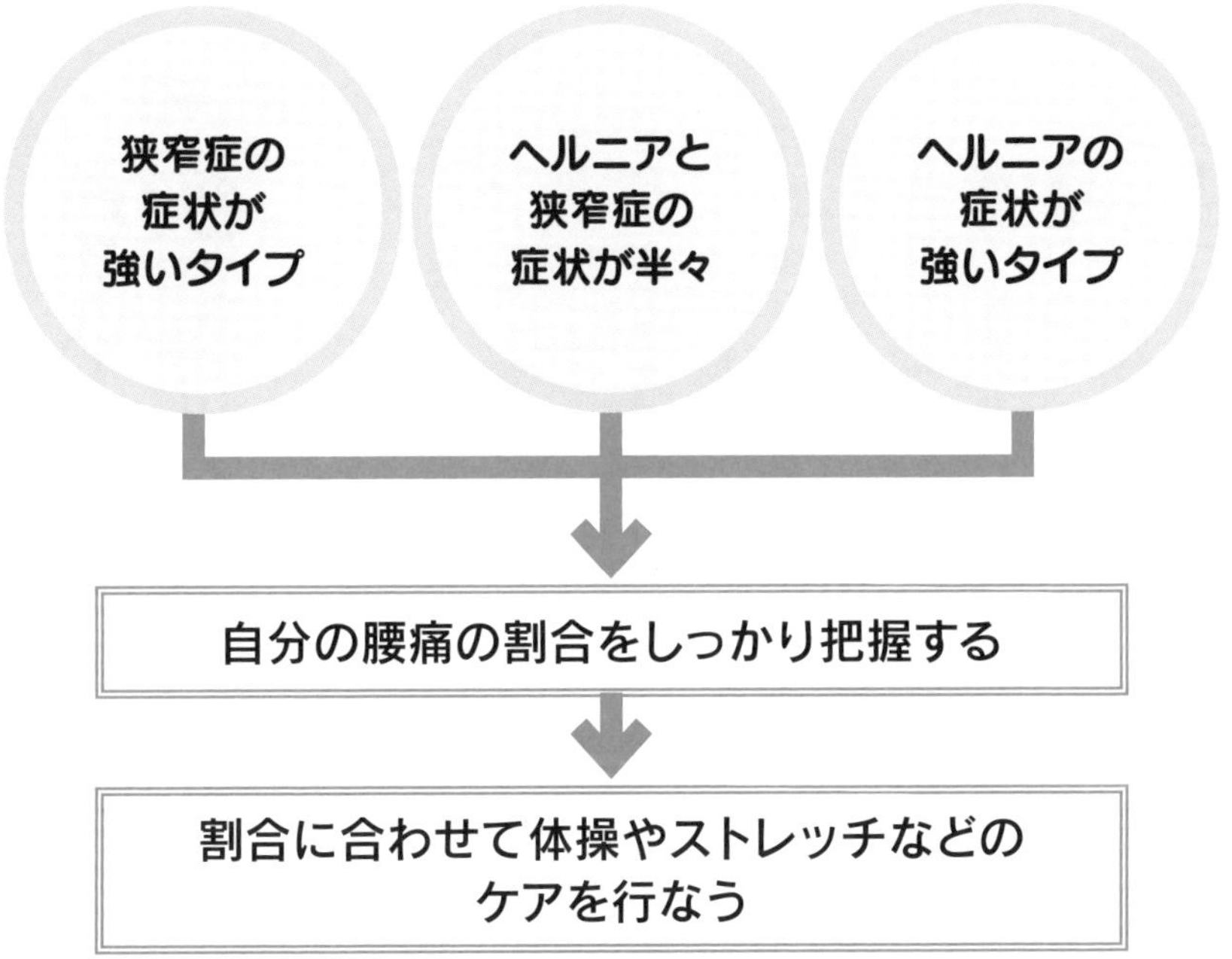

・ヘルニアと狭窄症の症状が半々のタイプ
・狭窄症の症状が強いタイプ

なお私は、これらの混合タイプの方には、自分の「腰痛の割合」をしっかり把握したうえで体操やストレッチなどの対策をとっていくように指導しています。すなわち、ヘルニアの症状が強い人は「ヘルニア向けのハウツー」を多めに実践し、狭窄症の症状が強い人は「狭窄症向けのハウツー」を多めに実践するようにアドバイスしているのです。ヘルニアと狭窄症、両方の対策を〝自分の割合に合わせて行なう〟ことで、より的確に混合タイプの腰痛を治していくことができるわけですね。

こうしたヘルニアと狭窄症、それぞれに向けた体操やストレッチのハウツーについては、次の「4時間目」でくわしくご紹介することにしましょう。ぜひみなさん、自分の割合をよく見極めて実践していくようにしてください。

腰痛ストーリー⑦ 狭窄症を放っておいてはいけない！

わたしたちの老後の人生は、脊柱管狭窄症を治すか治さないかで大きく変わるのではないでしょうか。

だって、考えてみてください。狭窄症は高齢になってから悩まされる腰痛です。もし、放っておいて足腰の痛みやしびれが悪化してしまったらどうなるでしょう。外に出歩くのが億劫になり、家の中にこもるようになってしまうかもしれませんよね。

家に引きこもるようになると、関節や筋肉はあっという間に衰えて、運動機能がてきめんに低下してしまいます。骨も弱ってくるので、転んだ拍子に骨折でもしてしまえば、ふとんやベッドから離れられない生活になってしまうかもしれません。最悪の場合、そのまま寝たきりや要介護の生活に突入していってしまう可能性も十分考えられます。

そんな状況になってしまったら、老後の人生が台無しです。しかし、体がひどく衰える前にちゃんと狭窄症を治していたとしたらどうでしょう。そうすれば、足腰の不調を気にせず、積極的に出歩いたりいろいろな活動をしたりすることができます。きっと、老後の人生を楽しみながら、健康長寿を実現していくことができる

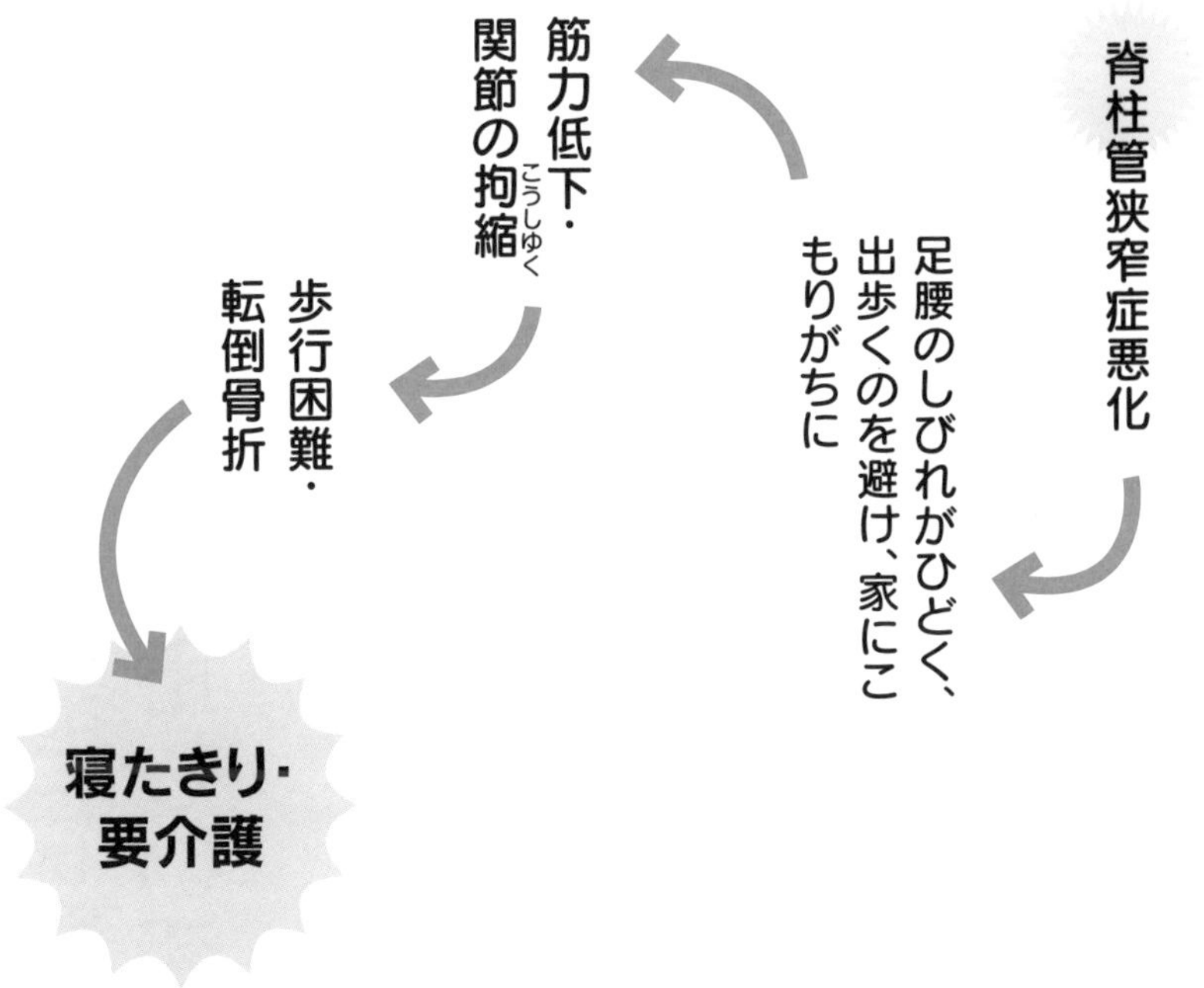

のではないでしょうか。

つまり、腰痛を治すか治さないかで、片や「寝たきり人生コース」、片や「健康長寿コース」という大きな差がついてしまうかもしれないのです。

ですから、狭窄症を何の対策もせずに放っておくのは絶対に禁物。できるだけ早い段階で手を打って治していくようにしてください。

*

ここまで、若い頃から高齢になるまでの「腰痛の進む流れ」をざっとたどってきました。でもみなさん、この流れは、やるべきことさえちゃんとやれば変えることができるのです。姿勢に注意を払い、体操やストレッチをしっかり習慣づけていけば、腰痛をすっきり解消して流れを変えていくことができる。ぜひみなさんも腰痛の進む流れを断ち切って、人生をよりよい方向へ変えていきましょう。

ヘルニアの人も狭窄症の人も後ろ荷重の正しい姿勢で歩くべき

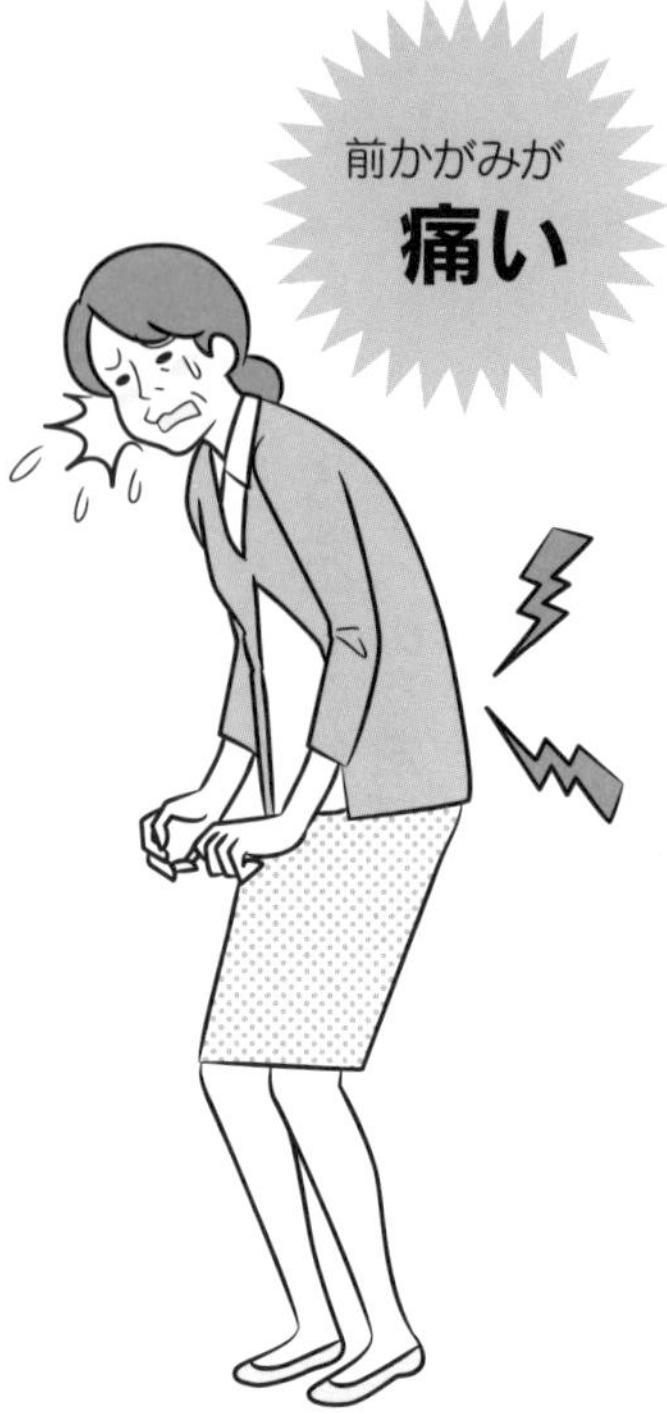

椎間板ヘルニアの場合

ここで、椎間板ヘルニア、脊柱管狭窄症、それぞれの歩き方の注意点について述べておきましょう。先に結論を言ってしまうと、ヘルニアの人も狭窄症の人も、症状を解消するためには、なるべく後ろ荷重の正しい姿勢で歩くのを心がけてほしいのです。

では、その理由を述べていきましょう。

椎間板ヘルニアは前かがみで体を丸めていると症状が増す腰痛です。ですから、症状を防ぐには、なるべく頭や上体を反って、体の後ろ寄りに重心をかけた姿勢で歩くのが基本となります。先に述べたように、「体重の7割方を後ろ

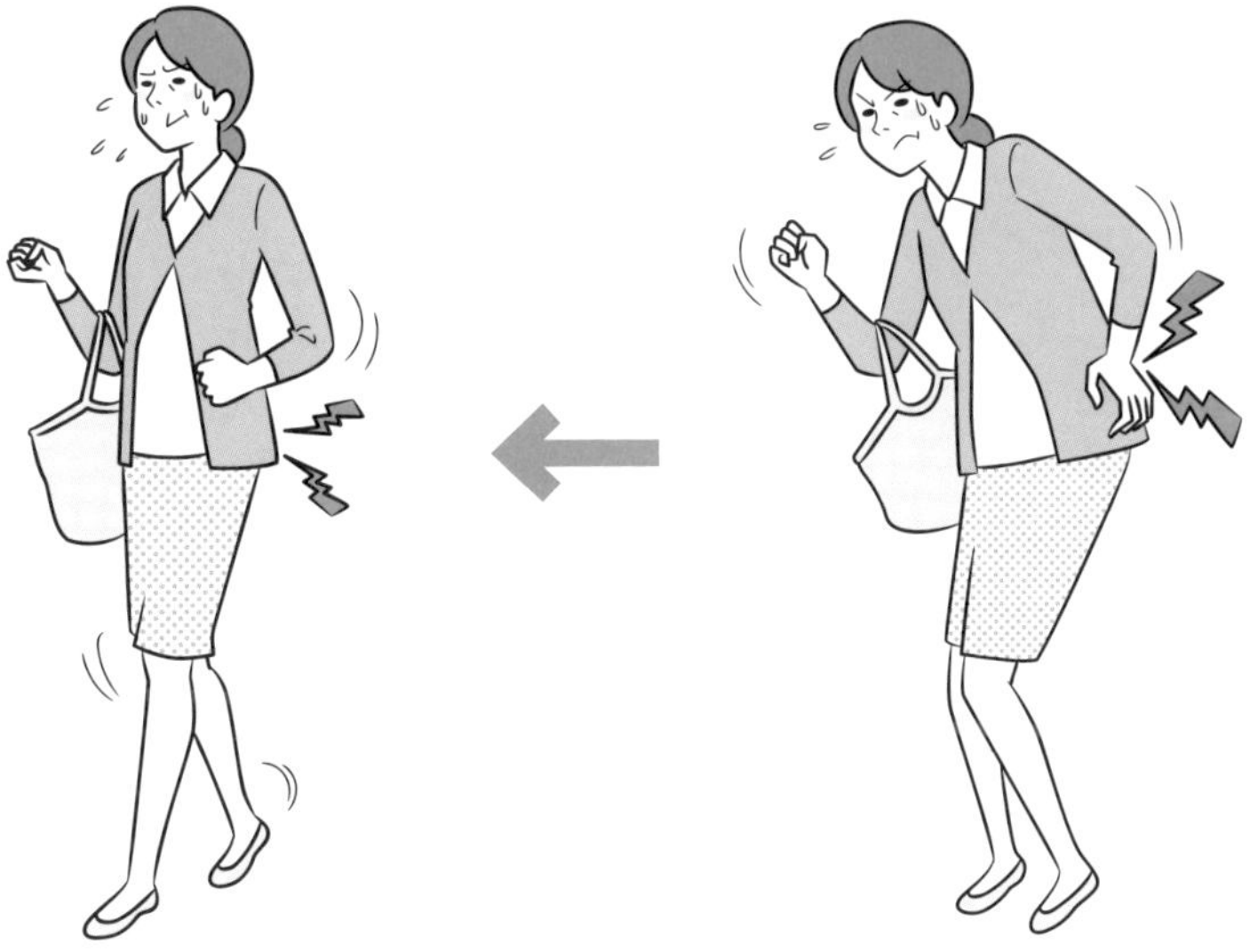

ぎっくり腰の後は、腰をかばって体を曲げて歩きがち

なるべく後ろ荷重の正しい姿勢で歩くほうが治りが早い

側にかけた正しい姿勢」で歩くのがおすすめ。普段から後ろ重心の歩き方を習慣にしていると、腰の椎間板にかかる荷重が緩和され、ヘルニアが中心部へ引っ込みやすくなるのです。

なお、ヘルニア持ちの人の場合、気をつけていただきたいのはぎっくり腰を起こした後です。みなさんは「ぎっくり」の後、なんとか歩けるようになったというとき、体を「く」の字に折り曲げて腰をかばうような姿勢をとってはいませんか？　じつはこの歩き方は、かえってヘルニアの状態を悪化させてしまうのです。

こういうときは、多少痛くても腰を反らし、なるべく後ろ荷重の正しい姿勢で歩くべき。体を反ってもあまり痛まないポイントが必ずあるはずですから、「あ、このバランスならそんなに痛くない」というポジションを見つけて、できるだけ体を伸ばして歩いてください。そのほうが、「ぎっくり」の治りはずっと早くなります。

脊柱管狭窄症の場合

とくに、腰を伸ばして歩くと、足腰が痛い・しびれる

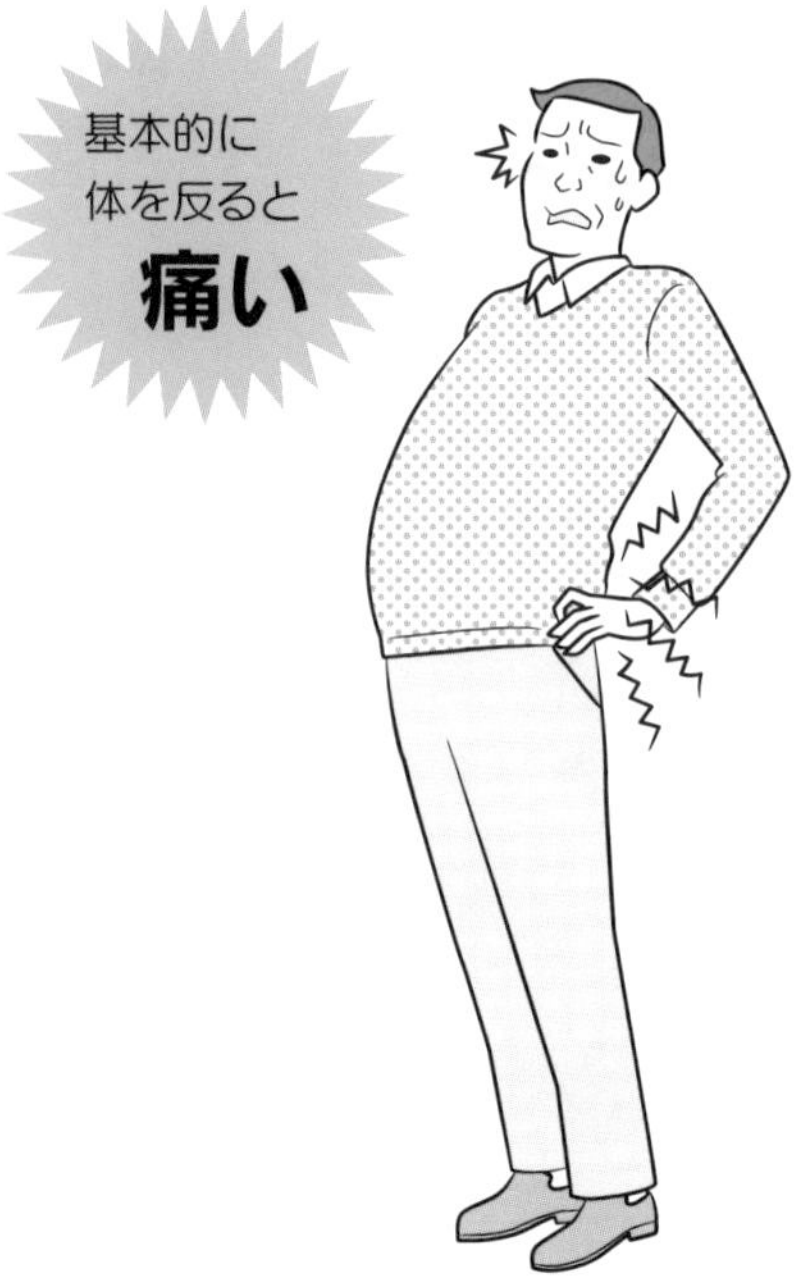

次に、脊柱管狭窄症の場合です。狭窄症は、通常、体を後ろに反ると痛みが増す腰痛とされています。実際、腰を伸ばして姿勢よく歩いていると、次第に足や腰のしびれがひどくなり、休み休みでないと歩けなくなることが少なくありません。いわゆる「間欠性跛行」と呼ばれる症状ですね。

しかし、それでもなるべく腰を伸ばし、体の後ろ寄りに重心をかけて歩くべきなのです。体重の７割方を後ろへかけると痛い場合は、「できる範囲で後ろに体重を載せる」だけでもＯＫ。できれば、５割くらいの体重を後ろに載せるのを目指して歩くといいでしょう。

きっと、「いったいなぜ、わざわざ痛みが増す歩き方をするのか」と不審に思う方もいらっしゃるでしょう。

理由は「そのほうが治りが早いから」。先にも述べたように、脊柱管狭窄症はもともと椎間

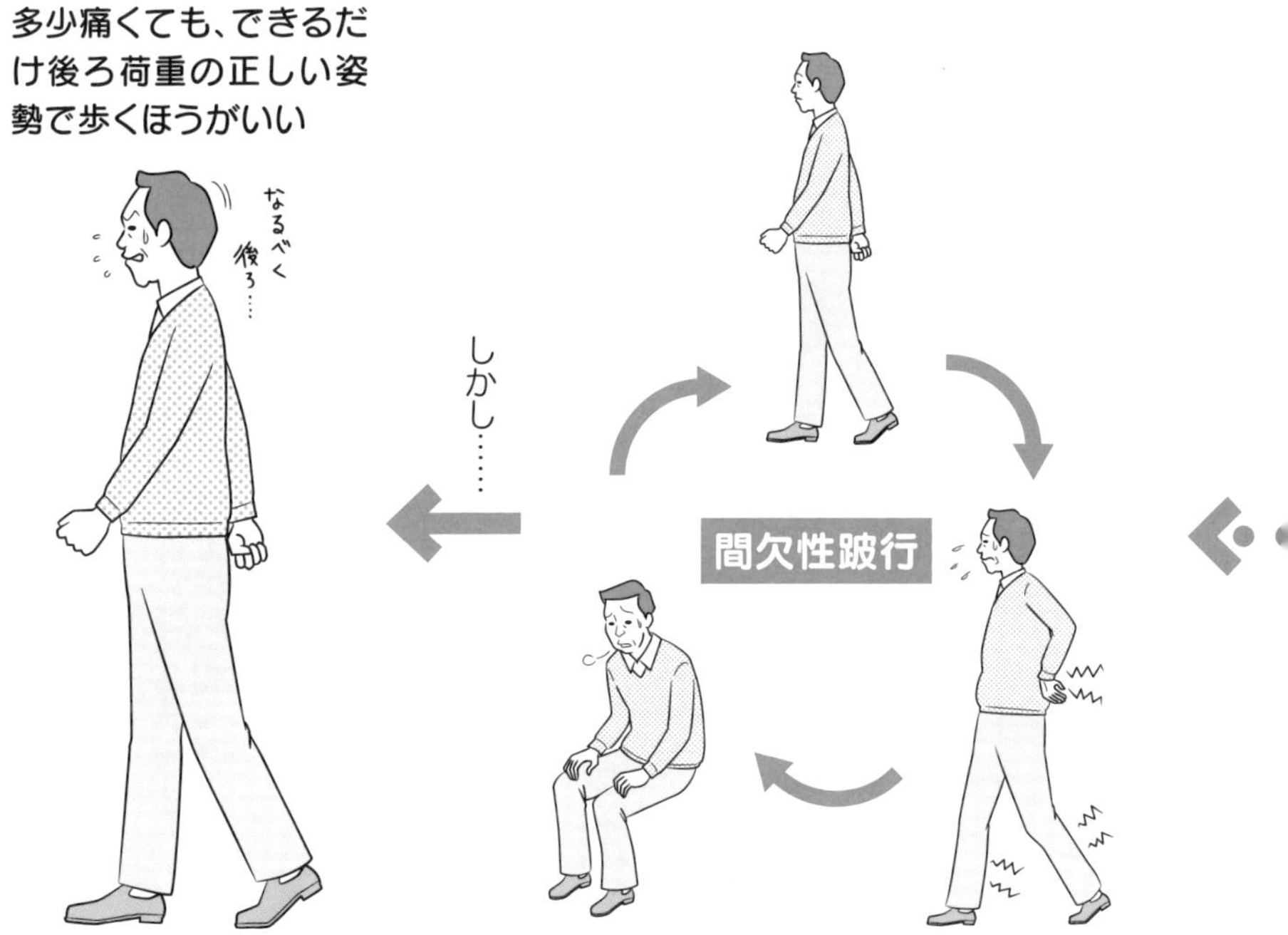

板のトラブルから発生した腰痛と言ってもよく、ヘルニアの症状を合併している人が少なくありません。そして、こういう場合、まず椎間板の荷重負担を軽くすることを先決にして、「後ろ重心の歩き方」を心がけるほうが、症状の治りが早くなるケースが多いのです。しかも、ヘルニアも狭窄症も、両方ともいい方向に向かいやすくなります。後ろ荷重の姿勢によって椎間板にかかる圧が緩和されると、ヘルニアが引っ込みやすくなるだけでなく、脊柱管への圧迫もゆるまることが多いのです。

とにかく、脊柱管狭窄症の場合、痛みやしびれなどの自分の症状とうまく折り合いをつけながら、なるべく後ろに体重を預け、できるだけ体を伸ばして歩こうという姿勢が必要なのです。ぜひみなさん、普段から「なるべく」「できるだけ」と自分に言い聞かせつつ、無理のない範囲でがんばってみてください。

腰椎にかかっている圧力を解消すれば、どっちの腰痛も自分で治せる！

椎間板ヘルニア、脊柱管狭窄症、両方を合併した混合タイプ――。ここで、3タイプの腰痛について少し整理しておきましょう。

まず、椎間板ヘルニアは、腰椎の前方から圧力が加わっているタイプです。前かがみや座りっぱなしで常に椎間板の前側に荷重の圧が集中しているため、圧力に負けてヘルニアが後方へ飛び出してしまうことになります。

次に、脊柱管狭窄症は、腰椎の後方から圧力が加わってくるタイプです。先述のように、椎間板が「地盤沈下」を起こすと、棘突起などの後ろのパーツがだんだん前へ倒れてきます。その後ろ側からの圧に押され、脊柱管が狭まってくるようになるわけです。

さらに、混合タイプの場合は、腰椎の前方・後方から「挟み撃ち」をされるように圧力が加わっていることになります。前方では椎間板の疲弊が進み、ヘルニアが飛び出して神経を刺激するようになってきている。同時に後方でも棘突起などのパーツが疲弊し、前へ倒れて脊柱管を後ろから圧迫するようになってきている。これにより、腰椎中央の神経が通る部分は、前からも後ろからも攻め込まれているような厳しい状況に立たされているのです。

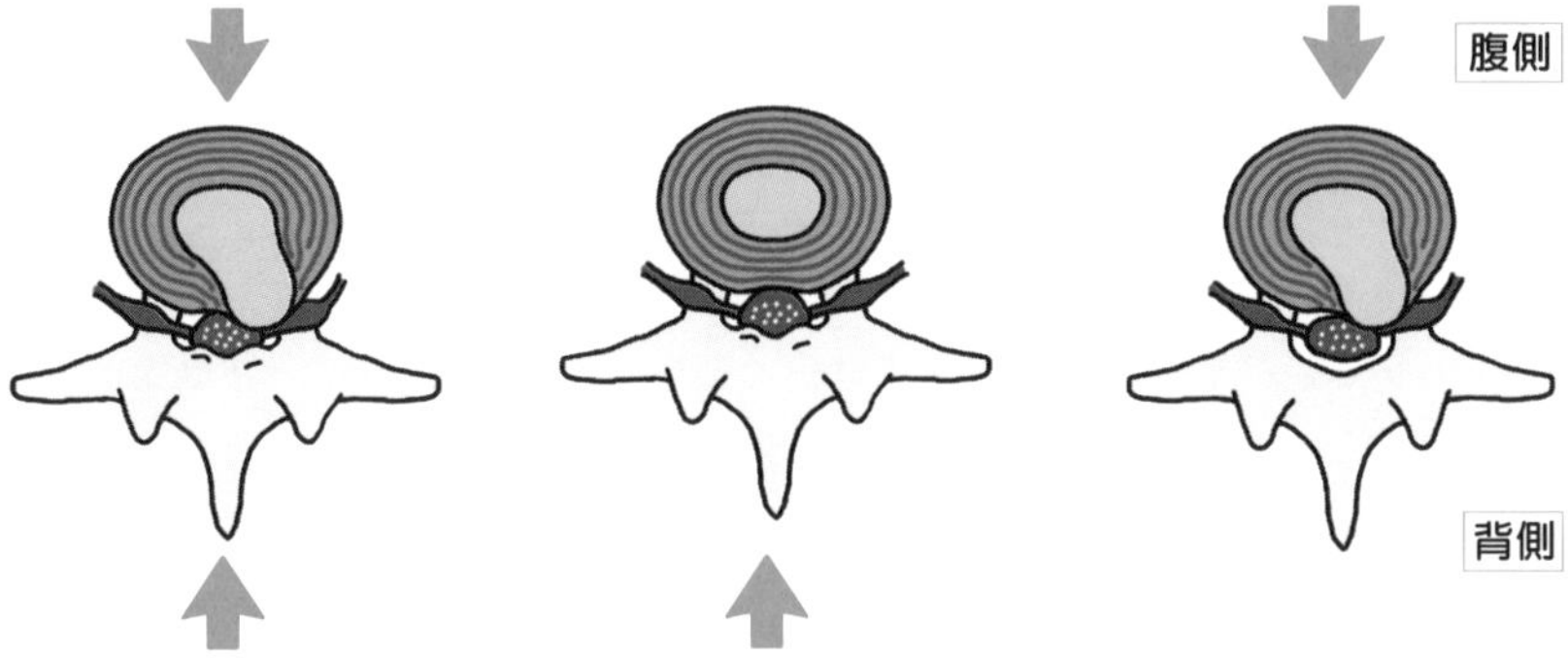

混合タイプ

前後両方からの圧力

「椎間板疲弊による前方からの圧迫」「後部パーツ疲弊による後方からの圧迫」により、前後両方から圧がかかる。

脊柱管狭窄症

後方からの圧力

椎間板の「地盤沈下」により、棘突起などの後方のパーツが前へ倒れ、さかんに脊柱管を圧迫するようになる。

椎間板ヘルニア

前方からの圧力

悪い姿勢習慣により椎間板の前側にばかり圧力がかかっている。これによりヘルニアが後方へはみ出していく。

では、どうすれば、こうした状況を脱して腰痛を解消へ向かわせることができるのか。それには、腰椎にかかっている圧力を減らし、解消させるようにしていけばいいのです。

つまり、ヘルニアで腰椎の前側に圧が集中している場合は、体操やストレッチで腰椎の後ろ側へ荷重をシフトしていけばいい。狭窄症で腰椎の後ろ側の圧が多い場合は、腰椎の前側へ荷重をシフトするような体操やストレッチを行なえばいい。さらに、混合タイプの場合は、前と後ろの圧のどっちが強いのかを見極めながら体操やストレッチを行ない、腰椎にバランスよく荷重がかかるようにシフトしていけばいい。

このように、体操やストレッチなどを行なって腰椎にかかっている荷重の圧を整えていけば、3タイプとも自分で症状を解消させていくことができるのです。これらのハウツーについては、次の4時間目でくわしく見ていきましょう。

column 3

最新機器「パワードップラー」が痛み治療の救世主になる!?

いま、腰痛治療は、医学の進歩とともに大きく変わろうとしています。ここで、その一例を挙げることにしましょう。

最近の研究で、体の痛みがある場所には、「痛み血管」とでも言うべき異常な毛細血管が発生することが分かりました。この「痛み血管」、これまではＭＲＩやレントゲンを使っても捉えることができなかったのですが、「パワードップラー」という最新機器が登場したことによって鮮明に映し出せるようになったのです。つまり、腰痛であれ首痛であれひざ痛であれ、パワードップラーで「痛み血管」を映し出して、その血管を消滅させれば、痛みを消していくことが可能となったわけです。

なお、「痛み血管」を消滅させるには、これも最新機器の「体外再生圧力波装置」が使用されます。これは、体の外から圧力波を送って異常血管を粉砕していく装置。要するにパワードップラーで「痛み血管」を捉えてマーキングし、体外再生圧力波で血管を狙い撃ちしていく――そういう治療が可能となったわけです。

私の治療院では早速これらの機器を導入し、日々の治療に役立てています。これからの時代はこうした最先端の機器が、痛み治療の救世主になっていくのかもしれませんね。

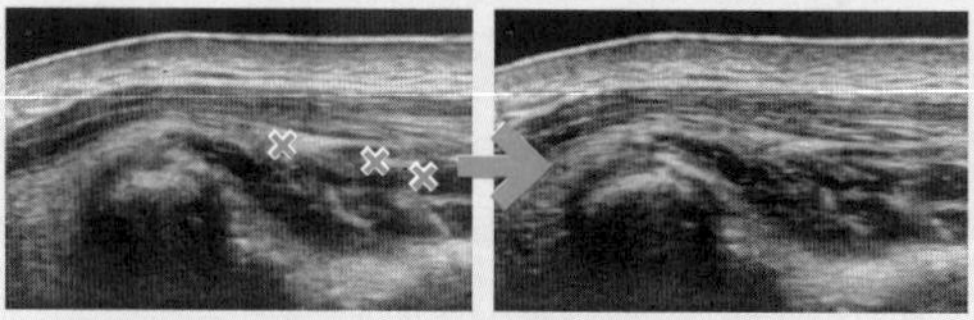

左は、パワードップラーで映し出した「痛み血管」（×で示した部分）。右の画像では「痛み血管」が消滅している。

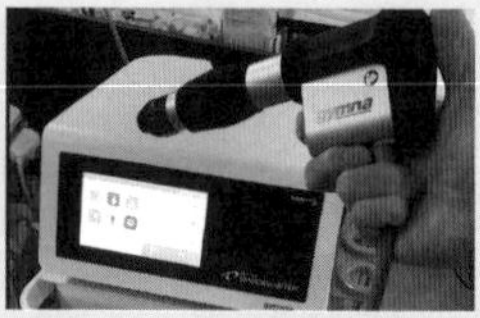

これが「体外再生圧力波装置」。ガンで病巣を狙い撃ちできる。

4時間目

朝晩3分の
関節ストレッチで
腰痛を自分で
撃退する!

「柱」と「土台」をゆるめたうえでタイプごとに体操・ストレッチを行なう

4時間目は、いよいよ実技の授業です。腰痛を自分で解消させるにはどんな体操やストレッチを行なえばいいのかを具体的に学んでいきましょう。

これまで述べてきたように、腰痛を解消させるには、腰椎にかかっている荷重プレッシャーを軽減していかなくてはなりません。

そのためには、まず、胸椎や仙腸関節のクッション機能を回復させて、「柱（背骨）」と「土台（骨盤）」をスムーズに動くようにする必要があります。そして、そのうえで「椎間板ヘルニア」「脊柱管狭窄症」「混合タイプ」のうち自分の症状に合わせたケアメニューを行ない、腰椎にかかっている圧を取り除いていくのです。これにより、腰椎にかかっている荷重プレッシャーが軽減すれば、それに合わせて痛みも軽減し、悩みの症状が解消へと向かっていくはずです。

では、メニューのラインナップをざっとご紹介しておきましょう。メニューは「共通メニュー」「ヘルニアの症状が強い人向けメニュー」「狭窄症の症状が強い人向けメニュー」

メニュー一覧

共通メニュー

胸椎テニスボール体操

仙腸関節テニスボール体操

ヘルニアの症状が強い人向けメニュー

オットセイ体操

体ひねりストレッチ

足振りストレッチ（後ろげり）

狭窄症の症状が強い人向けメニュー

ねこ体操

テニスボール座ぶとん

足振りストレッチ（前げり）

に分かれています。「共通メニュー」は2時間目で紹介したテニスボール体操。胸椎と仙腸関節をゆるめる体操は、どの人も毎日行なう必須メニューと考えてください。

また、「ヘルニアの症状が強い人向けメニュー」としては、「オットセイ体操」「体ひねりストレッチ」「足振りストレッチ（後ろげり）」の3つ、「狭窄症の症状が強い人向けメニュー」としては、「ねこ体操」「テニスボール座ぶとん」「足振りストレッチ（前げり）」の3つを用意しています。さらに、混合タイプの人は、自分のヘルニアと狭窄症の症状の割合を見極めて、その割合に合わせて「ヘルニア向けメニュー」と「狭窄症向けメニュー」を実践していくかたちをとります。

ぜひみなさん、しっかりマスターして、自力で腰痛を撃退していくようにしましょう。

朝晩のテニスボール体操を毎日の習慣にする

テニスボール体操は、どんなタイプの腰痛にも効果を発揮する〝万能メニュー〟です。このため、酒井式腰痛解消メソッドでは、ヘルニアの症状が強い人も、狭窄症の症状が強い人も、混合タイプの人も、「共通メニュー」として毎日欠かさず行なうようにします。

ちょっとおさらいしておくと、「胸椎テニスボール体操」（82ページ参照）は、背骨の胸椎をゆるめて「柱」の動きをよくするメニュー。「仙腸関節テニスボール体操」（86ページ参照）は、骨盤の仙腸関節をゆるめて「土台」のクッションを回復させるメニューです。このふたつのテニスボール体操を行なうことにより腰椎が荷重プレッシャーから解放され、「柱」と「土台」が本来のしなやかな動きを取り戻すことになるわけですね。

なお、ふたつとも硬い床の上で体を横にして行なう体操なので、私はふたつのテニスボール体操を「朝の起床後」と「夜の就寝前」の1日2回行なうように習慣づけてしまうことをおすすめしています。

両方合わせて2～3分も刺激すれば十分ですから、毎日朝晩行なってもそんなに負担にならないはず。ルーティーンとして定着してくると、

胸椎テニスボール体操 …やり方はP.82

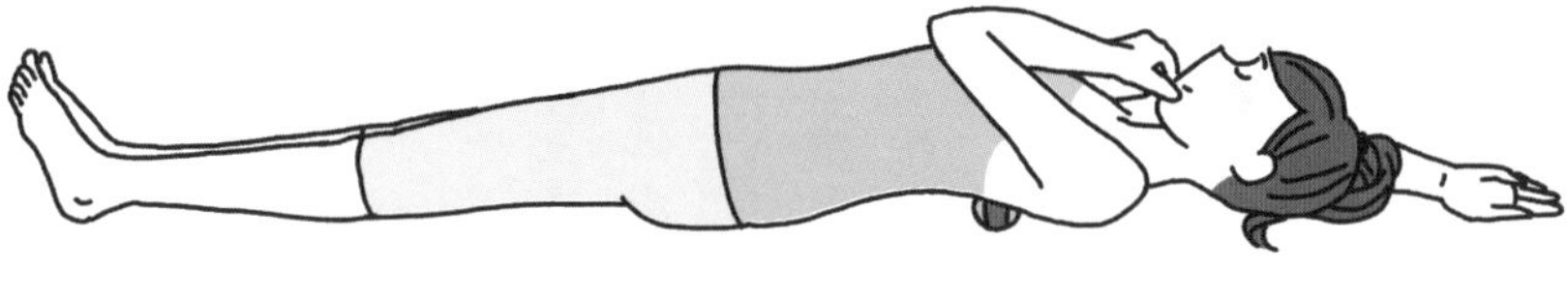

仙腸関節テニスボール体操 …やり方はP.86

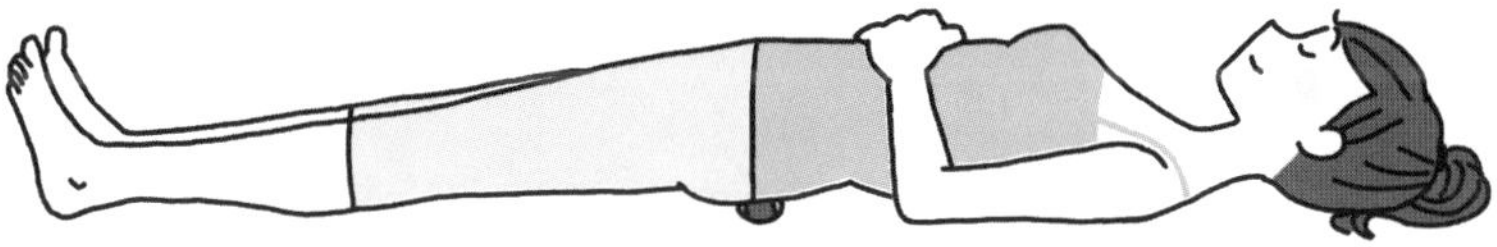

朝はテニスボール体操を行なうことで心身がすっきり覚醒するようになるでしょうし、夜はテニスボール体操を行なったことでぐっすり眠れるようになるでしょう。

さらに、これからご紹介する「オットセイ体操」「体ひねりストレッチ」「ねこ体操」「テニスボール座ぶとん」も、テニスボール体操と一緒に「朝の起床後」「夜の就寝前」の時間を利用して行なうことをおすすめします。ただ、これらは毎回全部行なわなくてもOK。「オットセイ体操」と「ねこ体操」は〝朝か夜のどちらかでなるべく行なう〟、「体ひねりストレッチ」と「テニスボール座ぶとん」は〝休みの日など、時間に余裕があるときに行なう〟というスタンスで構いません。

ぜひみなさんテニスボール体操を中心として、朝晩の時間をうまく使って関節をケアしていくようにしましょう。

ヘルニアの症状が強い人向けメニュー①
オットセイ体操

ヘルニアの症状が強い人は、普段から体を丸めがちで腰椎の前寄りに体重をかけるクセがついています。だから、椎間板の前側にばかり荷重の圧が集中して、髄核が後ろ方向へ押し出されていってしまうのです。

この「オットセイ体操」は、腰椎の前側に集中している荷重の圧を後ろ方向へシフトするためのストレッチ。体を丸めるのとは逆の「体を後ろへ反る動き」をすることによって、腰椎についていた前寄り荷重のクセを後ろ寄りになるように引き戻していくのです。

やり方は簡単。まず、床にうつぶせになり、両腕を伸ばして上体を起こし、オットセイのように胸を張ります。このポーズを、腰が反るのを意識しながら30秒～1分ほどキープ。これを2、3回繰り返します。

オットセイ体操を日々実践していると、腰椎や腰の筋肉がほぐれ、椎間板にかかっていた荷重プレッシャーが和らいで、ヘルニアがだんだん元に戻っていくようになります。

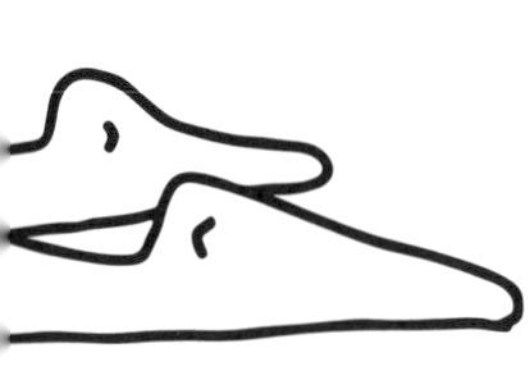

ですから、ヘルニアの症状にお悩みの方は、朝晩のテニスボール体操と併せて行なうようにしてみてください。なるべく、朝か夜のどちらか、1日1回は行なうようにするといいでしょう。

1 床に両ひじをつけてうつぶせになる

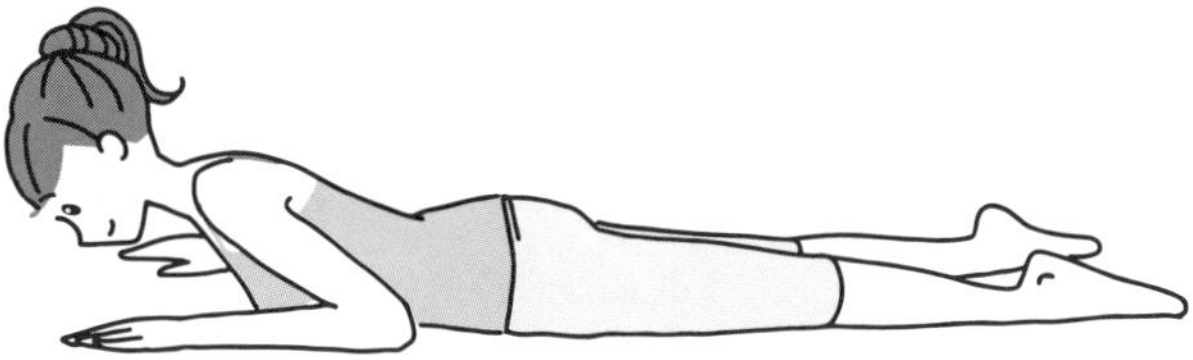

2 腕を伸ばして腰を反る

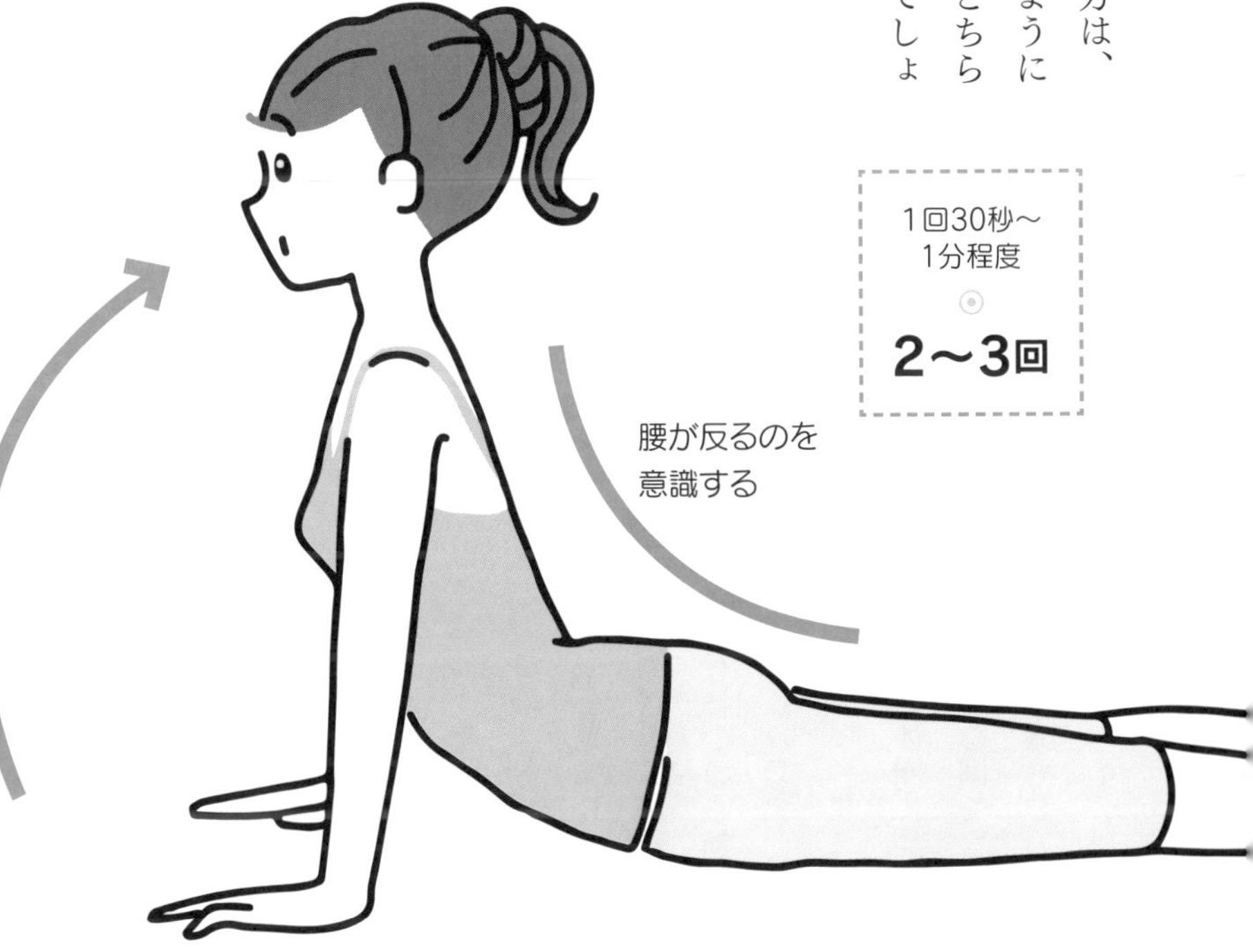

ヘルニアの症状が強い人向けメニュー②

体ひねりストレッチ

先述したように、腰痛を防ぐには背骨という「柱」と、骨盤という「土台」をスムーズに連携させねばなりません。「体ひねりストレッチ」は、その連携性を高めるメニューです。

まず、痛む側の腰を上にして横向きに寝そべり、上側の足を90度に曲げてひざを床につけてください。そして、ひざが床から離れないように手で押さえつつ、上半身を反対側に大きくひねるのです。この姿勢を30秒キープしたら終了。これを2、3回行ないます。

このストレッチを行なうと、腰椎や仙腸関節が効率よく刺激されるため、「柱」と「土台」の動きがトータル的に高まります。また、腰の椎間板もほどよくほぐれ、ヘルニアが改善されやすくなるのです。それと、このストレッチは、腰椎分離症・すべり症にも効果を発揮します。分離症・すべり症は腰椎の後部パーツが骨折でズレてしまう腰痛ですが、左右にひねる動きを加えると、ズレが元に戻りやすいのです。

ですから、ヘルニアの方や分離症・すべり症の方は、ぜひ朝晩のテニスボール体操に加えてこちらも実践してみてください。毎回でなくてもいいですが、時間に余裕があるときになるべく行なうことをおすすめします。

1 痛みがあるほうの腰を上にして横向きに寝る

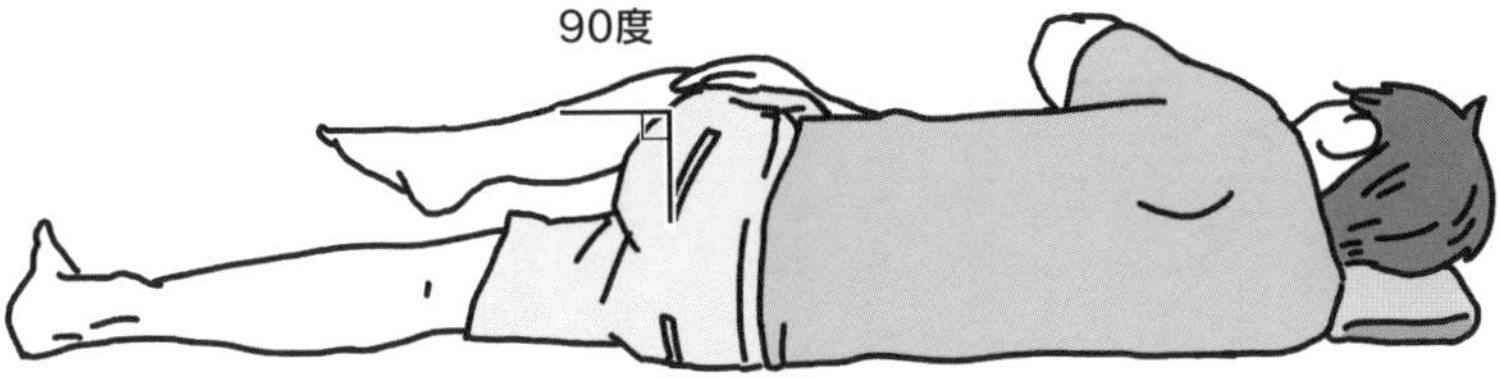

調子が悪いほうの腰を上にして横向きに寝そべり、上側の足のひざを90度に曲げてひざ小僧を床につける。

2 上半身を反対側へ大きくひねる

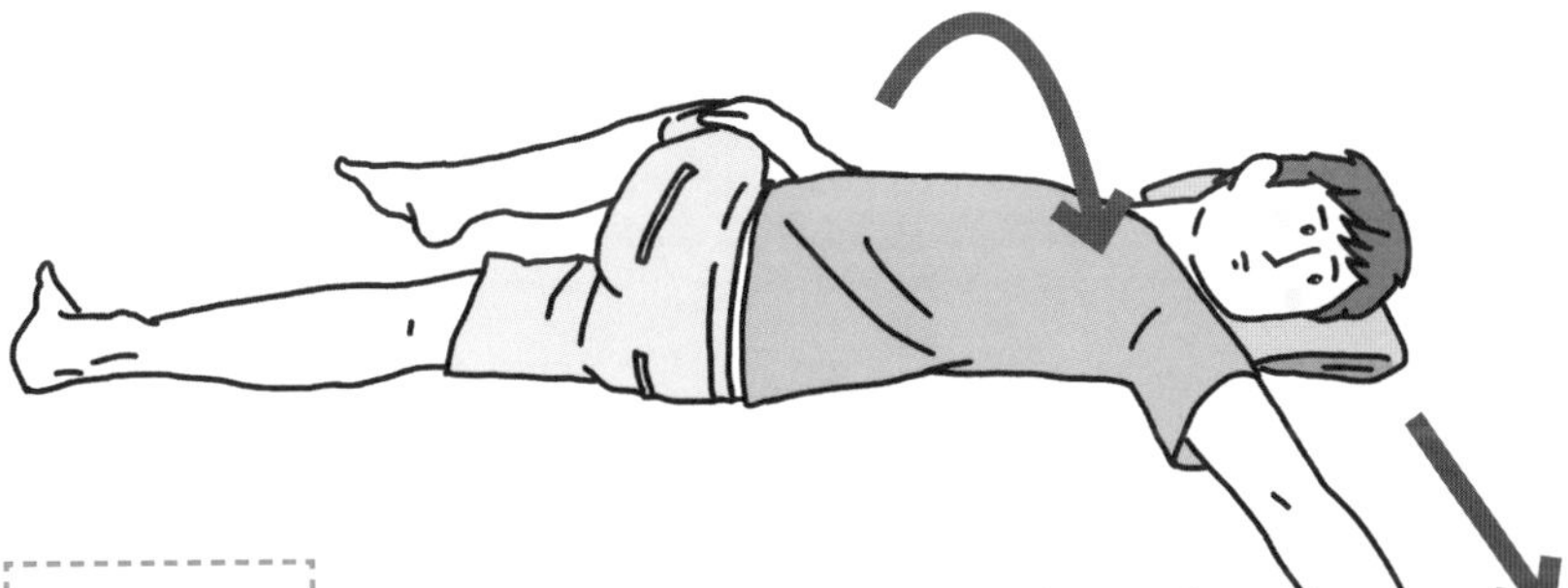

1回30秒
キープ
◎
2〜3回

床につけたひざ小僧が離れないように手で押さえつつ、上半身を反対側へ大きくひねる。上半身と下半身が逆方向へ向いた姿勢を30秒キープ。これを2、3回行なう。

ヘルニアの症状が強い人向けメニュー③

足振りストレッチ（後ろげり）

ヘルニアの症状がある人には、しばしば坐骨神経痛が現われます。腰だけでなくお尻や足に痛みなどの症状が現われるわけですね。

じつは、坐骨神経痛は足を振る簡単なストレッチで緩和させることができます。ただ、「ヘルニアによる坐骨神経痛」と「狭窄症による坐骨神経痛」では、足を振る向きが逆なのです。

この「足振りストレッチ」、ヘルニアの症状が強い場合は、後方へ足をけり上げます。まず、イスや机などに手をかけてまっすぐ立ちます。そして、後ろに障害物がないのを確認したうえで、痛む側の足を大きく後ろへけり上げてください。これを10回ほど繰り返すといいでしょう。腰椎から足へと向かっている神経がゆるみ、症状が緩和されてくるはずです。

ただ、後ろへける際、ひざを曲げてしまうと十分な効果が現われないので、できるだけ足を伸ばしてけってください。あと、上半身はなるべく前傾させずに行なうといいでしょう。

なお、このストレッチは、外出先で坐骨神経痛が出た場合も行なうことができます。症状が出るたびに行なっても構いません。とくに、痛みやしびれがひどいときは回数を多めにして実践するようにしてみてください。

1

イスに手をかけて立つ

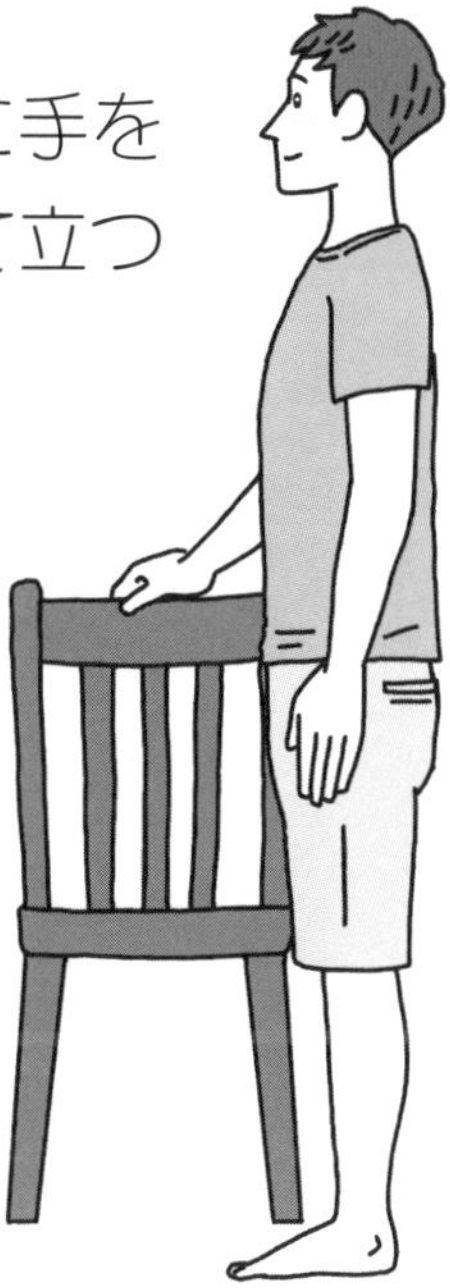

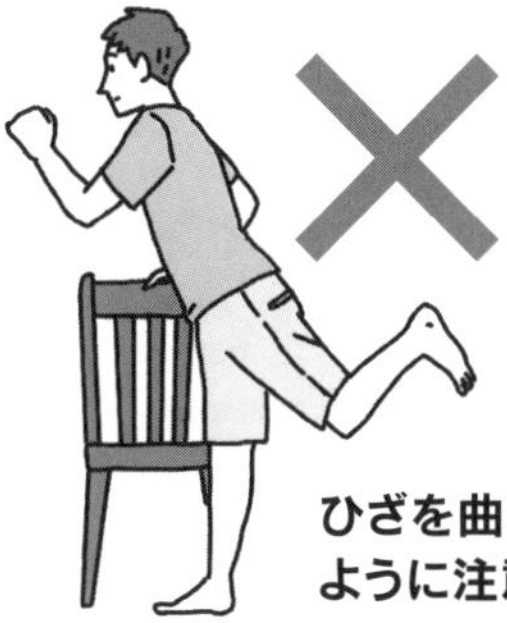

ひざを曲げないように注意!

効果を上げるには、「ひざを曲げない」「上体をなるべく前に倒さない」の2点に注意するといい。

2

痛いほうの足を後方へけり上げる

症状がある側の足を大きく後方へけり上げる。足の筋肉にはあまり力を入れず、足の重さと遠心力を利用して強めに振るのがコツ。

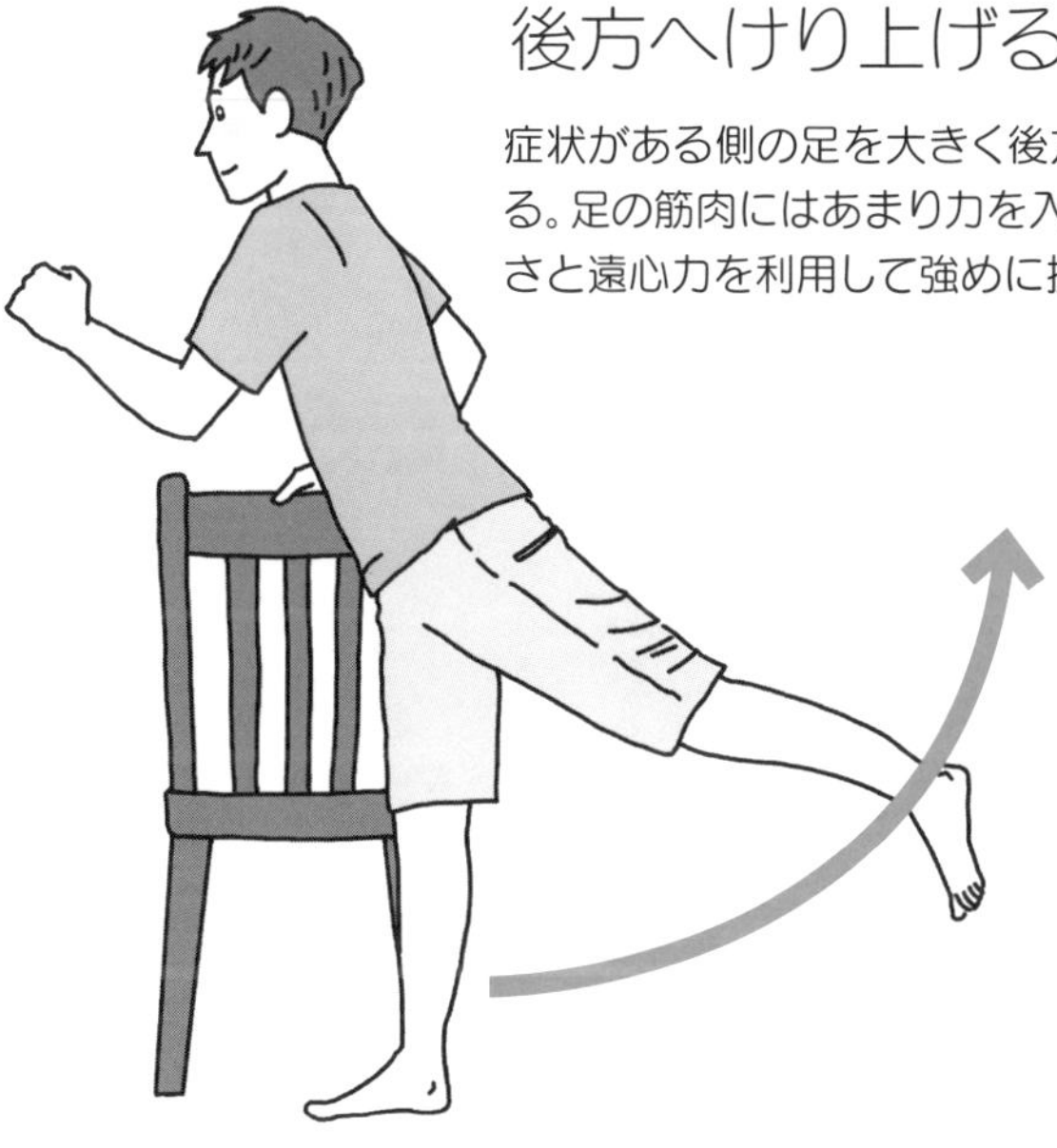

足のしびれがひどいときに

◎

10〜30回

狭窄症の症状が強い人向けメニュー①

ねこ体操

体を後ろに反ると痛みやしびれが増す――これが狭窄症の大きな特徴です。体を反って腰椎の後ろ側に体重が載ると、より脊柱管が圧迫される状態になり、それによって症状が増してしまうわけです。

ですから、こうした症状を軽減させるには、なるべく腰椎の前側に荷重が載るようにしていかなくてはなりません。この「ねこ体操」は体を丸めて腰椎の荷重の圧を前寄りにシフトしていくストレッチです。

まず、床に正座をして、上体を前方へ倒してねこのように腰を丸めていきます。この際、丸めたバスタオルやクッションをおなかに挟むとより効率的に腰を丸められます。十分に丸まったところで1分キープ。これを2、3回繰り返してください。

腰を丸めるねこ体操は、腰を反らせるオットセイ体操の逆バージョン。日々腰を丸めていると、腰椎の荷重圧がだんだん前寄りにシフトして、脊柱管の圧迫がゆるんでくるようになります。ですから、狭窄症の症状にお悩みの方は、朝晩のテニスボール体操と併せて行なってみてください。オットセイ体操と同様に、なるべく、1日1回は行なうことをおすすめします。

1

クッションか
丸めたバスタオルを
おなかに当て、
正座をする

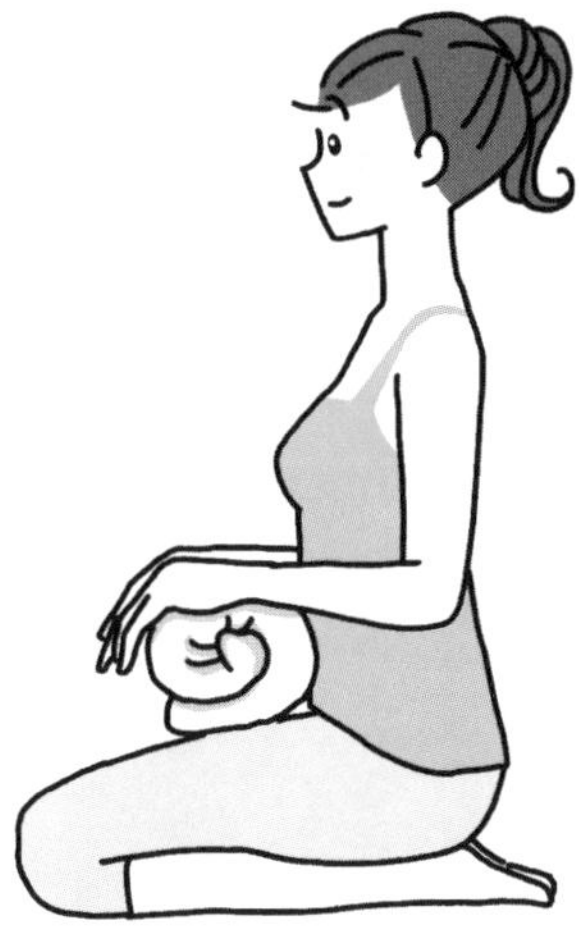

2

上体を前へ倒して
腰を丸める

1回
1分程度

2〜3回

腰が丸まるのを
意識する

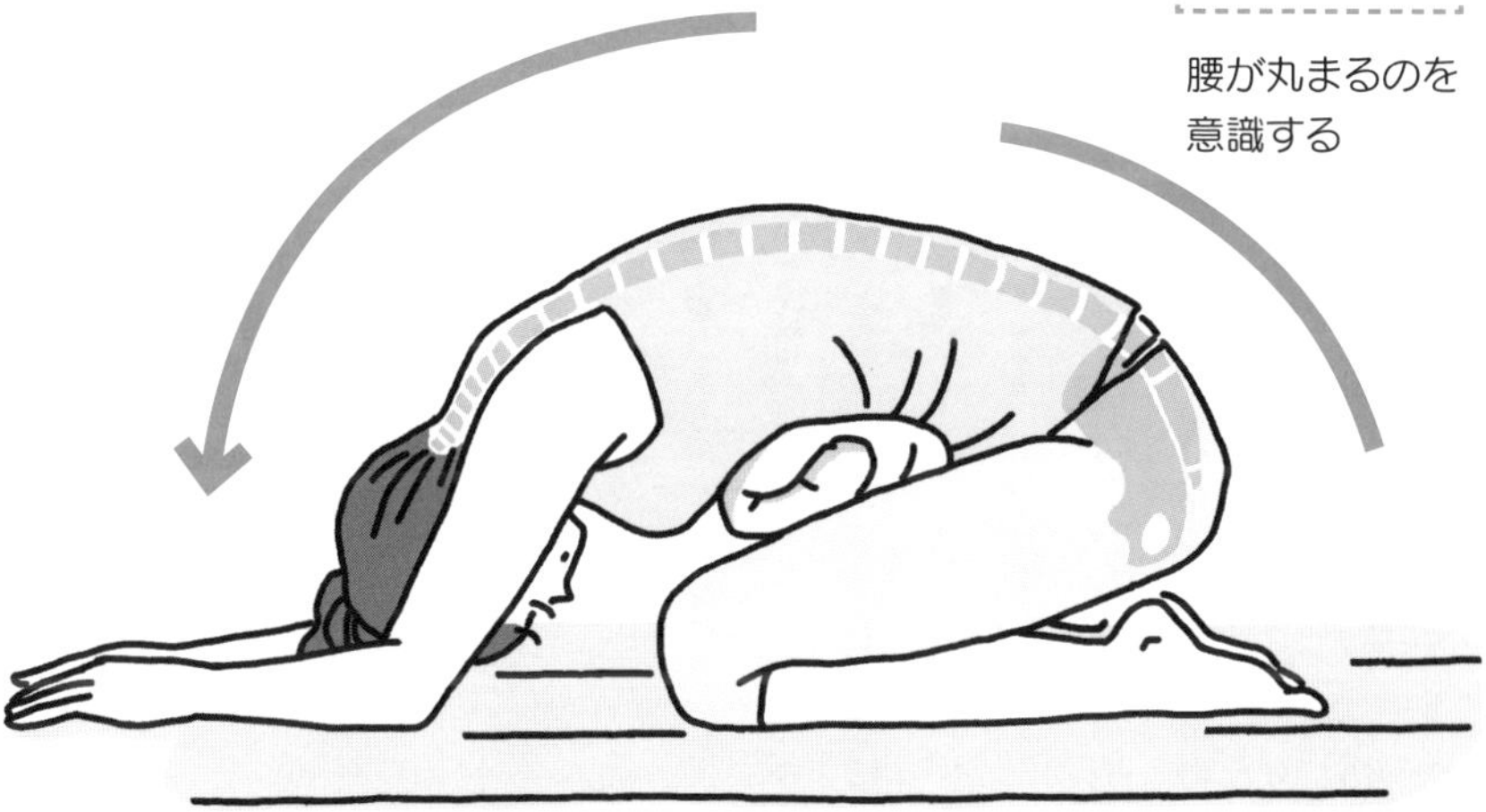

狭窄症の症状が強い人向けメニュー②

テニスボール座ぶとん

狭窄症の症状は、腰椎の後部パーツが倒れてきて脊柱管が圧迫されることによって起こります。「テニスボール座ぶとん」は、その圧迫をゆるめるストレッチです。

まず、「硬式テニスボール3つをテープで三角形状につなげたもの」を用意してください。次に、三角形状の下側のボールがお尻の尾骨の位置に来るようにセットします（尾骨はお尻の割れ目の上の少し出っ張った部分）。そして、ボールをお尻に当てたまま両足を伸ばして床に座り、上半身を前に倒していくのです。できるだけ前屈した状態を1～2分キープしたら終了。これを1日1、2回行ないます。

きっと、やってみるとお尻から腰方面へ痛いくらいの刺激が感じられることでしょう。でも、それは骨盤の尾骨から仙骨、仙骨から腰椎へと刺激が伝わっているという証拠。この刺激によって腰椎後部のプレッシャーがゆるめられ、脊柱管の圧迫が緩和されていくのです。

ですから、狭窄症の症状が強い方は、朝晩のテニスボール体操に加えて行なってください。ボールは「2個つなげたもの」と「3個つなげたもの」を両方用意しておいて、時間に余裕があるときに行なうようにするといいでしょう。

1 ボールを当てる位置を確認する

●**準備するもの**

硬式テニスボールを3個つなげたもの

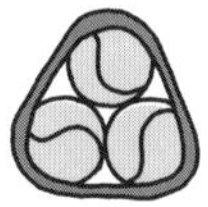

ガムテープなどで三角形状になるようしっかり固定する。

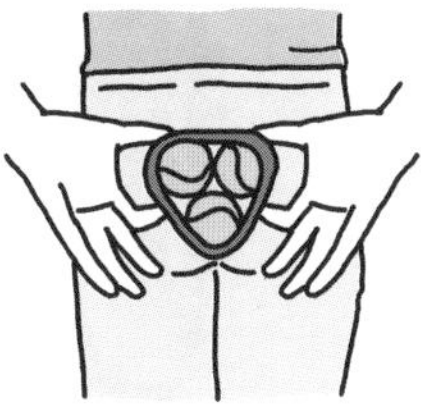

まず、尾骨の位置（お尻の割れ目の上の少し出っ張った部分）を指で探し当てる。次に、「3個つなげたテニスボール」を逆三角形のかたちで持ち、下側のボールの中央が尾骨の位置に来るようにセットする。

2 ボールの上に座る

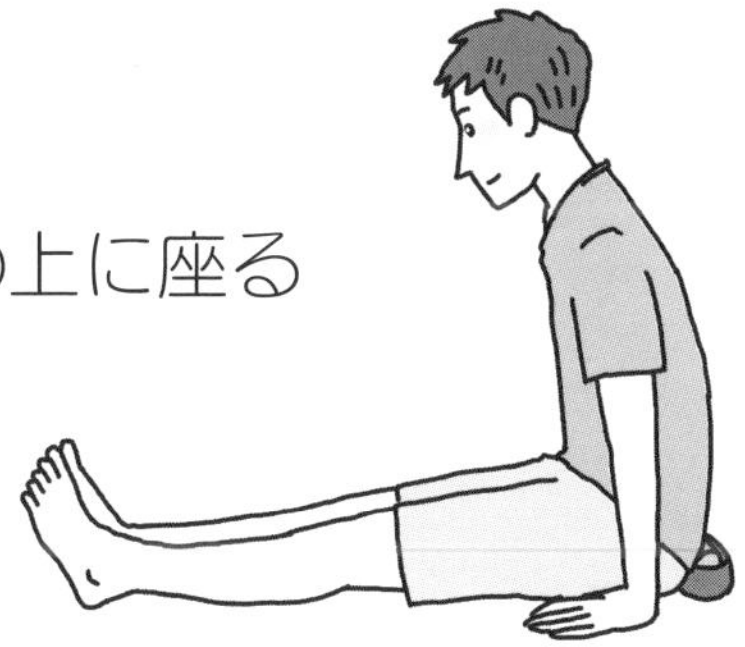

3 1～2分間、前屈をする

ボールがずれないように注意しながら、両足を伸ばして床に座る。そして、上体を前屈させ、できるだけ上半身を倒した状態を1～2分間キープする。

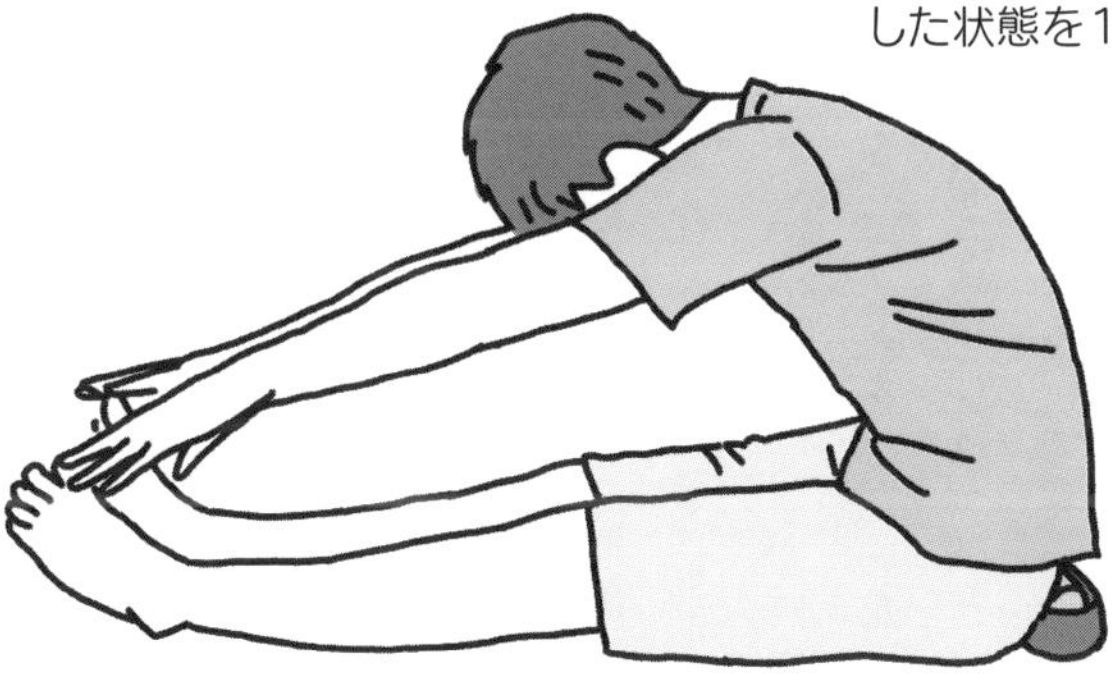

1回1～2分

◎

1日
1～2回

狭窄症の症状が強い人向けメニュー③

足振りストレッチ（前げり）

脊柱管狭窄症の人は「腰よりも足の症状のほうがつらい」というくらい坐骨神経痛に悩まされがちです。歩行中、休み休みでないと歩けなくなる「間欠性跛行」が現われやすいこともよく知られています。

この「足振りストレッチ」（前げり）は、こうした歩行中の症状を緩和させるのに大きな効果を発揮します。１４０ページで紹介したヘルニア向けの足振りは後ろげりでしたが、狭窄症の症状が強い人の場合は、前方へ大きく足をけり出すことになります。

やり方は簡単。片手でイスや机などにつかまってまっすぐ立ち、痛む側の足を大きく前方へけり出すだけです。ただ、ひざを曲げてしまうと十分な効果が現われないので、できるだけ足を伸ばしてけってください。これを、だいたい10回ほど繰り返します。痛みやしびれがひどいときは、20回、30回と回数を増やして実践するようにしてみてください。

繰り返しけっているうちに、腰から足へ向かっている神経がゆるんできて、しびれや痛みがとれてくるはず。外出先で間欠性跛行の症状が現われたようなときも、これを行なえば、よりスムーズに歩けるようになるでしょう。

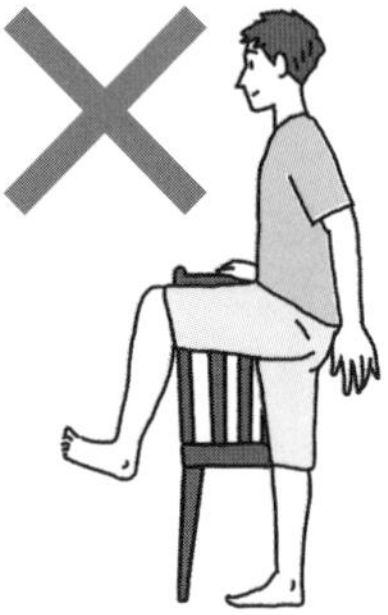

1 イスなどに手をかけてまっすぐ立つ

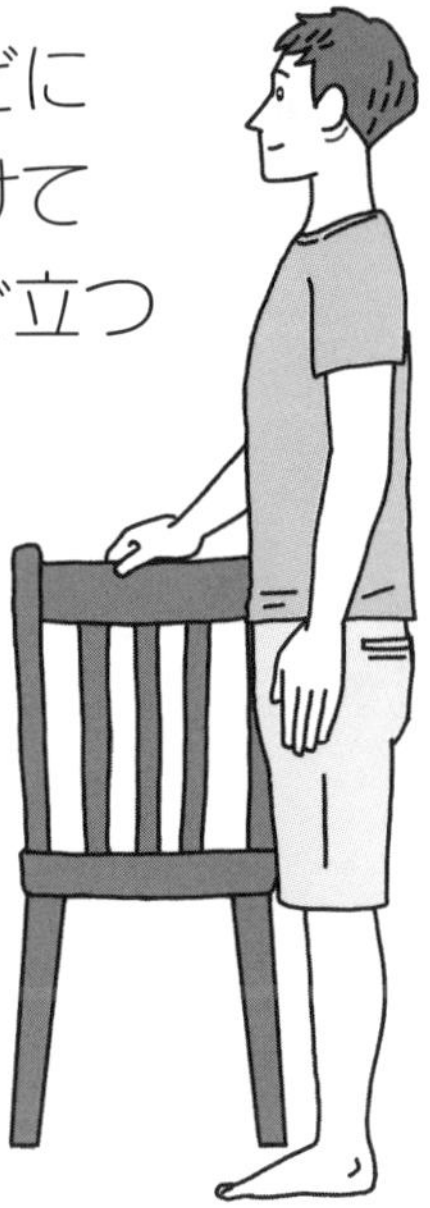

ひざを曲げないように注意！

より効果を上げるには、上体をまっすぐ保ちつつ、ひざを曲げないように注意して行なうといい。

2 痛いほうの足を前方に振り上げる

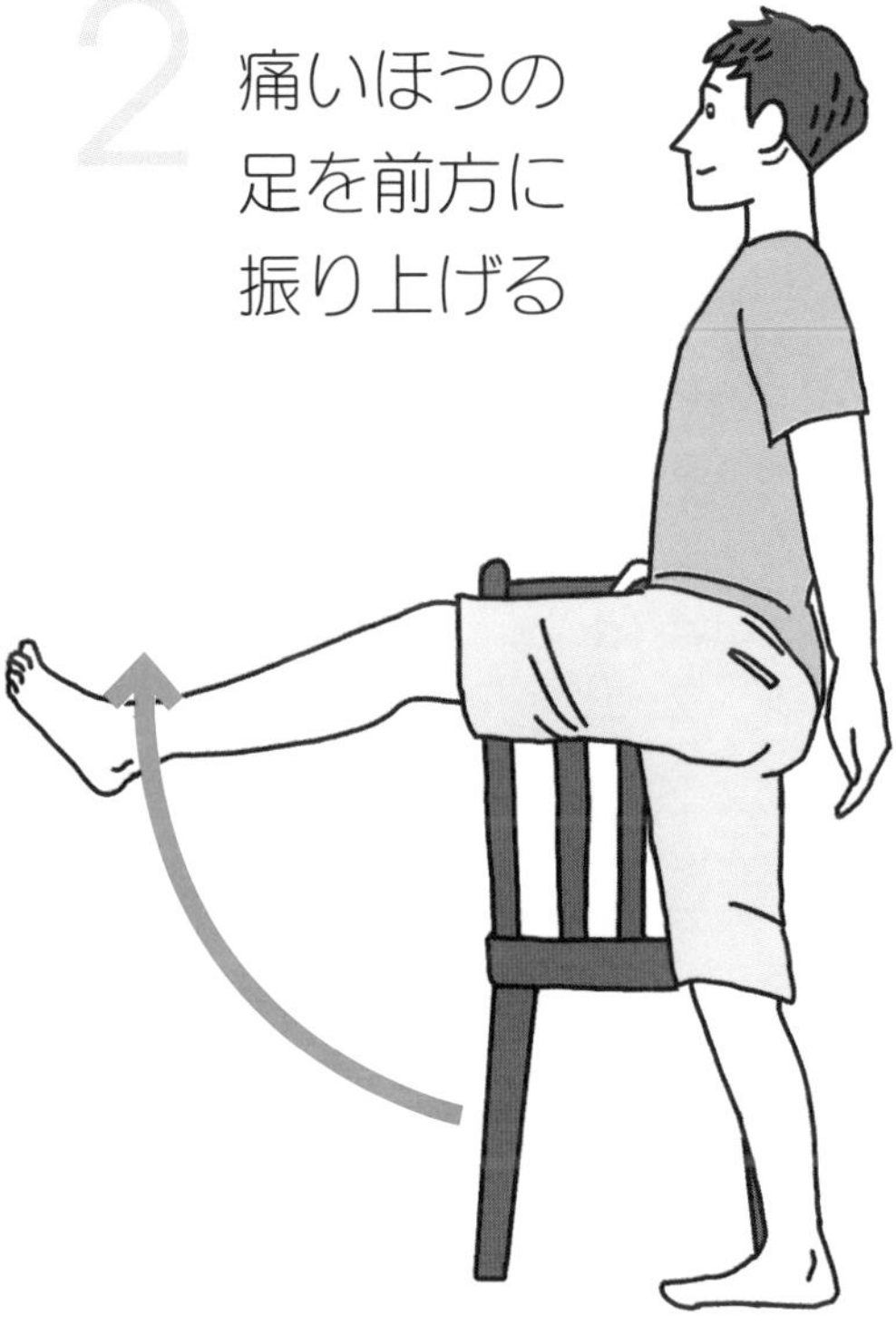

症状がある側の足を大きく前方へけり上げる。足の筋肉にはあまり力を入れず、足の重さと遠心力を利用して強めに振るのがコツ。

足のしびれがひどいときに

◎

10〜30回

4時間目

自分のヘルニアと狭窄症の割合に合わせて行なうことが大切

ここまで、「ヘルニアの症状が強い人向けメニュー」と「狭窄症の症状が強い人向けメニュー」を紹介してきました。「自分の症状は１００％ヘルニアだ」「自分の症状は１００％狭窄症だ」という方は、左ページのようにテニスボール体操にプラスしてそれぞれのおすすめメニューを行なっていけばいいでしょう。

ただ、混合タイプの方の場合は、自分の腰痛症状の「ヘルニア：狭窄症」の割合に合わせて、これらのメニューを組み合わせていくことになります。たとえば、１５０ページの「例１」のように「ヘルニア：狭窄症」の症状の割合が７：３だったとしましょう。その場合、テニスボール体操に加えて、「オットセイ体操：ねこ体操」を７：３の割合で行ない、「体ひねりストレッチ：テニスボール座ぶとん」も７：３の割合で行なうといいのです。また、坐骨神経痛があるときは、足振りストレッチも７：３の割合で後ろげりを多めに行なうことになります。

つまり、「ヘルニア：狭窄症」が５：５の場合も、４：６や２：８の場合も同様に割合に合わせて行なうわけです。ぜひ、自分の割合を１０２ページのチェックシートで見極めて、ストレッチや体操を行なって腰痛を撃退していきましょう。

ヘルニアの症状が100%の場合

マスト

◉テニスボール体操

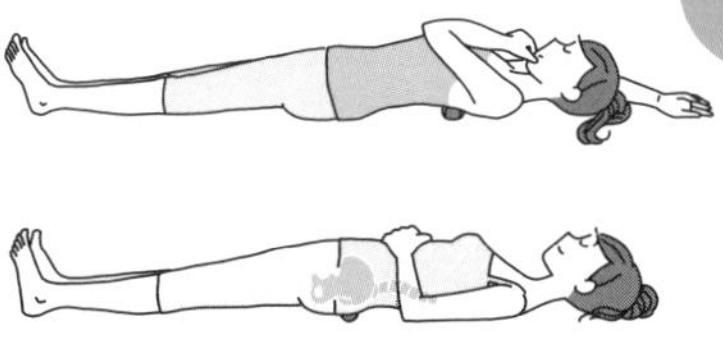

＋

なるべく行なう

◉オットセイ体操

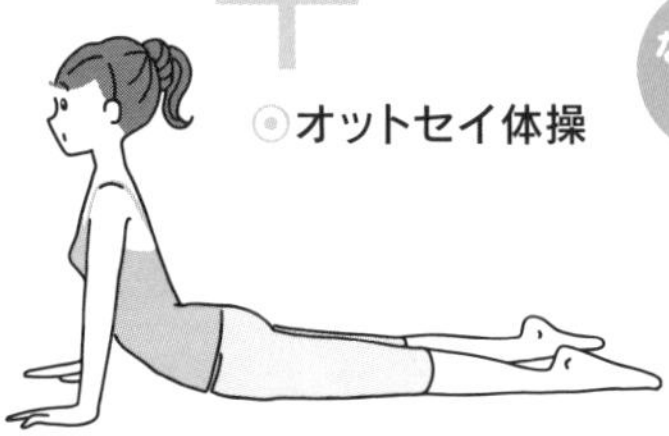

＋

時間があるときに

◉体ひねりストレッチ

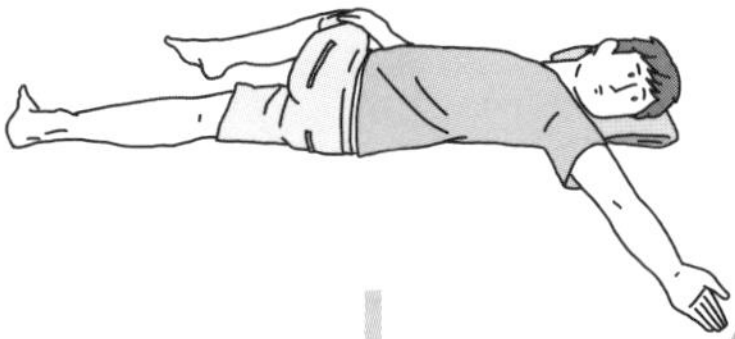

＋

足が痛いときに

◉足振りストレッチ（後ろげり）

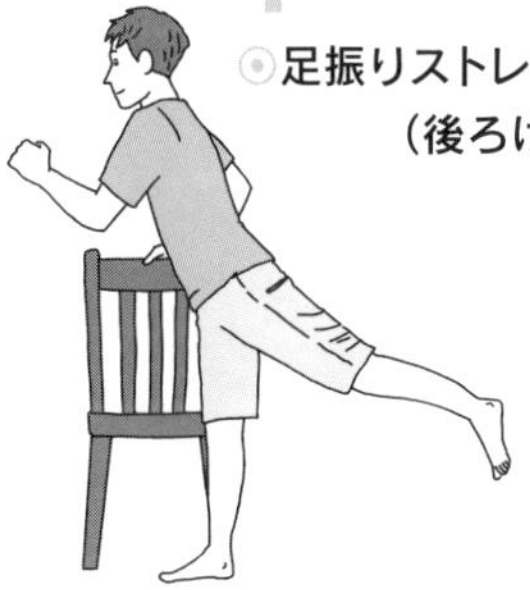

狭窄症の症状が100%の場合

マスト

◉テニスボール体操

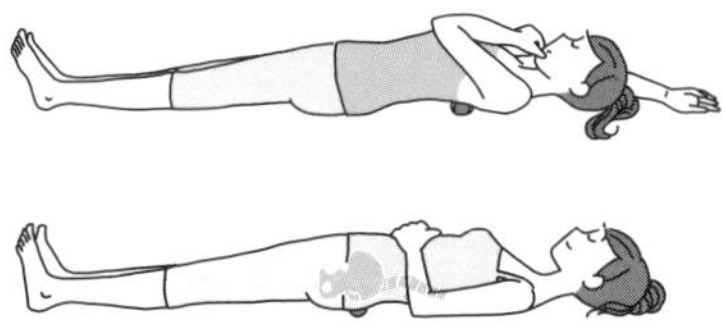

＋

なるべく行なう

◉ねこ体操

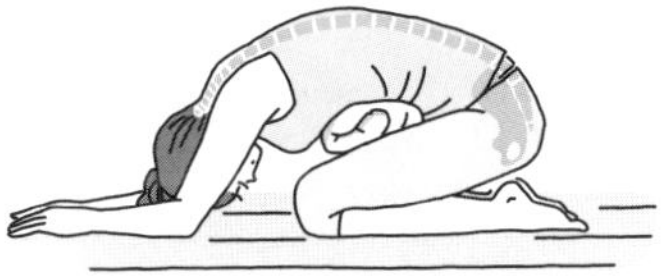

＋

時間があるときに

◉テニスボール座ぶとん

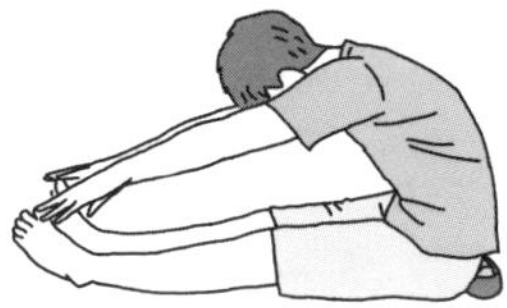

＋

足が痛いときに

◉足振りストレッチ（前げり）

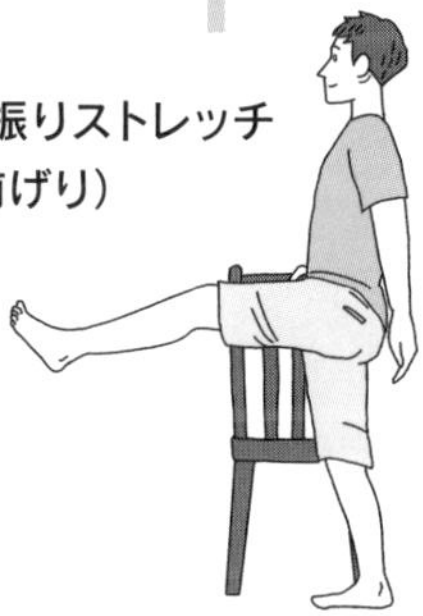

例1 「ヘルニア：狭窄症」の割合が7：3の人の場合

マスト

◎テニスボール体操

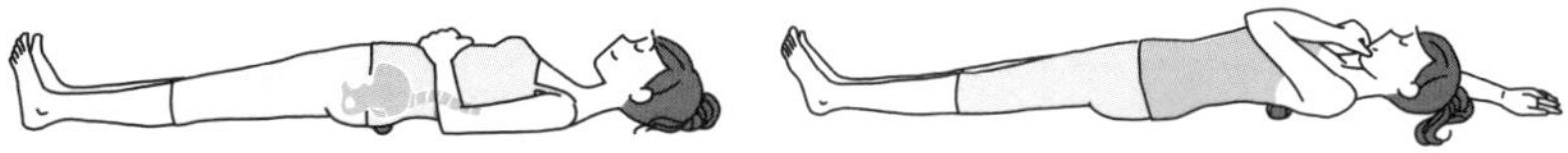

なるべく行なう

◎オットセイ体操

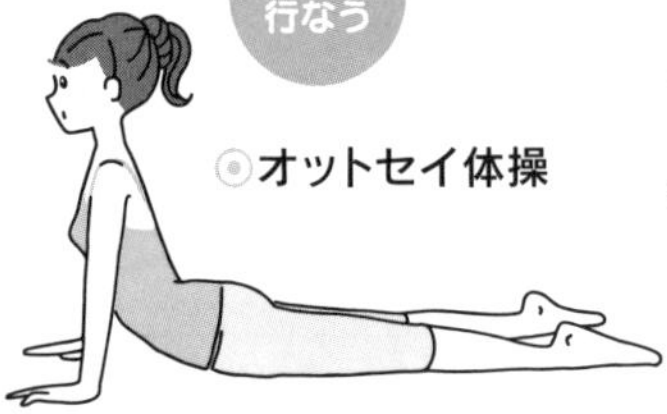

7：3
の割合で行なう

◎ねこ体操

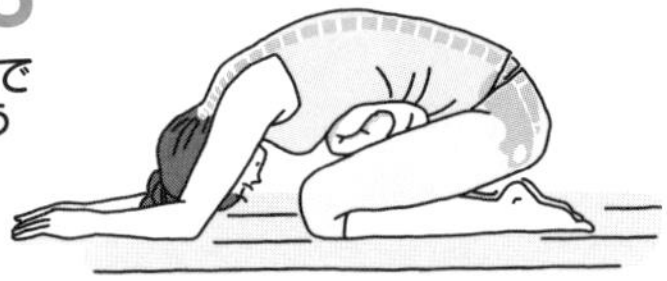

時間があるときに

◎体ひねりストレッチ

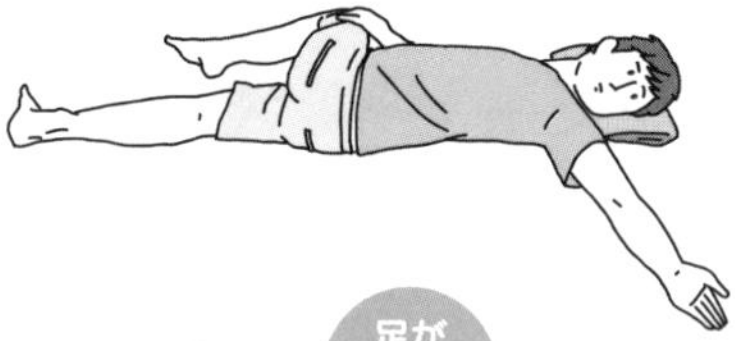

7：3
の割合で行なう

◎テニスボール座ぶとん

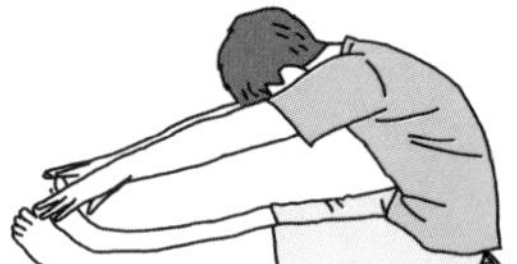

足が痛いときに

◎足振りストレッチ
（後ろげり）

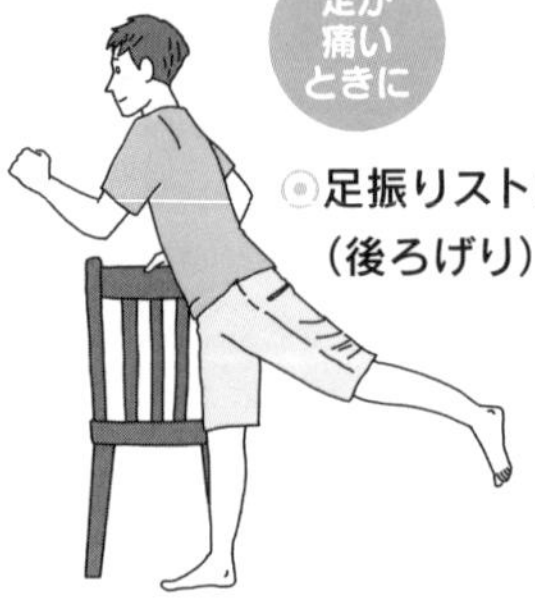

7：3
の割合で「後ろげり」を多めにする

◎足振りストレッチ
（前げり）

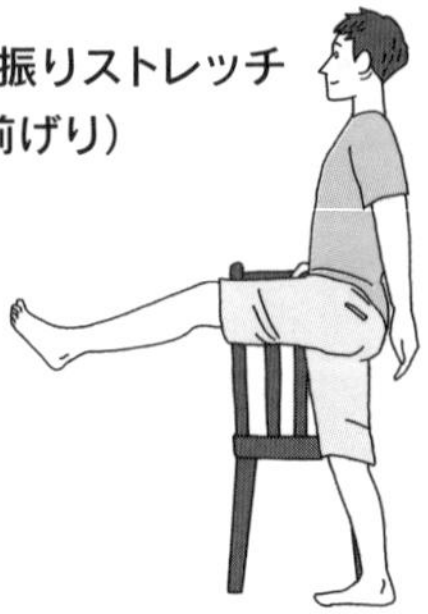

例2 「ヘルニア：狭窄症」の割合が5：5の人の場合

マスト

◎テニスボール体操

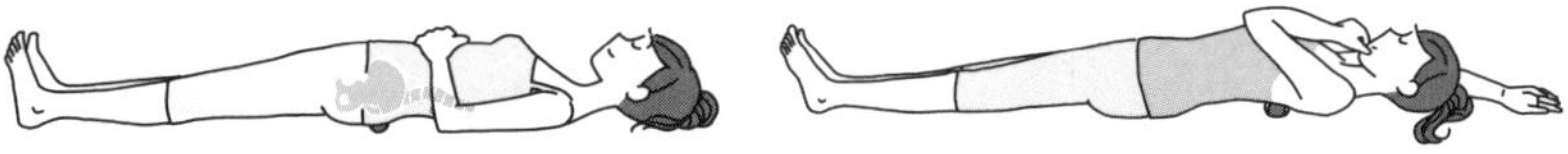

なるべく行なう

◎オットセイ体操

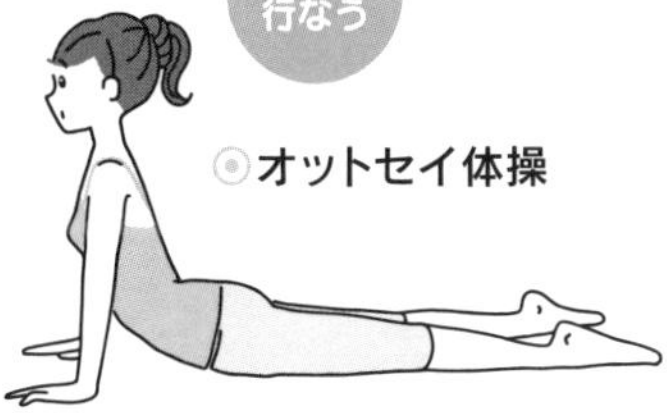

＋

5：5
の割合で
行なう

◎ねこ体操

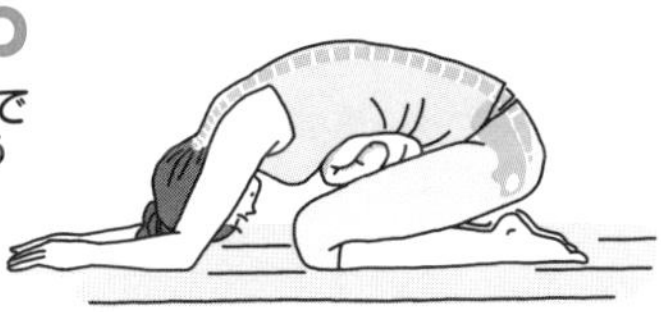

時間があるときに

◎体ひねりストレッチ

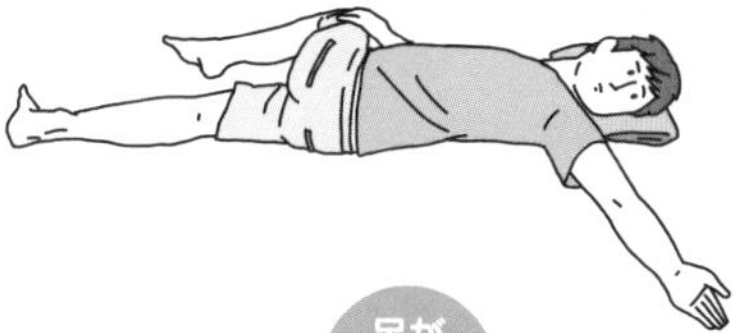

＋

5：5
の割合で
行なう

◎テニスボール座ぶとん

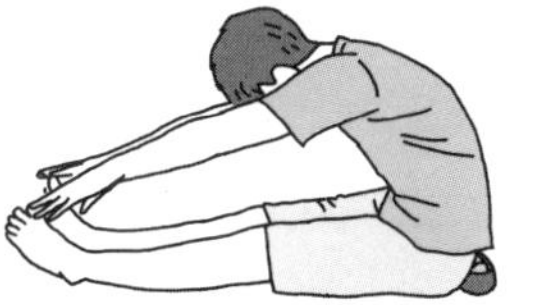

足が痛いときに

◎足振りストレッチ
（後ろげり）

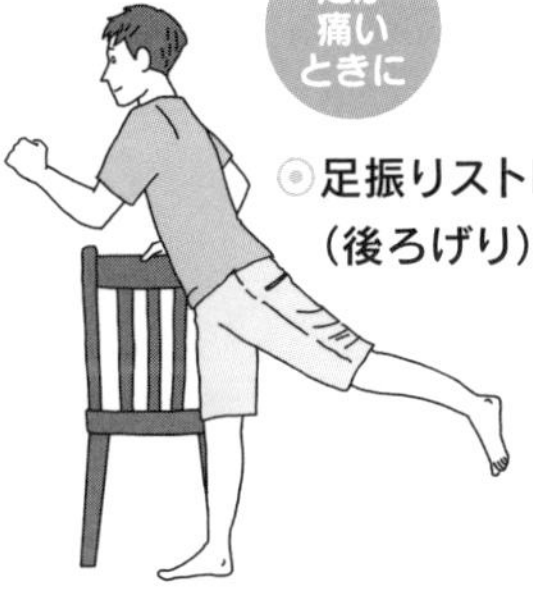

＋

5：5
の割合で
行なう

◎足振りストレッチ
（前げり）

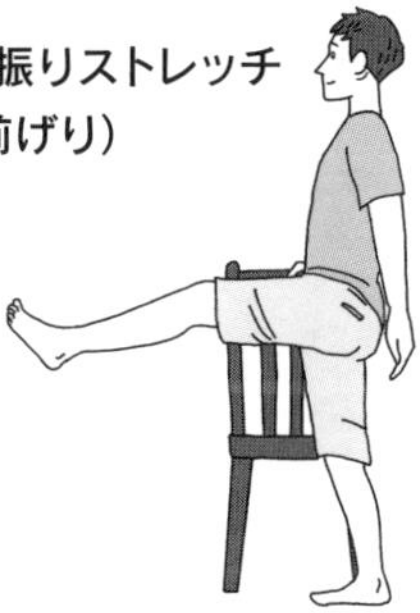

体の変化に耳を澄まして とにかく3週間は続けよう

「酒井先生に言われてテニスボール体操やオットセイ体操をやってはみたんだけど、痛みが増してきたのでやめてしまった」――そういう患者さんがたまにいらっしゃいます。

きっと、長年腰痛を患ってきて、痛みに敏感になっているのでしょう。こういった患者さんは、〝痛みが増した〟と思うと、すぐに〝この方法ではダメだ〟というレッテルを貼ってしまい、体操やストレッチをスタート直後でやめてしまうことが多いのです。

しかし、こういう姿勢では、なかなか回復は望めません。

そもそも、体操やストレッチを始めた直後は、関節がこり固まっていて、より痛みを感じやすい状態になっています。このため、始めてから何日かはスタート時点よりも痛みが増強したように感じられることが多いのです。

でも、そこを乗り越えると、だんだん関節がゆるんできて、体操やストレッチ時の痛みが和らいでくるようになります。そして、続けているうちに、その痛みが「イタ気持ちいい」に変わり、いずれ「気持ちいい」に変わっていくようになるのです。

左ページのグラフをご覧ください。これは体

体操やストレッチによる腰痛症状の変化

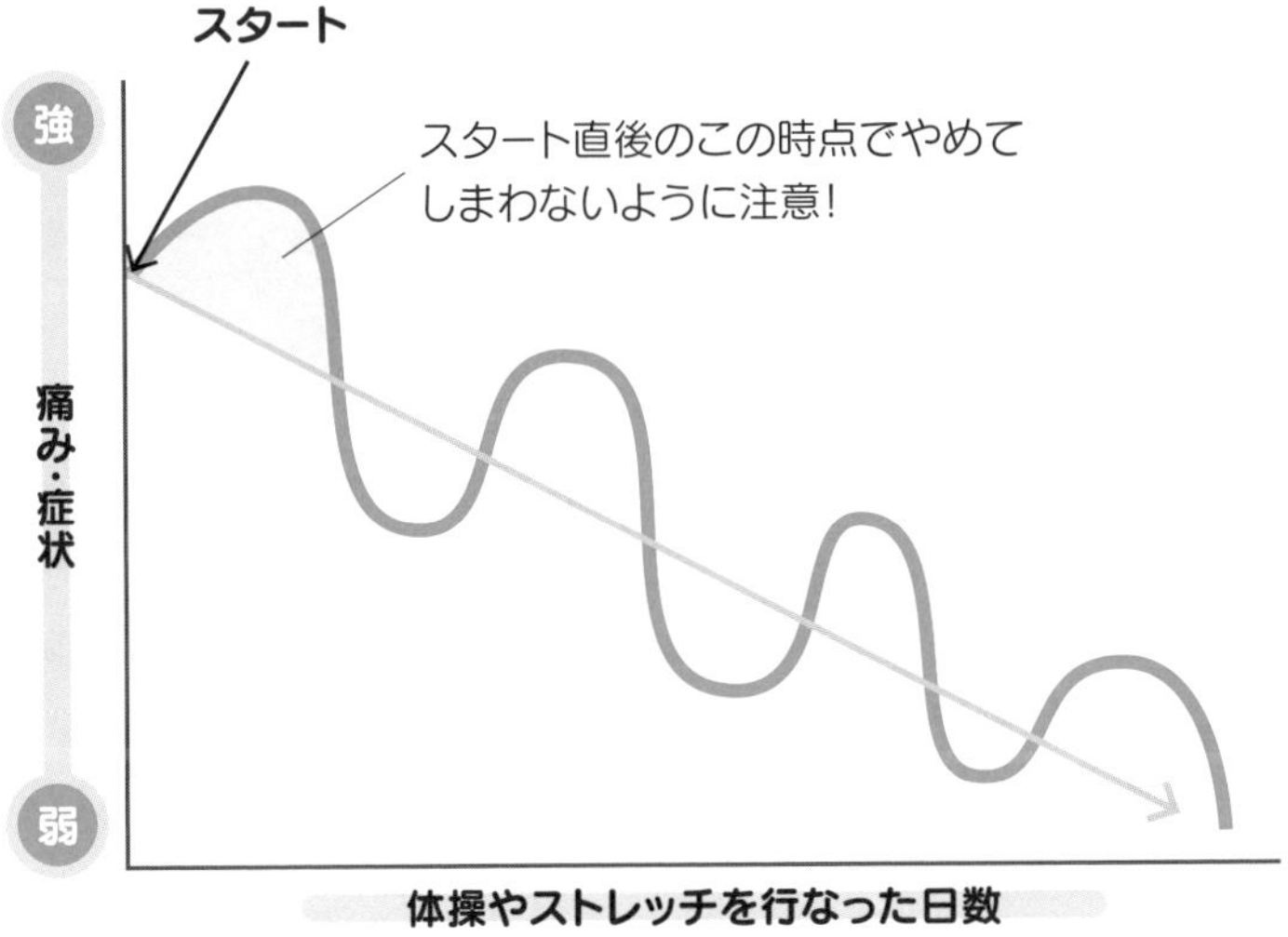

操やストレッチを続けることで腰痛の症状がどう変わっていくかのパターンを示したもの。このように、腰痛の症状はスタート直後に一時的に増すことはあるものの、その後、弱まったり強まったりを何度か繰り返しつつ、数週間継続するうちにだんだん右肩下がりに軽減していくものなのです。

このため、私はいつも患者さんに「２、３週間はあきらめずに体操やストレッチを継続してください」と話すようにしています。２週間続ければ、必ず症状に変化が出てくるはず。さらに、３週間続けていれば症状が解消に向かっているのを確信できるようになるでしょう。

ですから、途中でやめてしまうことなく、体の変化に耳を澄ましながら、体操やストレッチを続けるようにしてください。「継続は力」です。ぜひみなさん、朝晩コンスタントに続けて、自力で腰痛症状を解消させていきましょう。

column 4

いつの間にか「腰痛借金」を抱え込んでいませんか？

腰痛とは知らず知らずのうちにたまってしまった「借金」のようなもの――私はそう考えています。

その借金は、悪い姿勢習慣を重ねていると年々たまっていきます。最初のうちは借金がかさんでいることにさえ気がつかないのですが、そのうち「ぎっくり腰」などをきっかけに経済状態が相当悪くなっていることが発覚するのです。そして、そこで何も対策を講じずにいると、経済の状況はますます悪化していってしまいます。腰痛で身動きがとれなくなったり、介護が必要なほど悪化させてしまったりしたら、その状態はもう借金を返済できずに「自己破産」をしたようなものでしょう。

では、破産しないよう、借金をふくらませないためにはどうすればいいのか。私は、体操やストレッチを行なうことが「借金返済」につながると思うのです。つまり、長年の悪習でたまってしまった借金も、日々体操やストレッチを行なってコンスタントに返済していけばいつかは全額返済できる。少額ずつでも１日１日返していくことが大切なんですね。

このように考えると、私が日々治療院で行なっている仕事は、「腰痛借金」をふくらませてしまわないように体操やストレッチを指導するファイナンシャル・プランナーのようなものなのかもしれません。とにかく、経済状況の立て直しは、早めに手をつけて日々継続していくことが肝心。ぜひみなさんも体操やストレッチをがんばって早く全額返済できるようにしていきましょう。

5時間目

「間違った常識」で
かえって腰を
悪くしては
いませんか?

5時間目の予習メモ

腰痛の情報がウソかホントかをしっかり見極めよう

いまの世の中にはさまざまな健康情報が溢《あふ》れかえっています。しかも、ネットやテレビなどで日々流れている情報の中には、怪しいものや間違ったものも多い。もちろん、腰痛に関する情報も例外ではありません。

たとえば、みなさんはこんな情報に接したことはありませんか？

「腰痛？　それなら腹筋を鍛えなきゃね」

「水中ウォーキングは腰痛を防ぐのにとてもいいのよ」

「体はやわらかければやわらかいほどいい」

「腰が痛いんだったらジムで筋トレをしたほうがいいよ」

「半身浴は腰痛予防にもおすすめ」

いかがでしょう。ちなみに、これらはすべてウソ。こういった間違った情報を真に受けてしまうと、かえって腰の状態を悪化させてしまいかねません。実際、私の治療院では、こうした間違った情報を信じたために腰痛症状をひどくして駆け込んでくる患者さんが少

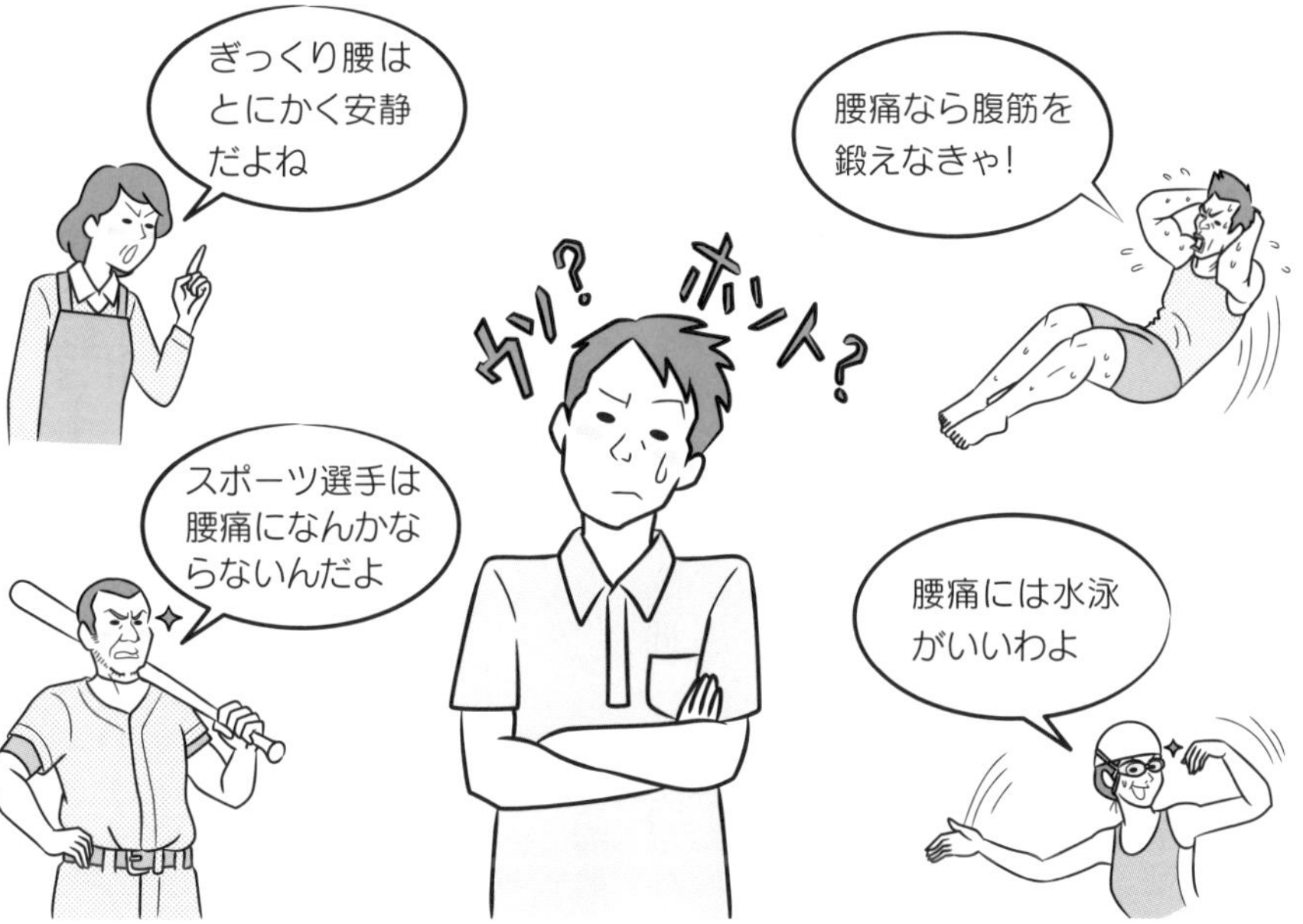

※上のフキダシの話は全部ウソです。

なくないのです。

　そこでこの5時間目では、腰痛の情報がウソかホントかをしっかり見極めるための授業を行ないたいと思います。腰痛に関する素朴な疑問に対してウソかホントかを答えるかたちで授業を進めていくことにしましょう。

　いまの時代においては、腰痛に関しても与えられた情報を鵜呑《うの》みにするのではなく、ちゃんと自分で真偽を確かめようとする「腰痛リテラシー」とでも言うべき見識が必要なのです。私は、そういう「見極める眼」を持つことが、結果的にみなさんの腰の健康をキープしていくことにつながると考えています。ぜひみなさん、何がウソで何がホントなのか、日々情報を見極めて、ご自身の腰を守っていくようにしてください。

5時間目

腰痛は安静にしていては治らない

ホント

みなさんはぎっくり腰の後、何日間くらい横になっているでしょう。もしかして「まだ痛みが残っているから」「また痛めると嫌だから」と言って、１週間近くも安静にしてはいないでしょうか。

しかし、長く寝ているのは、かえって治りを遅くするだけ。それに、お年寄りの場合、安静にしすぎていると、筋力低下や関節の拘縮が進んで、てきめんに足腰が衰えてしまいます。甘く見ていると、安静にしていたのがきっかけで寝たきりや要介護に移行していってしまうこともあるのです。

ですから、安静のしすぎは禁物。ぎっくり腰の場合、発症後２日間程度は安静が必要ですが、３日目以降は痛みが残っていても意識的に立ったり歩いたりし、少しずつ日常の活動に復帰するようにしてください。

また、その際、腰の痛みをかばって体を「くの字」に曲げて歩く人が多いのですが、この姿勢は腰の状態を悪くすることにつながりかねません。先にも述べましたが、なるべく腰をまっすぐ伸ばしたいい姿勢で歩くことをおすすめします。ある程度辛抱は必要ですが、そのほうが治りがずっと早まるでしょう。

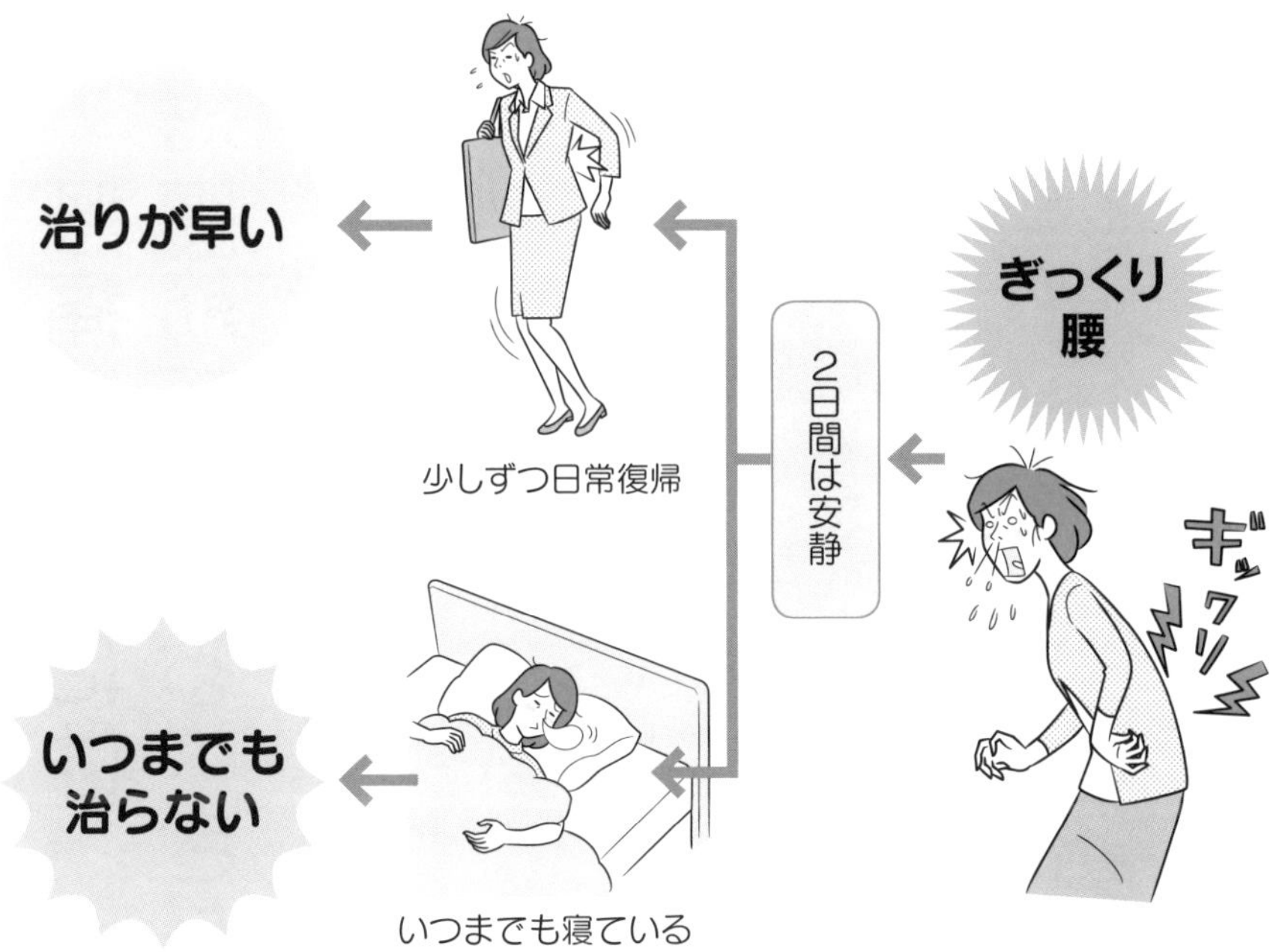

さらに、気をつけるべきはぎっくり腰を起こしたときだけではありません。椎間板ヘルニア、脊柱管狭窄症、腰椎分離症・すべり症などの場合も、腰の具合がよくないからといって安静にしてばかりいると、状態を悪化させてしまうことにつながります。

そもそも関節という器官は、日々動かさずにいるとどんどん機能を低下させていってしまうもの。そして、反対に日々コンスタントに動かしてさえいれば、関節としての機能を維持していくことができるものなのです。

だから、むしろ腰の具合がよくないときこそ立ったり歩いたりして積極的に動くようにすべき。腰痛を防ぐには「守りの姿勢」でいるよりも、「攻めの姿勢」で痛みに立ち向かっていくほうがいいのです。ぜひみなさんも、「腰痛は安静にしていては治らない」と心に刻んで、多少痛くとも歩くようにしてみてください。

5時間目

腰痛を防ぐには腹筋をつけるべきだ

ウソ

腰痛にまつわる間違い情報の中でもいちばん多いのが「腰痛を防ぐには腹筋・背筋をつけるべきだ」というものではないでしょうか。きっと、みなさんの中にも「聞いたことがある」という人が多いはずです。

　しかし、私も長年治療を行なってきていますが、「腹筋運動や背筋運動をがんばって腰痛が治った」という患者さんにはひとりもお目にかかったことがありません。反対に、「腹筋・背筋をつけようとがんばったら腰痛が悪化してしまった」という患者さんは数えきれないほど見てきています。その事実がもっとも真実を物語っているのではないでしょうか。

　それに、「1時間目」でも述べたように、腹筋をガチガチに鍛え抜いたアスリートにも腰痛になる人がたくさんいるのです。先にボクシングチャンピオンの井上尚弥選手の例を挙げましたが、プロ野球選手やJリーガーにも腰痛に悩まされている人は大勢います。私の治療院を訪れるプロのアスリートの方々は、みなさん後悔をにじませつつ口をそろえたように「先生、腰痛はいくら腹筋を鍛えてもダメなんですね」とおっしゃっています。

　つまり、腰痛はいくら筋肉をつけても治らな

腹筋をガチガチに鍛えたアスリートでも、腰痛になる人はたくさんいる！

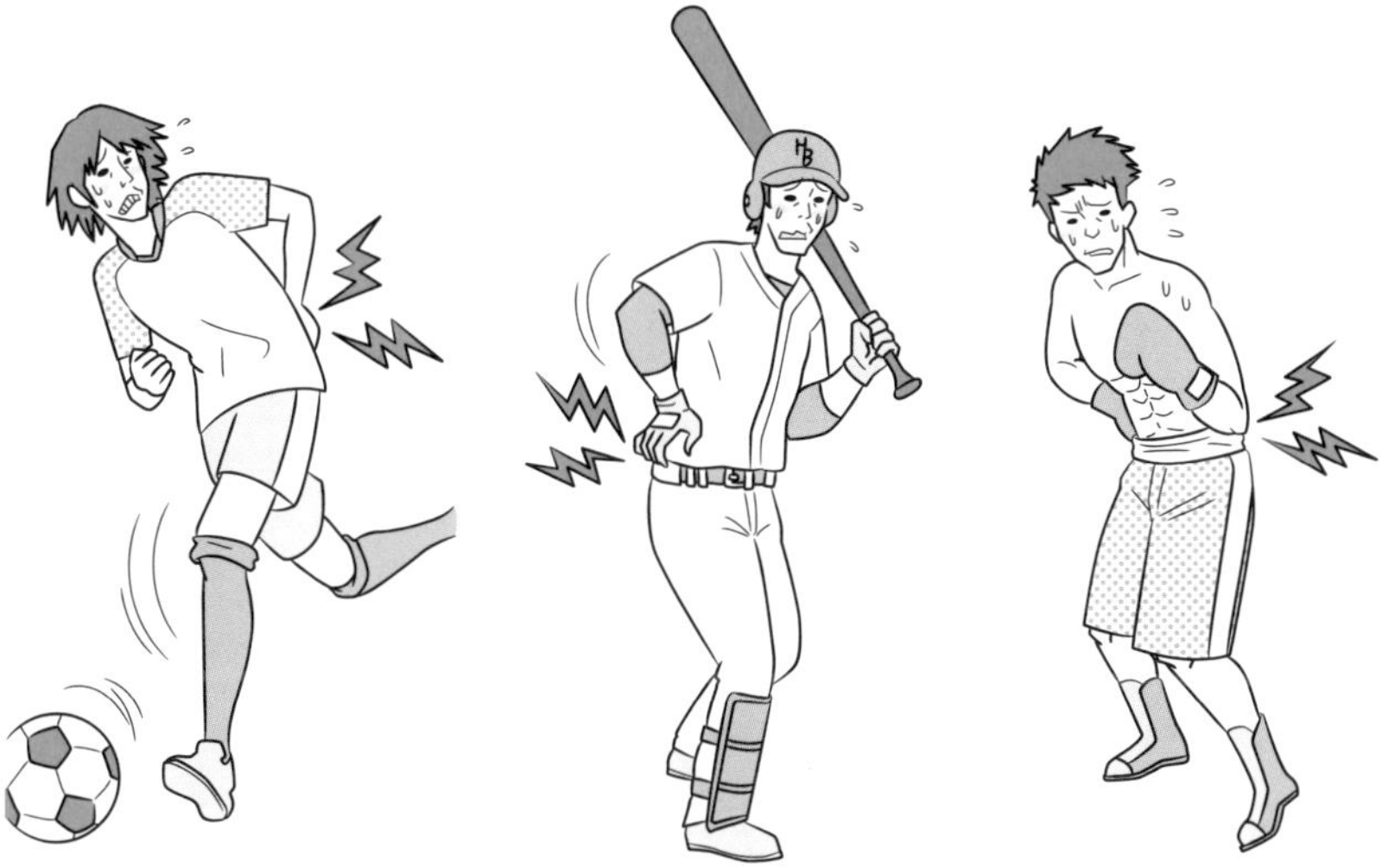

いのです。そもそも、腰痛には筋肉量はほとんど関係していません。もちろん、歩いたり移動したりして日常を送るための最低限の筋肉量は必要ですが、その量さえキープできていれば大きな問題はありません。

これまで述べてきたように、腰痛を引き起こしているのは筋肉の問題ではなく、関節の問題です。腰や骨盤などの関節が荷重プレッシャーに耐え切れず機能不全を起こしているから痛みなどのトラブルが起こる。だから、悪い姿勢を正し、「柱」と「土台」の連携を正し、荷重バランスを正して、腰椎などの関節の歯車をなめらかに回るようにしていかなくてはならないのです。

とにかく、光を当てるべきは「筋肉」ではなく「関節」。腰痛予防に腹筋運動を行なったところでまったくの無意味だということを、この際しっかり頭に入れておくようにしてください。

5時間目

筋トレは腰によくない

ホント

最近、筋トレがブームです。テレビの筋トレ番組では、「筋肉は裏切らない」というフレーズが人気を博しているようです。

しかし——

決してこうしたブームに水を差すわけではないのですが、私の治療院ではこのところ「筋トレで腰痛になってしまった」という患者さんが増えています。その中には、ジムでマシントレーニングをやりすぎてヘルニアになってしまった方もいますし、主婦仲間に誘われてトレーニング教室に参加したのをきっかけに腰痛が再発してしまった方もいます。

私は、筋トレは腰によくないと考えています。ただでさえ、普通に立ったり歩いたりして生活しているだけでも腰にかかる荷重負担をうまく扱えずに腰痛になる人が大勢いるのです。それに加え、スクワットをしたりベンチプレスやダンベルを使ったりして体に重い負荷をかけたらどうなるでしょう。ただでさえ疲れ気味の腰椎がついに悲鳴を上げるという事態へつながっていってしまうのではないでしょうか。

そういう点で見ると、私は筋トレによって「筋肉に裏切られること」はけっこう多いと思うのです。みなさんも十分にご注意ください。

5時間目

体はやわらかければやわらかいほどいい

ウソ

体がかたいと、腰痛はより起こりやすくなります。体のかたさはイコール関節のかたさ。関節がかたいと関節可動域が全体的に落ちてくるため、腰痛になりやすくなるのです。

なお、よく〝自分は生まれつき体がかたいんですよ〟という人がいますが、関節のかたさに遺伝や加齢は関係ありません。あくまで、普段ちゃんと動かしているかどうか。日々正常な可動域まで動かさずにいると、だんだん関節がかたくサビついてしまうのです。ですから、体がかたい人は意識的にストレッチをして関節の柔軟性キープに努めてください。

もっとも「じゃあ、やわらかければやわらかいほどいいのか」というと、そうとは限りません。なぜなら、関節があまりにフレキシブルだと、関節の安定性が失われてしまうのです。「動かしすぎ」によるグラつきが、関節トラブルを招くケースも少なくありません。実際、私の治療院にも、ヨガの上級コースで「体をやわらかく曲げようとがんばりすぎて腰痛になってしまった」という方が何人もいらっしゃいます。

つまり、かたすぎもやわらかすぎもダメ。関節を健康に保つには、すべての関節で正常可動域をキープしていくことがいちばんいいのです。

腰痛持ちは草むしりをしてはいけない

ホント

みなさんが庭の草むしりをしていたとしましょう。20分か30分くらい、ずっとしゃがみ込んで、1本1本雑草を引き抜くのに集中していたとします。

さて、だいたい作業が済んだので立ち上がろうとしました。ところが、体をまっすぐ伸ばそうとしたその瞬間、「うわっ、イテテテ！」と腰に痛みが……。そんな経験をしたことがある人も多いのではないでしょうか。

ちょっと解説しておくと、この痛みは「椎間板の悲鳴」のようなものなのです。草むしりをしている間じゅう、腰は深く丸められ、背骨は大きく屈曲し、腰椎の椎間板（前側）は、ずっと圧迫されっぱなしの状態になっています。椎間板にとって、こうした状態はさしずめ「苦行」や「拷問」のようなもの。かなり窮屈な姿勢のまま縛られて放置されているようなものでしょう。そのうえ、口を塞がれて声を出すことすらできません。

ただ、この窮屈な姿勢のまま縛られた拷問状態は、立ち上がって体を伸ばすと即時に解消されます。そして、その瞬間、たまりにたまった椎間板の悲鳴が一気に放出されるのです。つまり、その悲鳴が「腰を伸ばしたとき感じる痛

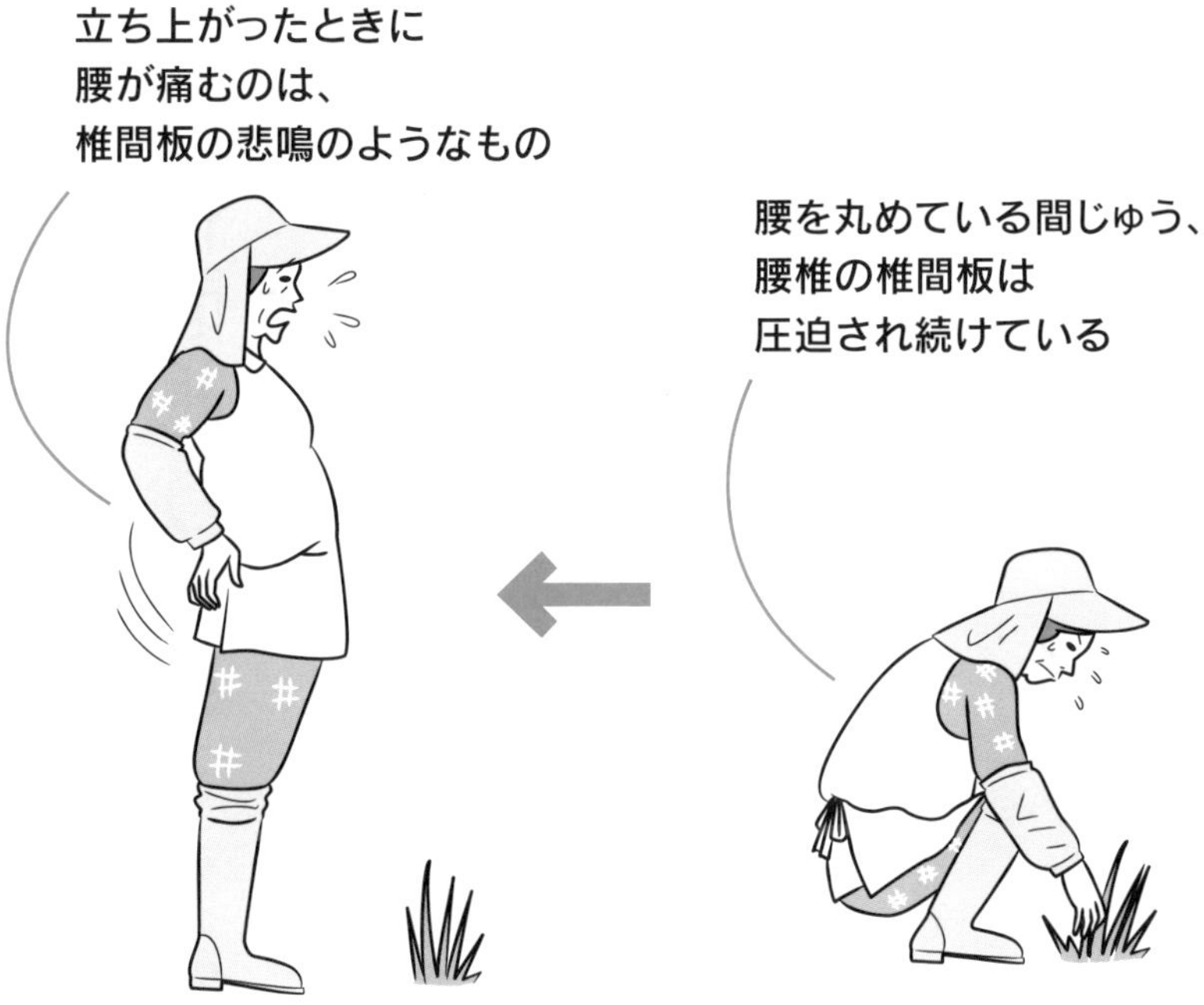

み」であるわけですね。

このように、草むしりは腰の椎間板にたいへん苦痛をもたらす作業。腰痛の学会でも腰の健康にもっともよくない作業だとされています。きっと、こうした作業を毎日長く続けていたら、確実に椎間板が弱ってヘルニアになってしまうことでしょう。

ですから、腰痛持ちの人は、絶対に草むしりなんかやってはいけません。草むしりではなくても、長い時間しゃがみこんで集中するような作業を行なうのは禁物です。

ガーデニングや庭の手入れなどでどうしても行なわなければならない場合は、移動式の作業イスを使うなどして、できるだけ腰を深く丸めずに済む体勢で行なってください。また、腰の健康を第一に考えるのであれば、便利屋さんや専門の業者に料金を払って手入れを頼むことも考慮すべきではないでしょうか。

歳をとると身長が縮むのは椎間板が潰れてくるから

ホント

中高年のみなさんの中には「若い頃に比べてだいぶ身長が縮んだ」という方も少なくないでしょう。きっと、不思議に感じていた人もいらっしゃるのではないでしょうか。

この理由、じつは背骨の椎間板が縮んだせいなのです。

直立しているとき、わたしたちの椎間板は体の重みや重力を常に支え続けています。長年にわたってこうしたタテ方向のプレッシャーを受け続けていれば、当然、椎間板が少しずつ押し潰されて縮んでくるようになります。すなわち、こうした椎間板の圧縮とともに身長が縮んでくるのです。どれくらい身長が縮むかは人によって差がありますが、やはり普段姿勢が悪い人は縮む比率が大きいようです。

なお、これとは逆に、重力がほとんどない宇宙空間では、「飛行士の身長が伸びる」というケースがよく見られます。無重力空間では椎間板はほとんどプレッシャーを受けずに済みます。つまり、椎間板が「体の重みや重力を受け止める」という役割から解放されて、のびのびと伸長するわけです。

椎間板がこんなに身長を左右しているなんて、みなさんちょっとびっくりではありませんか？

5時間目

人間以外の動物は腰痛にならない

ウソ

直立二足歩行をするヒトという動物にとって、腰痛はいつかは向き合わなければならない疾患なのかもしれません。何十年も重い頭や上体を支え続けていれば、背骨という「柱」の根元部分がだんだん疲弊してくるのは当然の成り行き。だからこそ、わたしたちはできるだけ腰を疲弊させないように、日々ケアをしていかなくてはならないわけです。

ところで、腰痛に悩まされる動物は、直立二足歩行をする人間だけなのかというと、じつはそうでもないのです。たとえば、それほど多くはないものの、犬や馬には椎間板ヘルニアが見られることが分かっています。ちなみに、犬の中でもとりわけ椎間板ヘルニアになりやすい犬種がダックスフント。長い胴体を短い脚で支えなくてはならないため、椎間板に負担がかかり、ヘルニアになりやすいのだそうです。

犬も馬も、椎間板自体の構造は人間とさほど変わりません。すなわち、椎間板は体をヨコにして4本の足で歩いていても弱ってしまいやすいナイーブな組織なのだということ。ですから、体をタテにして行動するわたしたちは、よりいっそう椎間板を大切に扱って、腰痛にならないようにしていかなくてはならないのです。

朝はヘルニア、夕方は狭窄症の症状が出やすくなる

「朝と夕方とで、どうも腰の痛み方が違うような気がするんだけど……」

椎間板ヘルニアと脊柱管狭窄症の混合タイプの人の中には、そんな症状の変化を感じている方もいらっしゃるのではないでしょうか。じつは、症状が現われやすい時間帯は、腰痛のタイプによって違いがあり、ヘルニアは朝に症状が増す傾向が強く、狭窄症は夕方以降に症状が増す傾向が強いのです。

いったいどうしてなのか。ヘルニアから説明すると、朝に症状が強まりやすいのには、椎間板の内圧が関係しています。朝は椎間板に含まれる水分が多く、椎間板が全体的に膨張しがち。これにより内圧が高まって、いちだんとヘルニアが内から外へと押し出されやすい状態になっているのです。

このため、「朝、洗面台で顔を洗おうとして身をかがめたら腰に響くような痛みが……」「朝、靴下を履こうと前かがみになったら腰に鋭い痛みが……」といった事態が起こりがち。ヘルニア持ちの方は、「朝の時間帯の前かがみ姿勢をとる行動」にはくれぐれも気をつけるようにしてください。

一方、狭窄症の場合は、夕方以降に症状が出

ホント

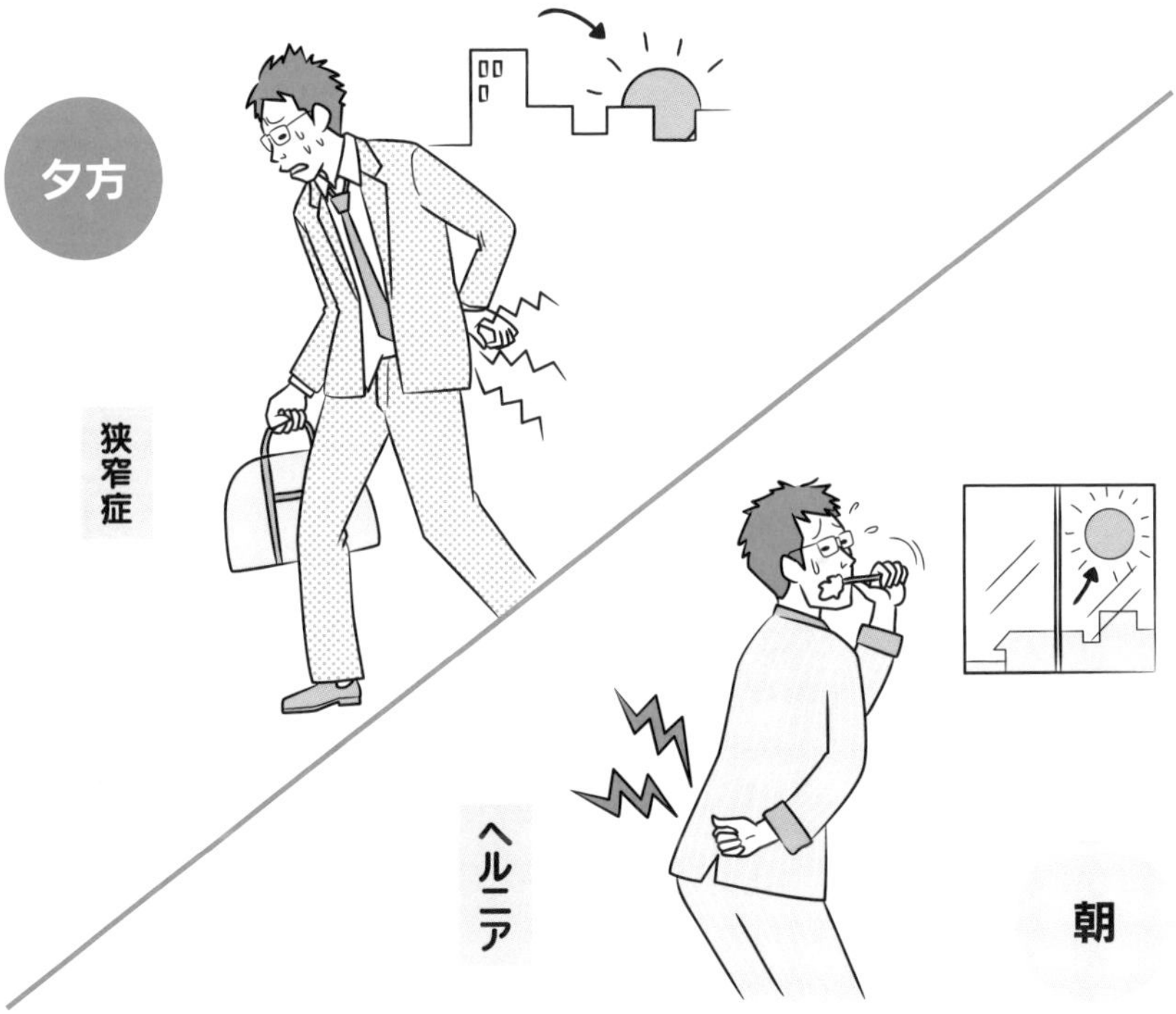

やすくなります。脊柱管狭窄症は血流障害を伴う疾患であり、血流が滞ると症状が悪化しやすいという特徴があります。つまり、夕方になると体の血液の流れが滞りやすくなり、とくに下半身の血行がうっ滞しがちになって、狭窄症の症状が現われやすくなるのです。

ついでに指摘しておくと、狭窄症の症状は気温や気圧などの天候変化によっても影響されます。西から低気圧が近づいてきて天気が崩れそうなときや、季節の変わり目に急に寒くなったときに、症状がひどくなる傾向があるのです。これには、気温や気圧の変化で自律神経が刺激され、血行が滞りやすくなることが影響していると考えられます。

このように、ヘルニアと狭窄症は「症状が悪化しやすい時間やタイミング」である程度見分けていくことが可能なのです。ぜひみなさんも頭の隅に置いておくといいでしょう。

5時間目

マッサージは「強め」にやったほうがいい

ウソ

「昨日、腰と背中のマッサージを強めにやってもらったら、今日になっていっそう不快な痛みが出てきた」——そんな経験をされた人も多いでしょう。

これは、いわゆる〝もみ返し〟という現象です。不快な痛みが起きるのは、マッサージを強く行なったことによって筋肉繊維が損傷しているから。筋肉が傷ついて炎症を起こしてしまっているのです。

こうした例からも分かるように、筋肉はわりとたやすく傷ついてしまう器官。あまりに強くマッサージをするのは禁物です。マッサージを行なうなら「弱め」が基本。弱めで「ちょっと物足りないくらい」がちょうどいいのです。私もたまに腰の筋肉にハリやこりを感じたときにマッサージを受けることがありますが、その際は「なでるくらいのソフトさ」でお願いするようにしています。

ただ、世の中には「強め」でないと満足できないし気が済まないという方がけっこう多いもの。そういう方は、時間を短めにして「10分以内」で切り上げるようにしてください。10分以内であれば、強めに筋肉をもみほぐしても〝もみ返し〟に悩まされることはないでしょう。

5時間目

正座は腰にいい

ホント

みなさん、ちょっとページを戻って１１１ページの図を見てください。これは「腰の椎間板にかかる重圧」を姿勢別にまとめたもの。まっすぐ立っているときの圧が１・０倍。そして、きれいに正座をしているときの圧はというと、なんと０・８倍。ほかに比べてかなり低い数値になっていますよね。

このように、正座は腰の椎間板に負担の少ない姿勢で、腰痛を防ぐ座り方としてもたいへんおすすめなのです。背すじを伸ばして正座をすると、骨盤という「土台」がしっかり立ち、その上に背骨という「柱」がまっすぐ載る格好になります。これにより、腰椎にかかる荷重を最小限に済ませられるわけです。

ちなみに、座る際の椎間板への重圧は、骨盤が立っているか立っていないかで大きく変わります。あぐらだと、どうしても骨盤が斜めに寝て、腰が曲がってしまいます。すると、必然的に椎間板に重圧がかかってしまうのです。横座りも骨盤が寝てしまううえ、骨盤が左右に歪みやすくなるためおすすめできません。

ですから、畳や床に座る場合は、正座を基本として、しびれて疲れてきたらたまに足を崩すくらいを心がけるといいでしょう。

「ジャンプをする運動」は腰によくない

ホント

人間の体の構造は「ぴょんぴょん飛び跳ねるような運動」を行なうのには向いてない——私はそう考えています。

だってみなさん、考えてみてください。普通に立って歩いているだけでも、体にかかるタテの荷重をうまく扱えず、椎間板を疲弊させて腰痛になる人がたくさんいるのです。ぴょんぴょんとジャンプをするような運動によってそれ以上タテの衝撃を加えたら、われわれの腰はたちまち悲鳴を上げることになってしまうのではないでしょうか。

ですから、腰痛持ちの人はもちろん、腰の健康を考えるなら、タテにジャンプをするような運動はなるべく控えたほうがいいのです。

たとえば、バレーボールやバスケットボール、トランポリン、器械体操……こういった大きく飛び跳ねるスポーツでは、着地をした際に椎間板に計り知れない衝撃負担がかかります。野球やサッカーも要注意。それに、ジョギングやマラソンもタテの小刻みな衝撃が繰り返しかかることになるため、長く続けていると椎間板を弱らせることにつながってしまいます。

実際、私の治療院にも、こうした運動で腰やひざを痛めて来院する方が少なくありません。

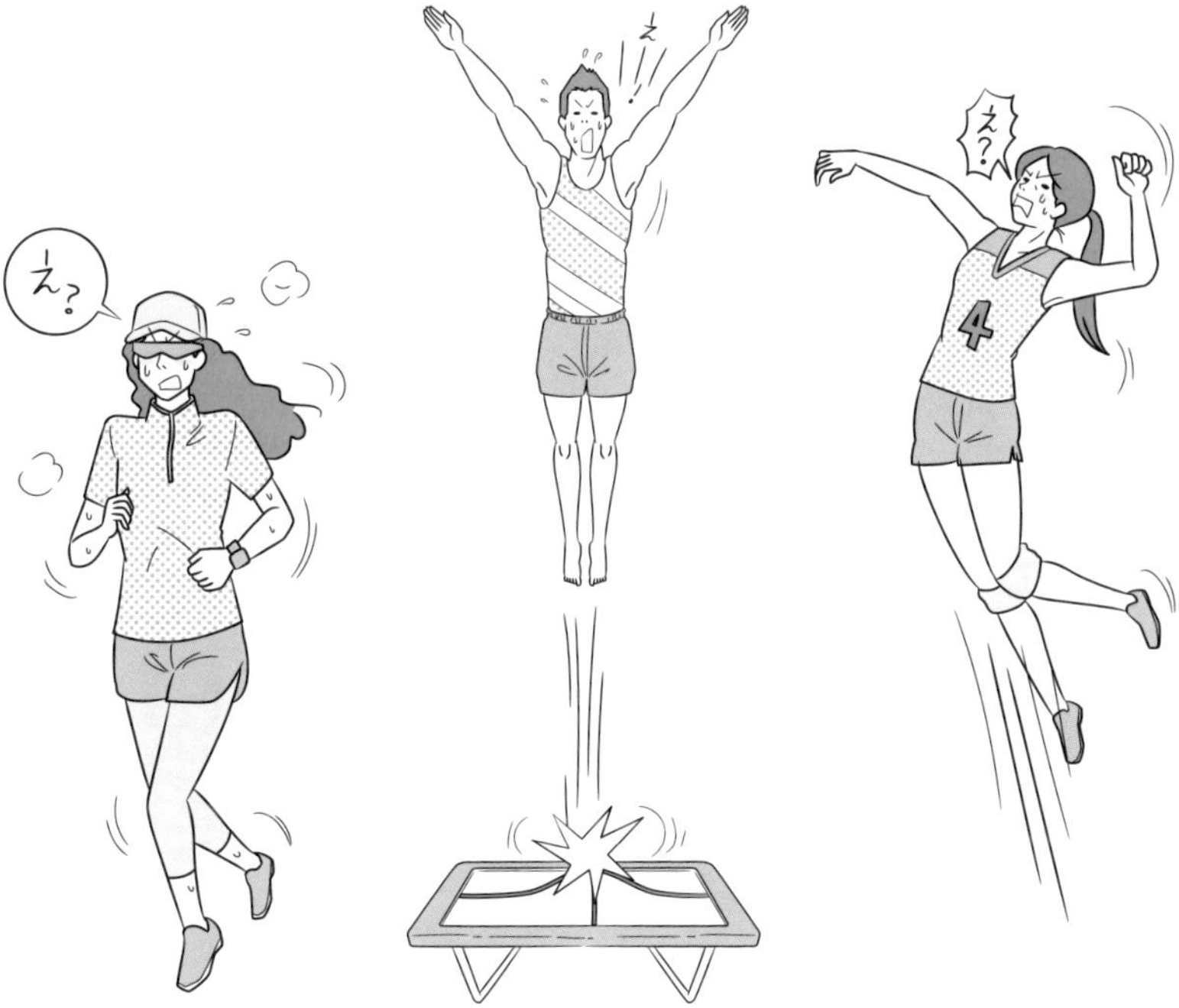

とくに最近は、日々のランニングによって関節トラブルを起こす人が目立っています。

なんだか、まるで「スポーツはあれもこれもダメ」と言っているみたいですね。しかし、決してそういうわけではありません。

では、いったいどんな運動であればやってもいいのか？　私は、腰にいちばんいいのはウォーキングだと考えています。そもそも、人の体は関節も骨格も「歩くこと」に向いた構造につくられています。ウォーキングなら、関節や椎間板にも無理はかかりません。むしろ、日々歩く習慣が腰やひざなどの関節機能を維持・向上させることへつながっていくのです。

だから、腰痛持ちの人、腰を健康にしていきたい人は、運動をするならまずウォーキングを第1の選択肢にすべきと言えます。ウォーキングの関節への効用については、また後ほど、改めて述べることにしましょう。

長時間のサイクリングは腰によくない

ホント

最近、スポーツタイプの自転車に乗って野山へツーリングに出かける人が増えています。ただ、じつを言うと、こうしたサイクリングの趣味は、腰の健康維持の側面からするとあまり好ましくないのです。

理由は、骨盤の仙腸関節が機能異常を起こしやすくなるから。長時間自転車に乗っていると、細いサドルが仙骨を奥へ押し込んでしまうことになり、これが仙腸関節の動きを悪くすることにつながるのです。そして、仙腸関節の機能が落ちると、クッション機能が低下して腰椎にかかる負担が一気に増してしまうようになるわけです。

また、ママチャリならまだしも、スポーツタイプの自転車の場合、乗っている間じゅう、ずっと前傾姿勢をとり続けることになります。こうした姿勢も、当然、腰の椎間板を弱らせることにつながります。とりわけ、椎間板ヘルニアの傾向がある場合、よりヘルニアが出やすくなってしまうでしょう。

ですから、サイクリング愛好家の方は十分に注意してください。ツーリングに出かける場合は、30分に一度くらいの間隔で休憩を挟みつつ乗るようにするといいでしょう。

水中ウォーキングは腰痛予防にいい

ウソ

「水中ウォーキングって腰痛にもいいのよ。一度やってみない？」——みなさんの中にはこんな誘いを受けた経験がある方もいらっしゃるのではないでしょうか。

たしかに、水中では体の重みが3分の1になり、椎間板にかかる荷重負担も減るため、水泳や水中ウォークは、一見腰のためにいいようにも思えます。

しかし、水中での運動には、ひとつ大問題があるのです。それは「体がたいへん冷えやすい」という点。実際、私の治療院には水泳や水中ウォークをやり始めたことで腰を冷やしてしまい、腰痛症状を悪化させてしまった患者さんが多数いらっしゃいます。たとえ「温水プール」であっても、水温が体温よりも低ければ、やはり体を冷やすことにつながってしまいます。「温泉プール」であれば問題ありませんが、それでも着替えの際などに体を冷やさないように十分気をつけたいところです。

とにかく、腰痛が少しでも気になるならば、冷えを甘く見るのは絶対に禁物。腰痛持ちの方々は「お風呂で温まる以外の〝水に入る行為〟は、なるべく避けよう」というくらいに心がけておくほうがいいかもしれません。

5時間目

腰痛持ちは半身浴のほうがいい

ウソ

腰痛の症状は、冷えると悪くなり、温まるとよくなってくることが多いもの。みなさんの中にも、「体が冷えるとてきめんに腰の調子が悪くなるけれど、体が温まっているときはそんなに不調を感じない」という人が多いのではないでしょうか。

このように、「体を温める習慣」は腰痛を防いでいくための基本のキ。そして、そのために毎日大切にしてほしい習慣が入浴です。

では、効率よく体を温めるには、どんな入浴の仕方をすればいいのか。私は、39度くらいのぬるめのお湯にゆっくり浸かる全身浴をおすすめしています。首まで湯船に浸かってじっくり温まってください。体が温まってくると、全身の血行がよくなって、自律神経がリラックスモードの副交感神経優位に傾きます。こうした作用により、いつもは感じる痛みも感じにくくなるのです。体が冷えているときや腰の症状がひどいときは、1日に2度入浴して体を温めるのもいいでしょう。

なお、半身浴が好みの方もいると思いますが、腰痛が少しでも気になっているなら、なるべく控えるべき。なぜなら、半身浴だとどうしても首や肩、背中が冷えてしまうから。これらの冷

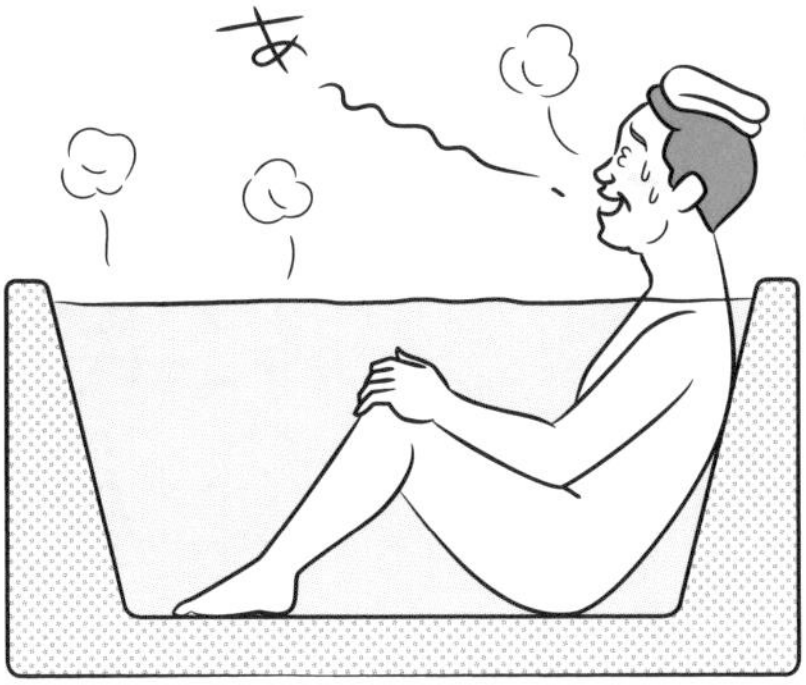

○ 全身浴

おすすめは39度くらいのお湯にゆっくり浸かる全身浴。首まで湯船に浸かって温まろう。

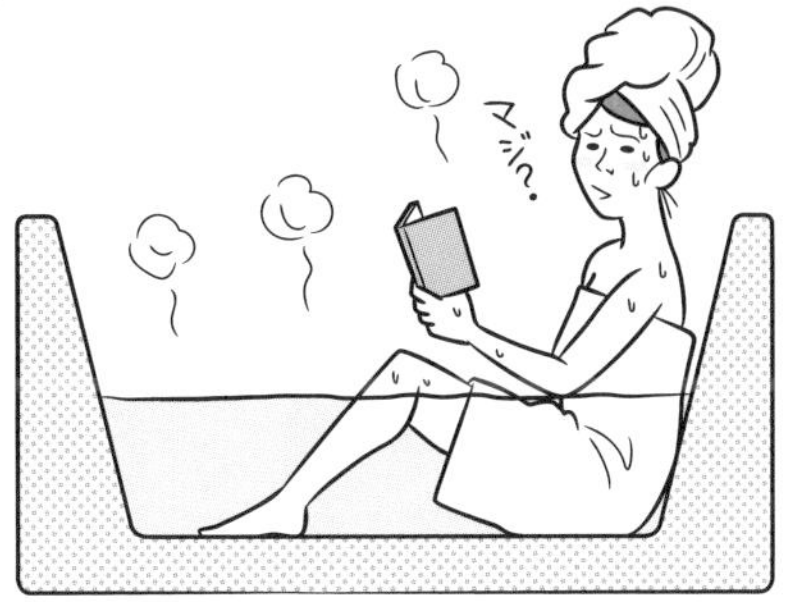

半身浴 ×

半身浴は首、肩、背中が冷えやすい。腰痛が気になる人はなるべく避けたほうがいい。

えは背中の筋肉を伝って腰にも影響を及ぼします。つまり、半身浴だとせっかくの入浴機会だというのに、十分な温め効果を得られなくなってしまうわけです。

みなさんの中には「半身浴＝健康にいい」というイメージを持っていらっしゃる人も多いと思いますが、こと腰痛に関しては当てはまらないと思ってください。腰の健康のためには、あくまで首から腰までの背骨全体を湯船につけて温めていくほうがいいのです。

ただ、全身浴はのぼせやすいので、高血圧や心臓病などの持病をお持ちの方は十分に気をつけてください。

それと、入浴後の湯冷めにも要注意。とくに髪の長い人の場合、濡れた髪をそのまま自然乾燥させていると首や肩が冷えてしまいやすいので、お風呂から出たらドライヤーでよく乾かすことを心がけましょう。

5時間目

腰痛なら30kg以上のものは持たないほうがいい

ホント

アニメやマンガなどでは、「植木鉢などの重い荷物を持ち上げた瞬間、腰にギクッという痛みが……」といったシーンがユーモラスに描かれます。もっとも、こういう「いかにも」というベタなシチュエーションで腰を痛める人は実際はそんなに多くありません。むしろ、日常生活の何気ない動作の中で腰痛を発症するケースが目立つようです。

ただ、やはり腰痛が気になる人は、重い荷物を持ち上げるような動作はできるだけ避けるに越したことはありません。

私は、腰痛の患者さんには「30kg以上のものは、極力持たないようにしてください」とアドバイスするようにしています。重いものを地面から持ち上げようとするときは、腰や足にかなりの力を込めなくてはならず、腰の椎間板には恐ろしいくらいの負担がかかります。なかでも、椎間板ヘルニアの方は十分に注意を払うようにしてください。

とにかく〝これくらいなら持てるだろう〟という油断は禁物。部屋の家具を移動するような場合は他の人や専門の業者にまかせ、宅配便で重い荷物が届いたような場合も、なるべく奥まで運び込んでもらうようにするといいでしょう。

5時間目

腰痛にはやわらかめの敷ぶとんがいい

ウソ

夜寝ているとき、わたしたちは無意識のうちに寝返りを打ったり、足を曲げたり伸ばしたりして体を動かしています。なかには、寝相の悪さを自覚している人も多いでしょう。

もっとも、腰の健康面から言うと、睡眠中は寝相が悪いほうがいいのです。なぜなら、無意識に体をひねったり足を動かしたりする行為が、腰のストレッチになっているから。寝相が悪いということは、言わば、睡眠中に「マットを使ったストレッチ」をたくさんやっていることに他ならないわけです。

そして、そう考えた場合、敷ぶとんやマットレスはやわらかめのものよりも、硬めのもののほうがおすすめとなります。だって、下がふかふかでやわらかいと、体が沈み込んでホールドされ、十分に体を動かせなくなってしまいますよね。反対に、硬めの敷ぶとんだと、気兼ねなく体を動かせることになります。

それに、硬めだと、腰椎や骨盤、腰まわりの筋肉などが寝返りを打ったびに適度に刺激され、これが腰全体によい作用をもたらすことになるのです。こうした効果を引き出すためにも、敷ぶとんやマットレスは硬めを選ぶほうがいい。ぜひみなさん覚えておくようにしましょう。

5時間目

腰の健康のためには寝返りを打つほうがいい

ホント

睡眠中の寝返りは、腰にとって欠かすことのできない〝運動〟である——私はそう考えています。

だって考えてみてください。寝返りを打つときは、体をくねらすように反対側へ向きを変えますよね。このとき、背骨という「柱」は適度にしなり、胸椎や腰椎の椎間板に回旋系の刺激が加わることになります。また、ごろんと向きを変える際、骨盤の仙腸関節も適度に刺激されることになります。こうした毎晩の刺激が背骨や椎間板をしなやかに保っていくのにまさにうってつけなのです。

それに、睡眠中の寝返りには背骨や腰の疲労を解消する役割もあります。背骨や腰には1日中体の荷重を支えてきた疲れがたまっているわけですが、体を横たえて寝ているときは、立っているときと違って荷重プレッシャーがかかりません。言わば、重労働から解放されている時間であり、こうした「休める時間帯」にのびのびと寝返りを打つことが背骨や腰をほぐして疲れをとることにつながっているのです。

だから、ぜひみなさんも寝返りをたくさん打つようにしてください。もっとも、〝睡眠中は無意識なのに、いったいどうやって寝返りを多

寝返りごろごろ体操

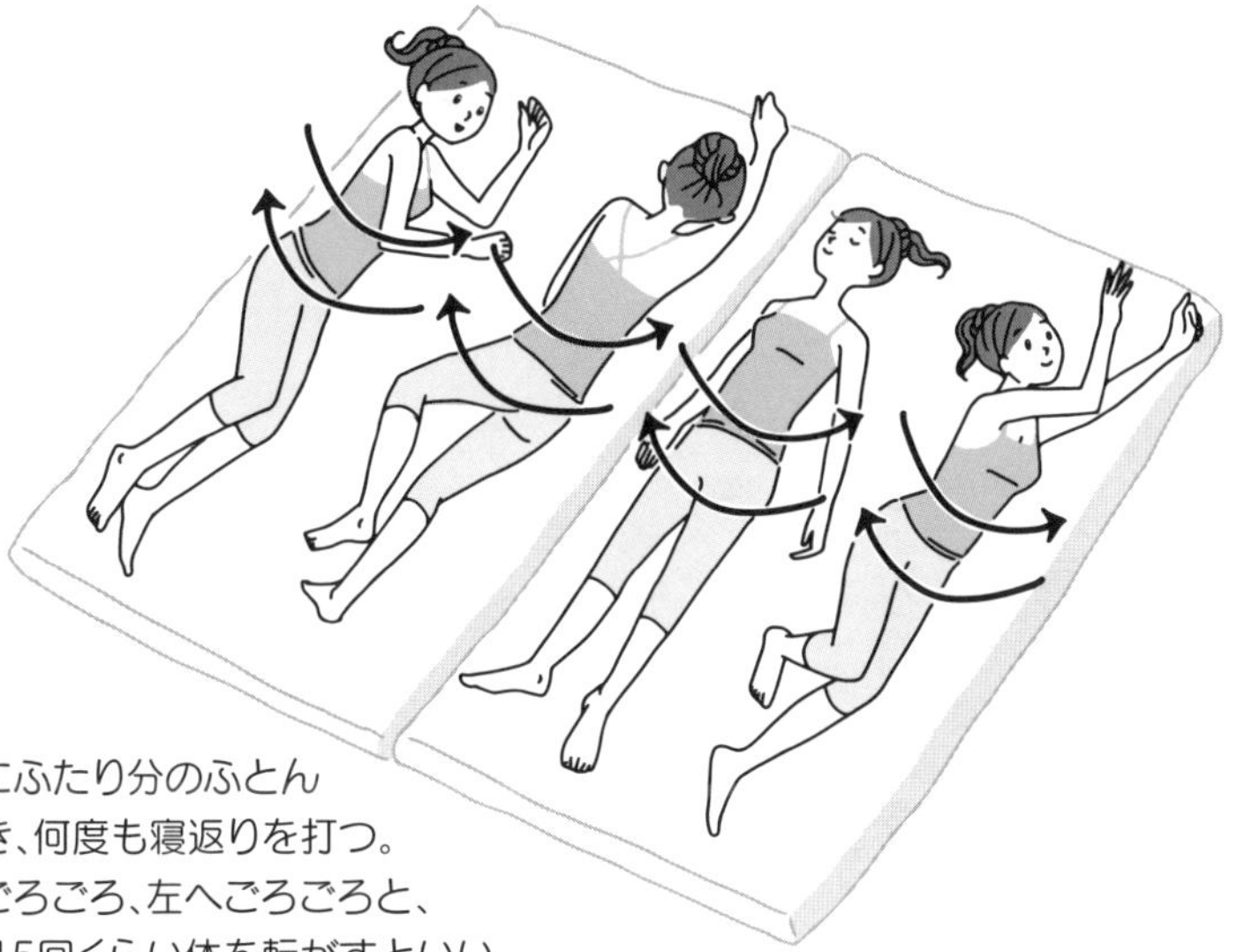

部屋にふたり分のふとんを敷き、何度も寝返りを打つ。右へごろごろ、左へごろごろと、10〜15回くらい体を転がすといい。

くすればいいの?〟という疑問を持つ方もいらっしゃるかもしれません。そういう方は、起きている時間帯に意識的に寝返りを行なうのもいいと思います。

たとえば、私はよく腰痛の患者さんに「寝返りごろごろ体操」をおすすめしています。これは、部屋にふとんを広めに敷き、何度も寝返りを打ってごろごろと体を転がしていく体操。右へごろごろ、左へごろごろと10〜15回ほど体を転がせば、腰や背中の筋肉が適度に使われ、全身の血行がよくなってすっきりしてくるはずです。背骨や腰椎の健康キープにもたいへん有効なので、朝晩のテニスボール体操や関節ストレッチとうまく組み合わせて行なうようにしてみてはどうでしょう。

きっと、朝行なえばすっきりと目覚められるし、夜行なえばぐっすり眠れるのではないでしょうか。

10分でもいいから正しい姿勢で歩くべきだ

ホント

先にも述べたように、ウォーキングの習慣は腰やひざの関節の機能を維持・向上させることにつながります。腰をいつまでも長持ちさせていくためにも、ぜひ普段からよく歩く習慣を身につけてください。

でも、ただ漫然と歩いているだけではダメ。私はウォーキングでいちばん重視すべきは姿勢だと考えています。

では、どんなフォームで歩けばいいのか。ベースとなるのは、1時間目で述べた「後ろ重心の姿勢」です（48ページ参照）。すなわち、「あごをしっかり引く」「両肩を引いて胸を張る」「腰を反らせる」「ひざをまっすぐ伸ばす」「体重の7割方を体の後ろ側にかける」といった約束事を守りつつ歩くのです。左のイラストのように、腕はL字に構えて力強く振り、足はけり出す際にグッとひざを伸ばすように心がけましょう。

そして、この正しい姿勢で1日10分でもいいから歩くようにしてください。正しい歩き方をしていると、頭からつま先までの各関節の歯車が正しく動きます。そうやって「短い時間でも、日々関節を正しく動かし続けていくこと」が大事なのです。ぜひみなさん、毎日の習慣にして、足腰の関節を長持ちさせていきましょう。

正しい歩き姿勢

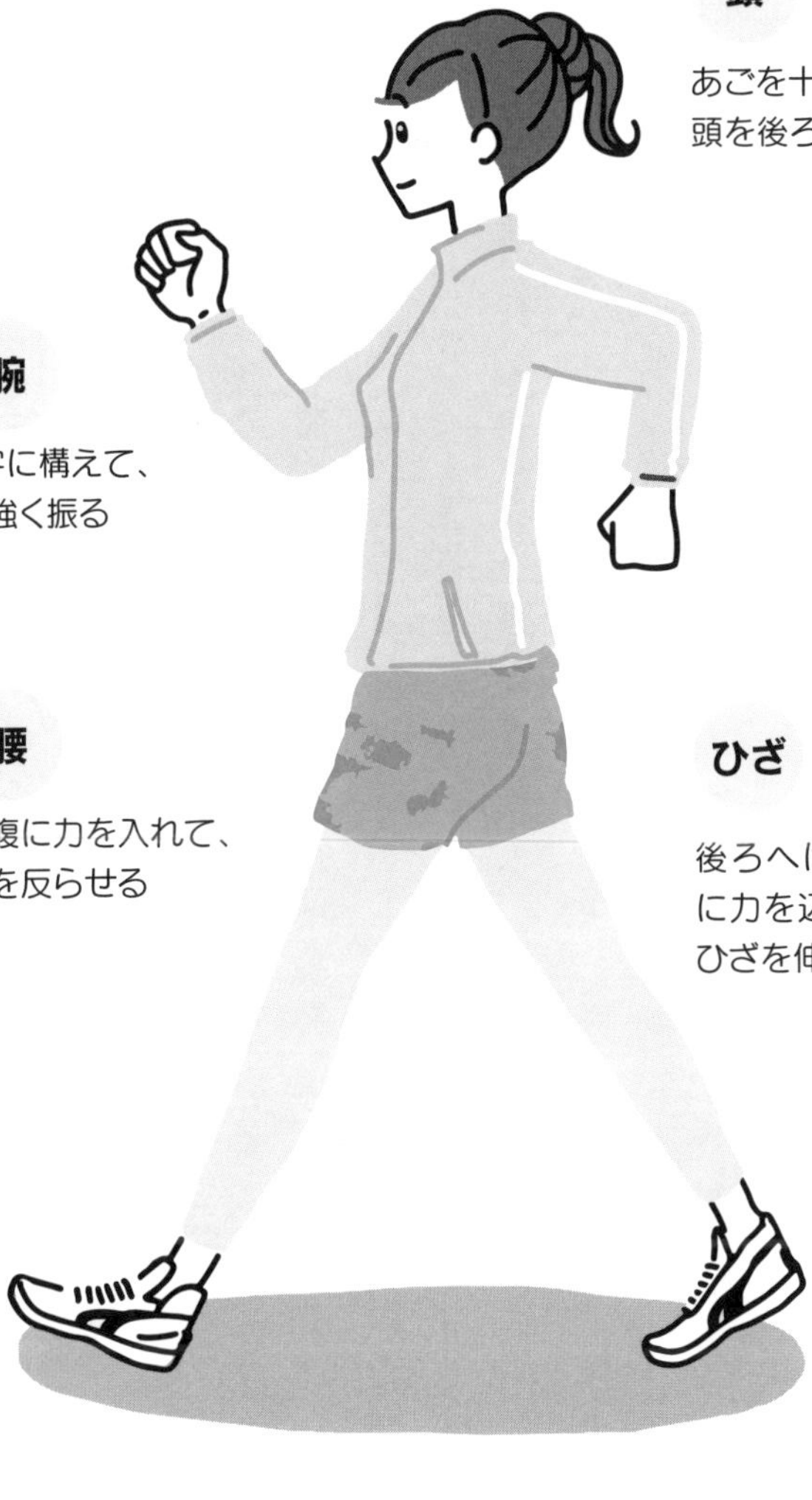
頭
あごを十分に引いて、
頭を後ろへシフト
腕
L字に構えて、
力強く振る
腰
下腹に力を入れて、
腰を反らせる
ひざ
後ろへけり出すとき
に力を込めて、グッと
ひざを伸ばす
全身
上体を反り気味にし、体重の7割を
後ろへかけるつもりで歩く

たくさん歩いてさえいれば、フォームは気にしなくていい

ウソ

世の中には「フォームなんかどうでもいいから、なるべく長い時間たくさん歩くほうがいいんだ」と言っている人もいます。

しかし、私は反対です。たとえば前かがみの悪い姿勢で長く歩いていたりしたら、腰やひざに荷重負担が集中して、たちまち関節を痛めてしまうでしょう。ウォーキングは「量」よりも「質」。悪い姿勢でたくさんの量を歩くよりも、短い時間でもいいから正しいフォームで歩くことを目指していくべきなのです。

もちろん、正しい姿勢のままたくさん歩けるなら、それに越したことはありません。ただ、人間の集中力はそう長く続かないもの。だから私は、姿勢への注意をおろそかにしながらだらだら歩き続けるよりも、短い時間、全身の関節の歯車を回すことにしっかり意識を集中させて歩くほうが効果的だと考えているわけです。

正しい姿勢で10分歩くと、だいたい１０００歩。20分歩けば２０００歩です。買い物や家事などの生活歩数が１０００歩か２０００歩くらいだとすれば、１日の歩数に関しては、合わせて３０００～４０００歩ほど歩けばＯＫ。とにかく、１日最低10分は外に出て、正しく関節を回して歩くことを習慣づけていきましょう。

5時間目

腰の調子がよくないときは歩くのはやめたほうがいい

ウソ

人間の関節は、日々使い続けていれば長持ちしますが、使われなくなるとあっという間にサビついて動きが悪くなってしまいます。だから、当然ウォーキングの場合も、できるだけ毎日行なって1日1日関節を回し続けていくことが肝心になります。

このため、私は患者さん方に対し、「多少腰に痛みがあっても歩くようにしてください」とアドバイスしています。1日10分が無理なら、5分でも構いません。腰が痛いならコルセットをつけて歩くという手がありますし、ひざが痛い場合もサポーターをつけて歩くという手があります。無理難題を突きつけているようですが、それくらいのことをしてでも、歩く習慣を途絶えさせないほうがいいのです。

もちろん、ケースバイケースであり、悪天候や酷寒酷暑の場合、あまりにひどく痛む場合は、歩くのを控えるべきでしょう。でも、状況が改善したなら、極力早くウォーキングを再開するよう心がけてください。

とりわけ、高齢の方は、歩く習慣が途絶えると急速に足腰が衰えてしまいがち。そうならないためにも、日々歩き続け、関節を使い続けていくようにしましょう。

5時間目

腰痛持ちは腰をひねって歩くといい

ホント

ここで、短い時間歩くだけで腰の健康回復に大きな効果を発揮するウォーキング法をご紹介しておきましょう。

名づけて「腰ひねりウォーク」。足を踏み出すたびに上体を後ろへ大きくひねって腰を回旋させる歩き方です。

簡単に説明しておくと、左足を踏み出す際はＬ字に構えた左腕を後ろへグッと引き、同時に上体を左後ろへひねります。右足を踏み出す際はＬ字に構えた右腕を後ろへグッと引き、同時に上体を右後ろへひねってください。

これを繰り返すと、腰の椎間板が回旋して適度にほぐされることになり、椎間板ヘルニアなどの腰痛症状を回復させていくのにおすすめなのです。左ページのイラストのように、腰の左側が痛い人はとくに左後ろへ大きくひねり、腰の右側が痛い人はとくに右後ろへ大きくひねるようにするといいでしょう。

なお、この腰ひねりウォークは、2～3分も行なえば十分です。たとえば、1日10～20分のウォーキングをするのなら、最後の2～3分を腰ひねりウォークにあてるのもいいでしょう。ぜひみなさん、日々のウォーキングにうまく組み込んで行なうようにしてみてください。

腰ひねりウォーク

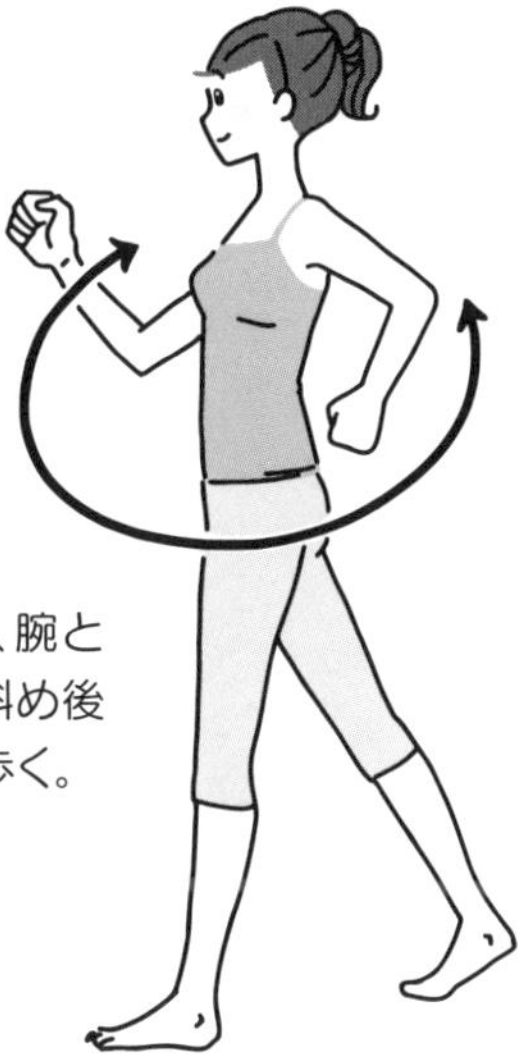

足を踏み出すたびに、腕と上体をグイッと左右斜め後ろへ回旋させながら歩く。

腰の左側が痛いとき

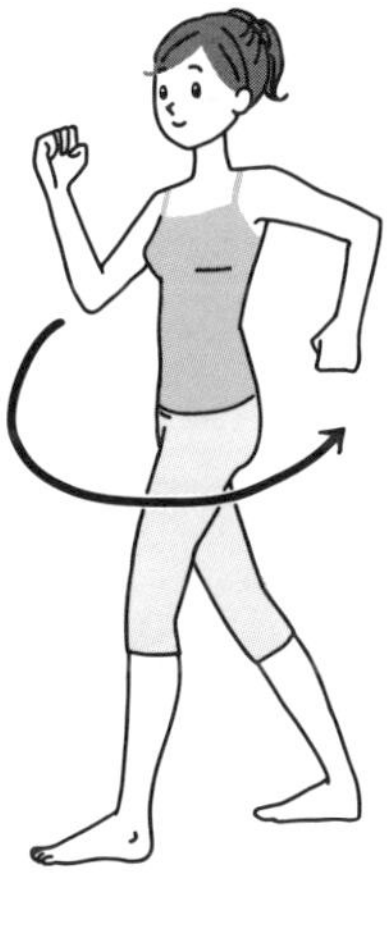

腰の左側に症状があるときは、左腕を強く後ろへ引くと同時に上体を左斜め後ろへひねる。

腰の右側が痛いとき

腰の右側に症状があるときは、右腕を強く後ろへ引くと同時に上体を右斜め後ろへひねる。

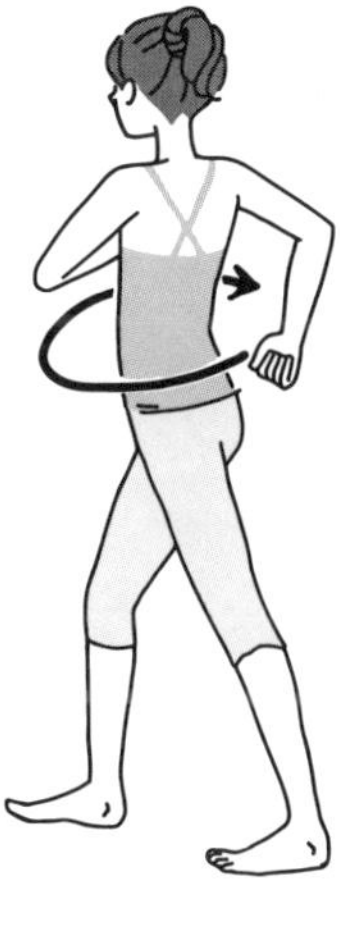

腰痛は治る。しかも自分で治せる!

ホント

いよいよ、この授業も最後です。最後にいちばん大切なことをお伝えしましょう。

腰痛は必ず治せます。しかも、自分の力で治すことができるのです。

このことを肝に銘じてください。

関節という器官は、ちょっと機械の歯車に似ています。歯車がサビついてかみ合わなくなると、次から次に痛みなどの問題が発生することになります。でも、サビつきをとり、ひとつの歯車に負担が集中する状況を改善すれば、再び歯車はスムーズに回り出していきます。つまり、原因となっている問題をちゃんと解決すれば、痛みなどのトラブルを確実に解消して、健康を取り戻していくことができるのです。

それに、この関節という歯車は日々しっかりケアを行ないさえすれば、ずっとなめらかに回り続けていきます。

たとえば、町工場などに置いてある古い機械をイメージしてください。たとえ古くても、毎日油を差し、毎日しっかりメンテをして使っていれば、何の問題もなく動き続けていくものですよね。すなわち、人間の関節もこれと一緒。

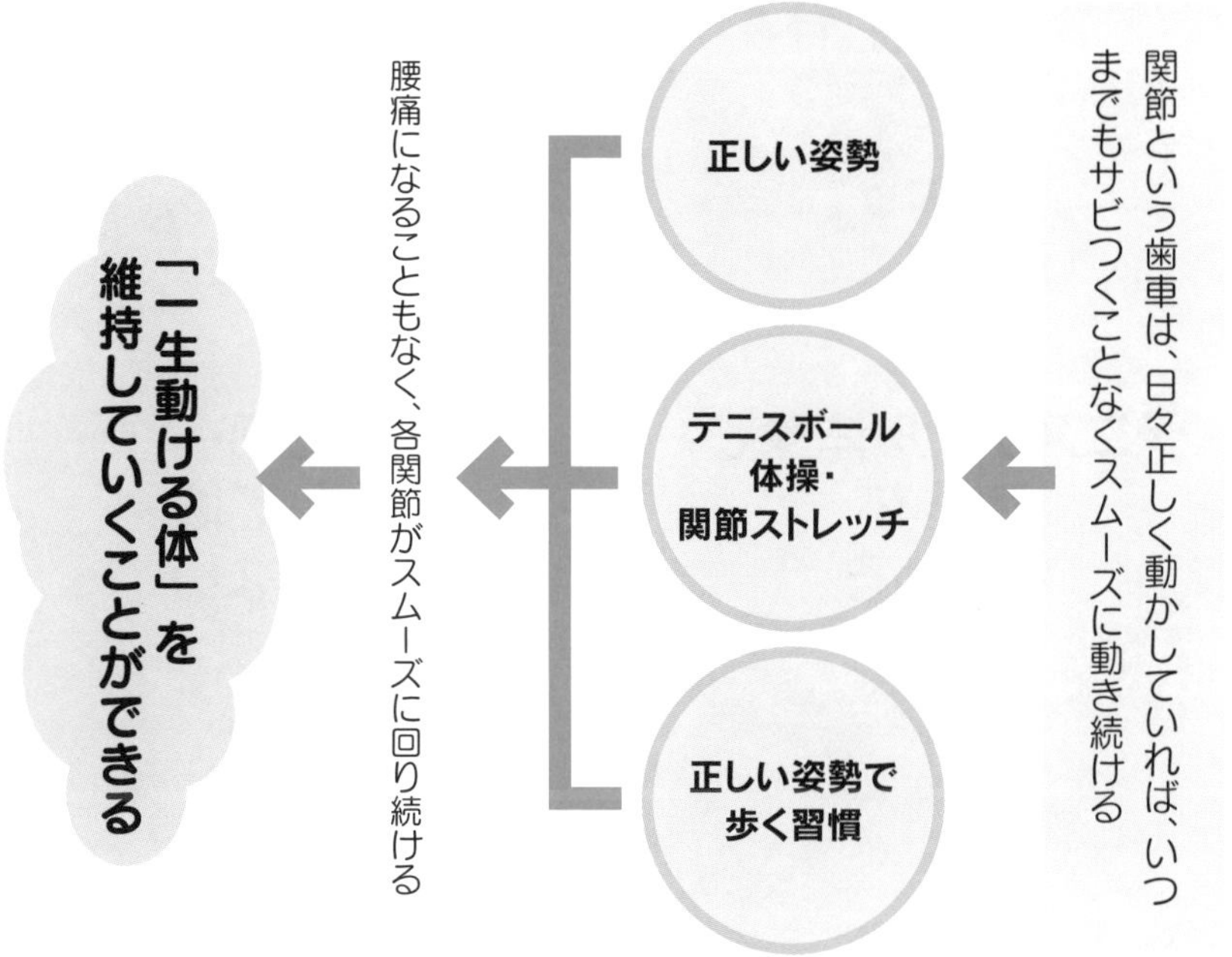

毎日ケアをしつつ正しく動かしていれば、いつまでもサビつくことなくスムーズに動き続けていくものなのです。

私は、その毎日の関節ケアとして「正しい姿勢をとること」「テニスボール体操や関節ストレッチを行なうこと」「正しい姿勢で歩いて関節を動かし続けること」の3つが柱になると考えています。日々こうしたケアを怠らなければ、わたしたちの関節という歯車は、腰痛などの不調を訴えることもなく、いつまでもスムーズに回り続けていくのです。

ですからみなさん、関節をしっかりケアして痛みを解消し、ずっと先々まで歯車をなめらかに回し続けていくようにしてください。

そして、「一生動ける体」をつくっていくようにしましょう。自分で歯車をケアしながら長生きをして、これから先の人生をよりいっそう充実したものにしていこうではありませんか。

もう絶対に腰痛で悩まない！

解消＆予防の「新ルール」12か条

腰痛が嫌なら

1

頭を前へ
出しては
いけない

腰痛が嫌なら

2

腰を丸めて
座っては
いけない

腰痛が嫌なら

3

常に「後ろ重心」の
姿勢で
立つべき

腰痛が嫌なら

4

テニスボール体操で
胸椎を
ゆるめる

腰痛が嫌なら

5

テニスボール体操で
仙腸関節を
ゆるめる

腰痛が嫌なら

6

ヘルニアか狭窄症か
混合型か
自分の腰痛タイプを
見極める

腰痛が嫌なら

7

自分の腰痛タイプに
合わせて
関節ストレッチを
行なう

腰痛が嫌なら

8

筋トレよりも
姿勢が大事と
心得る

腰痛が嫌なら

9

体を
冷やしては
いけない

腰痛が嫌なら

10

よく
寝返りを
打つ

腰痛が嫌なら

11

1日10分で
いいから
正しい姿勢で歩く

腰痛が嫌なら

12

日々関節を
動かして
サビつかせない

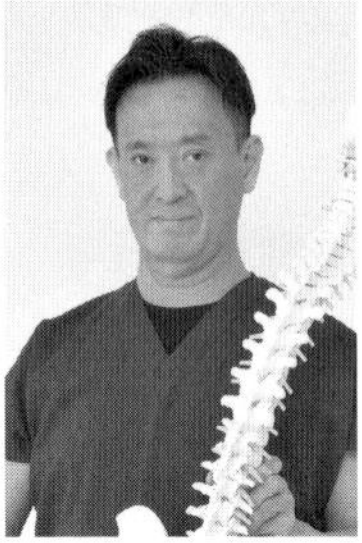

酒井慎太郎（さかい・しんたろう）

さかいクリニックグループ代表。柔道整復師。千葉ロッテマリーンズオフィシャルメディカルアドバイザー。中央医療学園特別講師。整形外科や腰痛専門病院、プロサッカーチームの臨床スタッフとしての経験を生かし、腰痛やスポーツ障害の疾患を得意とする。解剖実習にて「関節包内機能異常」に着目。それ以来、関節包内矯正を中心に難治の腰痛やひざ痛の治療を1日170人以上行なっている。関節包内矯正の技術は医学の本場・ドイツでも認められ、医療の大手Thiemeグループから医学専門書がドイツ・スイス・オーストリアで出版されている。ＴＢＳラジオ「大沢悠里のゆうゆうワイド　土曜日版」にレギュラー出演。その他多くのテレビ番組で「注目の腰痛治療」「神の手を持つ治療師」として紹介される。『脊柱管狭窄症は自分で治せる！』（学研プラス）、『腰痛は歩き方を変えるだけで完治する』（アスコム）、『肩こり・首痛は99％完治する』『ひざ痛は99％完治する』『100歳まで歩くには、椎間板をゆるめるしかない！』（すべて小社）など著書多数。

つらい痛みが1日3分でスーッと消える
新しい腰痛の教科書

2020年9月15日　第1刷発行

著者
酒井慎太郎

発行人
見城 徹

編集人
福島広司

編集者
寺西鷹司

発行所
株式会社 幻冬舎
〒151-0051 東京都渋谷区千駄ヶ谷 4-9-7
電話：03（5411）6211（編集）
03（5411）6222（営業）
振替 00120-8-767643

印刷・製本所
図書印刷株式会社

ISBN978-4-344-03676-5 C0095
幻冬舎ホームページアドレス　https://www.gentosha.co.jp/

この本に関するご意見・ご感想をメールでお寄せいただく場合は、
comment@gentosha.co.jp まで。

GENTOSHA